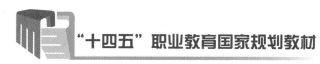

"十四五"职业教育国家规划教材

全国餐饮职业教育教学指导委员会重点课题"基于烹饪专业人才培养目标的中高职课程体系与教材开发研究"成果系列教材

餐饮职业教育创新技能型人才培养新形态一体化系列教材

总主编 ◎ 杨铭铎

食品营养与配餐

主　编　赵福振　张　栋　许荣华

副主编　鲍亦璐　杨　潇　孙先剑　朱云虎

编　者　（按姓氏笔画排序）

王　黎　朱云虎　许荣华　孙先剑　李延辉

李海英　杨　潇　张　栋　张　婷　张　璇

赵福振　彭　颖　鲍亦璐

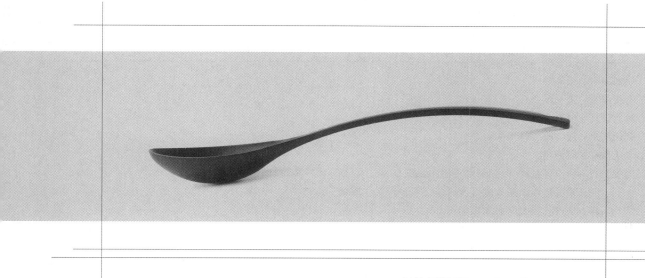

U0370544

华中科技大学出版社
http://press.hust.edu.cn
中国·武汉

内 容 简 介

本书是全国餐饮职业教育教学指导委员会重点课题"基于烹饪专业人才培养目标的中高职课程体系与教材开发研究"成果系列教材、餐饮职业教育创新技能型人才培养新形态一体化系列教材。

本书共 10 个项目,分别是营养相关概念及现状、能量平衡、营养素、烹饪原料的营养、合理烹饪、平衡膳食、膳食调查与评价、营养食谱设计、食品原料和菜点的营养价值评价、营养菜点的设计与制作。

本书适合职业院校烹饪专业使用,也适用于旅游管理、饭店管理、餐旅服务等方面的培训。

图书在版编目(CIP)数据

食品营养与配餐/赵福振,张栋,许荣华主编.—武汉:华中科技大学出版社,2020.8(2024.8 重印)
ISBN 978-7-5680-6410-1

Ⅰ.①食… Ⅱ.①赵… ②张… ③许… Ⅲ.①食品营养-高等职业教育-教材 ②膳食营养-高等职业教育-教材 Ⅳ.①R151.3

中国版本图书馆 CIP 数据核字(2020)第 138128 号

食品营养与配餐
Shipin Yingyang yu Peican

赵福振 张 栋 许荣华 主编

策划编辑:汪飒婷
责任编辑:张 琴
封面设计:廖亚萍
责任校对:刘 竣
责任监印:周治超
出版发行:华中科技大学出版社(中国·武汉)　　电话:(027)81321913
　　　　　武汉市东湖新技术开发区华工科技园　　邮编:430223
录　排:华中科技大学惠友文印中心
印　刷:武汉科源印刷设计有限公司
开　本:889mm×1194mm　1/16
印　张:17
字　数:503 千字
版　次:2024 年 8 月第 1 版第 7 次印刷
定　价:49.90 元

全国餐饮职业教育教学指导委员会重点课题
"基于烹饪专业人才培养目标的中高职课程体系与教材开发研究"成果系列教材
餐饮职业教育创新技能型人才培养新形态一体化系列教材

丛书编审委员会

主　任

姜俊贤　全国餐饮职业教育教学指导委员会主任委员、中国烹饪协会会长

执行主任

杨铭铎　教育部职业教育专家组成员、全国餐饮职业教育教学指导委员会副主任委员、中国烹饪协会特邀副会长

副主任

乔　杰　全国餐饮职业教育教学指导委员会副主任委员、中国烹饪协会副会长
黄维兵　全国餐饮职业教育教学指导委员会副主任委员、中国烹饪协会副会长、四川旅游学院原党委书记
贺士榕　全国餐饮职业教育教学指导委员会副主任委员、中国烹饪协会餐饮教育委员会执行副主席、北京市劲松职业高中原校长
王新驰　全国餐饮职业教育教学指导委员会副主任委员、扬州大学旅游烹饪学院原院长
卢　一　中国烹饪协会餐饮教育委员会主席、四川旅游学院校长
张大海　全国餐饮职业教育教学指导委员会秘书长、中国烹饪协会副秘书长
郝维钢　中国烹饪协会餐饮教育委员会副主席、原天津青年职业学院党委书记
石长波　中国烹饪协会餐饮教育委员会副主席、哈尔滨商业大学旅游烹饪学院院长
于干千　中国烹饪协会餐饮教育委员会副主席、普洱学院副院长
陈　健　中国烹饪协会餐饮教育委员会副主席、顺德职业技术学院酒店与旅游管理学院院长
赵学礼　中国烹饪协会餐饮教育委员会副主席、西安商贸旅游技师学院院长
吕雪梅　中国烹饪协会餐饮教育委员会副主席、青岛烹饪职业学校校长
符向军　中国烹饪协会餐饮教育委员会副主席、海南省商业学校校长
薛计勇　中国烹饪协会餐饮教育委员会副主席、中华职业学校副校长

王　劲　常州旅游商贸高等职业技术学校副校长

王文英　太原慈善职业技术学校校长助理

王永强　东营市东营区职业中等专业学校副校长

王吉林　山东省城市服务技师学院院长助理

王建明　青岛酒店管理职业技术学院烹饪学院院长

王辉亚　武汉商学院烹饪与食品工程学院党委书记

邓　谦　珠海市第一中等职业学校副校长

冯玉珠　河北师范大学学前教育学院（旅游系）副院长

师　力　西安桃李旅游烹饪专修学院副院长

吕新河　南京旅游职业学院烹饪与营养学院院长

朱　玉　大连市烹饪中等职业技术专业学校副校长

庄敏琦　厦门工商旅游学校校长、党委书记

刘玉强　辽宁现代服务职业技术学院院长

闫喜霜　北京联合大学餐饮科学研究所所长

孙孟建　黑龙江旅游职业技术学院院长

李　俊　武汉职业技术学院旅游与航空服务学院院长

李　想　四川旅游学院烹饪学院院长

李顺发　郑州商业技师学院副院长

张令文　河南科技学院食品学院副院长

张桂芳　上海市商贸旅游学校副教授

张德成　杭州市西湖职业高级中学校长

陆燕春　广西商业技师学院院长

陈　勇　重庆市商务高级技工学校副校长

陈全宝　长沙财经学校校长

陈运生　新疆职业大学教务处处长

林苏钦　上海旅游高等专科学校酒店与烹饪学院副院长

周立刚　山东银座旅游集团总经理

周洪星　浙江农业商贸职业学院副院长

赵　娟　山西旅游职业学院副院长

赵汝其　佛山市顺德区梁銶琚职业技术学校副校长

侯邦云　云南优邦实业有限公司董事长、云南能源职业技术学院现代服务学院院长

姜　旗　兰州市商业学校校长

聂海英　重庆市旅游学校校长

贾贵龙　深圳航空有限责任公司配餐部经理

诸　杰　天津职业大学旅游管理学院院长

谢　军　长沙商贸旅游职业技术学院湘菜学院院长

潘文艳　吉林工商学院旅游学院院长

网络增值服务

使用说明

欢迎使用华中科技大学出版社医学资源网

 1 教师使用流程

（1）登录网址：**http://yixue.hustp.com** （注册时请选择教师用户）

注册 〉 登录 〉 完善个人信息 〉 等待审核

（2）**审核通过后，您可以在网站使用以下功能：**

浏览教学资源　　建立课程　　　　管理学生　　　布置作业　查询学生学习记录等

教师

 2 学员使用流程

（建议学员在PC端完成注册、登录、完善个人信息的操作。）

（1）**PC 端学员操作步骤**

① 登录网址：http://yixue.hustp.com （注册时请选择普通用户）

注册 〉 登录 〉 完善个人信息

② **查看课程资源：**（如有学习码，请在"个人中心—学习码验证"中先通过验证，再进行操作。）

选择课程

首页课程 〉 课程详情页 〉 查看课程资源

（2）**手机端扫码操作步骤**

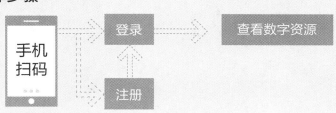

手机扫码 ⟶ 登录 ⟶ 查看数字资源

注册

开展餐饮教学研究　加快餐饮人才培养

　　餐饮业是第三产业重要组成部分,改革开放 40 多年来,随着人们生活水平的提高,作为传统服务性行业,餐饮业对刺激消费需求、推动经济增长发挥了重要作用,在扩大内需、繁荣市场、吸纳就业和提高人民生活质量等方面都做出了积极贡献。就经济贡献而言,2018 年,全国餐饮收入 42716 亿元,首次超过 4 万亿元,同比增长 9.5%,餐饮市场增幅高于社会消费品零售总额增幅 0.5 个百分点;全国餐饮收入占社会消费品零售总额的比重持续上升,由上年的 10.8% 增至 11.2%;对社会消费品零售总额增长贡献率为 20.9%,比上年大幅上涨 9.6 个百分点;强劲拉动社会消费品零售总额增长了 1.9 个百分点。全面建成小康社会的号角已经吹响,作为满足人民基本需求的饮食行业,餐饮业的发展好坏,不仅关系到能否在扩内需、促消费、稳增长、惠民生方面发挥市场主体的重要作用,而且关系到能否满足人民对美好生活的向往、实现全面建成小康社会的目标。

　　一个产业的发展,离不开人才支撑。科教兴国、人才强国是我国发展的关键战略。餐饮业的发展同样需要科教兴业、人才强业。经过 60 多年特别是改革开放 40 多年来的大发展,目前烹饪教育在办学层次上形成了中职、高职、本科、硕士、博士五个办学层次;在办学类型上形成了烹饪职业技术教育、烹饪职业技术师范教育、烹饪学科教育三个办学类型;在学校设置上形成了中等职业学校、高等职业学校、高等师范院校、普通高等学校的办学格局。

　　我从全聚德董事长的岗位到担任中国烹饪协会会长、全国餐饮职业教育教学指导委员会主任委员后,更加关注烹饪教育。在到烹饪院校考察时发现,中职、高职、本科师范专业都开设了烹饪技术课,然而在烹饪教育内容上没有明显区别,层次界限模糊,中职、高职、本科烹饪课程设置重复,拉不开档次。各层次烹饪院校人才培养目标到底有哪些区别?在一次全国餐饮职业教育教学指导委员会和中国烹饪协会餐饮教育委员会的会议上,我向在我国从事餐饮烹饪教育时间很久的资深烹饪教育专家杨铭铎教授提出了这一问题。为此,杨铭铎教授研究之后写出了《不同层次烹饪专业培养目标分析》《我国现代烹饪教育体系的构建》,这两篇论文回答了我的问题。这两篇论文分别刊登在《美食研究》和《中国职业技术教育》上,并收录在中国烹饪协会发布的《中国餐饮产业发展报告》之中。我欣喜地看到,杨铭铎教授从烹饪专业属性、学科建设、课程结构、中高职衔接、课程体系、课程开发、校企合作、教师队伍建设等方面进行研究并提出了建设性意见,对烹饪教育发展具有重要指导意义。

　　杨铭铎教授不仅在理论上探讨烹饪教育问题,而且在实践上积极探索。2018 年在全国餐饮职业教育教学指导委员会立项重点课题"基于烹饪专业人才培养目标的中高职课程体系与教材开发研究"（CYHZWZD201810）。该课题以培养目标为切入点，明晰烹饪专业人才培养规格；以职业技能为结合点，确保烹饪人才与社会职业有效对接；以课程体系为关键点，通过课程结构与课程标准精准实现培养目标；以教材开发为落脚点，开发教学过程与生产过程对接的、中高职衔接的两套烹饪专业课程系列教材。这一课题的创新点在于：研究与编写相结合，中职与高职相同步，学生用教材与教师用参考书相联系，资深餐饮专家领衔任总主编与全国排名前列的大学出版社相协作，编写出的中职、高职系列烹饪专业教材，解决了烹饪专业文化基础课程与职业技能课程脱节，专业理论课程设置重复，烹饪技能课交叉，职业技能倒挂，教材内容拉不开层次等问题，是国务院《国家职业教育改革实施方案》提出的完善教育教学相关标准中的持续更新并推进专业教学标准、课程标准建设和在职业院校落地实施这一要求在烹饪职业教育专业的具体举措。基于此，我代表中国烹饪协会、全国餐饮职业教育教学指导委员会向全国烹饪院校和餐饮行业推荐这两套烹饪专业教材。

习近平总书记在党的十九大报告中指出："到建党一百年时建成经济更加发展、民主更加健全、科教更加进步、文化更加繁荣、社会更加和谐、人民生活更加殷实的小康社会，然后再奋斗三十年，到新中国成立一百年时，基本实现现代化，把我国建成社会主义现代化国家"。经济社会的发展，必然带来餐饮业的繁荣，迫切需要培养更多更优的餐饮烹饪人才，要求餐饮烹饪教育工作者提出更接地气的教研和科研成果。杨铭铎教授的研究成果，为中国烹饪技术教育研究开了个好头。让我们餐饮烹饪教育工作者与餐饮企业家携起手来，为培养千千万万优秀的烹饪人才、推动餐饮业又好又快地发展，为把我国建成富强、民主、文明、和谐、美丽的社会主义现代化强国增添力量。

全国餐饮职业教育教学指导委员会主任委员

中国烹饪协会会长

出版说明

《国家中长期教育改革和发展规划纲要(2010—2020年)》及《国务院办公厅关于深化产教融合的若干意见(国办发〔2017〕95号)》等文件指出:职业教育到2020年要形成适应经济发展方式的转变和产业结构调整的要求,体现终身教育理念,中等和高等职业教育协调发展的现代教育体系,满足经济社会对高素质劳动者和技能型人才的需要。2019年2月,国务院印发的《国家职业教育改革实施方案》中更是明确提出了提高中等职业教育发展水平、推进高等职业教育高质量发展的要求及完善高层次应用型人才培养体系的要求;为了适应"互联网十职业教育"发展需求,运用现代信息技术改进教学方式方法,对教学教材的信息化建设,应配套开发信息化资源。

随着社会经济的迅速发展和国际化交流的逐渐深入,烹饪行业面临新的挑战和机遇,这就对新时代烹饪职业教育提出了新的要求。为了促进教育链、人才链与产业链、创新链有机衔接,加强技术技能积累,以增强学生核心素养、技术技能水平和可持续发展能力为重点,对接最新行业、职业标准和岗位规范,优化专业课程结构,适应信息技术发展和产业升级情况,更新教学内容,在基于全国餐饮职业教育教学指导委员会2018年度重点课题"基于烹饪专业人才培养目标的中高职课程体系与教材开发研究"(CYHZWZD201810)的基础上,华中科技大学出版社在全国餐饮职业教育教学指导委员会副主任委员杨铭铎教授的指导下,在认真、广泛调研和专家推荐的基础上,组织了全国90余所烹饪专业院校及单位,遴选了近300位经验丰富的教师和优秀行业、企业人才,共同编写了本套餐饮职业教育创新技能型人才培养新形态一体化系列教材、全国餐饮职业教育教学指导委员会重点课题"基于烹饪专业人才培养目标的中高职课程体系与教材开发研究"成果系列教材。

本套教材力争契合烹饪专业人才培养的灵活性、适应性和针对性,符合岗位对烹饪专业人才知识、技能、能力和素质的需求。本套教材有以下编写特点:

1. 权威指导,基于科研　本套教材以全国餐饮职业教育教学指导委员会的重点课题为基础,由国内餐饮职业教育教学和实践经验丰富的专家指导,将研究成果适度、合理落脚于教材中。

2. 理实一体,强化技能　遵循以工作过程为导向的原则,明确工作任务,并在此基础上将与技能和工作任务集成的理论知识加以融合,使得学生在实际工作环境中,将知识和技能协调配合。

3. 贴近岗位,注重实践　按照现代烹饪岗位的能力要求,对接现代烹饪行业和企业的职业技能标准,将学历证书和若干职业技能等级证书("1+X"证书)内容相结合,融入新技术、新工艺、新规范、新要求,培养职业素养、专业知识和职业技能,提高学生应对实际工作的能力。

4.编排新颖,版式灵活　注重教材表现形式的新颖性,文字叙述符合行业习惯,表达力求通俗、易懂,版面编排力求图文并茂、版式灵活,以激发学生的学习兴趣。

5.纸质数字,融合发展　在新形势媒体融合发展的背景下,将传统纸质教材和我社数字资源平台融合,开发信息化资源,打造成一套纸数融合一体化教材。

本系列教材得到了全国餐饮职业教育教学指导委员会和各院校、企业的大力支持和高度关注,它将为新时期餐饮职业教育做出应有的贡献,具有推动烹饪职业教育教学改革的实践价值。我们衷心希望本套教材能在相关课程的教学中发挥积极作用,并得到广大读者的青睐。我们也相信本套教材在使用过程中,通过教学实践的检验和实际问题的解决,能不断得到改进、完善和提高。

前言

　　职业教育是我国教育体系的重要组成部分,是实现经济社会又好又快发展的重要基础,为了适应全面建成小康社会对高素质劳动者和技能型人才的迫切要求,党和国家把发展职业教育作为经济社会发展的重要基础和教育工作的战略重点。随着社会经济的不断发展,党和国家又对职业教育的发展提出了更新更高的要求。

　　为了更好地适应全国高等职业技术学校烹调工艺与营养专业的教学要求,深化高等职业教育改革和发展,全面推进素质教育,提高教育教学质量,华中科技大学出版社组织全国有关学校的职业教育研究人员、一线教师和行业专家,对高等职业学校烹饪专业教材进行了编写。

　　"食品营养与配餐"是高职烹饪专业的核心课程,编者在编写时合理确定学生应具备的能力结构与知识结构,以实用、够用为原则,对教材内容的深度、难度准确把控,形成了自身的知识架构、体系和特色;在教材编写内容方面,与烹饪、食品和餐饮服务等行业的生产、加工、销售及服务过程相联系,使"食品营养与配餐"的内容体系更完整、更科学;同时努力贯彻国家关于职业资格证书与学历证书并重、职业资格证书制度与国家就业制度相衔接的政策精神,力求使教材内容涵盖有关国家职业标准的知识和技能要求。

　　本教材在编排上,以项目为主线,以任务为引领,层次清晰。本教材把握好了三个衔接:一是教材的理论性与职业的实践性相衔接;二是教材的适用性和实效性与高职学生的个性化和自主性相衔接;三是教材结构的科学性与学生职业生涯的可持续性发展相衔接。

　　本教材共10个项目,包括营养相关概念及现状、能量平衡、营养素、烹饪原料的营养、合理烹饪、平衡膳食、膳食调查与评价、营养食谱设计、食品原料和菜点的营养价值评价、营养菜点的设计与制作。

　　本教材由赵福振、张栋、许荣华主编。项目一、八由北京联合大学许荣华编写,项目二由吉林工商学院赵福振、张璇、王黎编写,项目三由济南技师学院孙先剑、李延辉编写,项目四由长沙商贸旅游职业技术学院杨潇、彭颖编写,项目五由海南经贸职业技术学院赵福振、云南能源职业技术学院朱云虎编写,项目六由海南经贸职业技术学院赵福振、江苏省徐州技师学院李海英编写,项目七、九由顺德职业技术学院鲍亦璐编写,项目十由西安商贸旅游技师学院张栋编写。

　　本教材的完成,得益于大量相关著作的出版,得益于全国各地的专家、学者和教师辛苦的探索和大胆的创新。由于课程改革是一项复杂的系统工程,教材中尚有很多不足之处,恳请广大读者提出宝贵建议,便于我们今后再版时能进一步完善。

本教材在编写出版过程中得到了众多同仁的鼎力支持,在此我们表示诚挚的谢意。

编　者

项目一

营养相关概念及现状

项目描述

人生命的整个过程都离不开营养,营养不仅与人类生长发育、智力、延寿、康复以及下一代的成长有关,且对民族的兴旺、国家的强盛都具有重要的意义。良好的营养和健康状况既是经济社会发展的基础,也是经济社会发展的目标。通过本项目的学习,可理解营养学相关概念,了解目前国内外营养状况,知晓目前我国营养相关政策和我国目前存在的营养问题。

项目目标

1. 能够解释营养、营养素的含义。
2. 能够初步比较不同食物的营养密度。
3. 能够辨别营养价值与营养密度的区别与联系。
4. 能够说出目前国内外的营养状况。
5. 培养学生职业责任感和用发展的眼光看问题。

项目导入

食品营养不仅仅是生存

人们每天必须摄取一定数量的食物来维持自己的生命与健康,保证身体的正常生长、发育和从事各项活动。早期,人类对食品营养的认识仅仅是为了生存,以后逐渐发展到利用食物来治病,争取健康长寿。"医食同源""药食同功"表明食品营养和药物治疗对于治疗疾病有着相似作用。《黄帝内经·素问》提出的"五谷为养,五果为助,五畜为益,五菜为充"仍是当今营养学家公认的营养饮食原则。越来越多的科学研究证实,人的健康和寿命既受先天遗传因素的影响,又和每个人的生活方式,尤其是人们的膳食选择和身体活动量密切相关。可见,合理的膳食营养能够预防疾病和控制疾病。同时国民营养状况也是反映一个国家或地区经济与社会发展、卫生保健水平和人口素质的重要指标。根据党的二十大精神,增进民生福祉,提高人民生活品质,需推进健康中国建设。作为营养工作者需担负起相应的营养宣传和推广的责任,倡导文明健康生活方式,使我国居民有较高的营养素养,从而遵循健康生活方式,提高生活质量,减少医疗费用。

【项目实施】

一、营养的基本概念

❶ **食品** 根据《中华人民共和国食品安全法》附则第一百五十条的定义,食品是指各种供人食用

或者饮用的成品和原料以及按照传统既是食品又是中药材的物品,但是不包括以治疗为目的的物品。我国将按照传统既是食品又是药品的情况称为"药食同源",此类物质富含蛋白质、维生素、微量元素等,兼顾营养价值和药用保健价值双重功效。《中华人民共和国食品安全法》第三十八条规定,生产经营的食品中不得添加药品,但是可以添加按照传统既是食品又是中药材的物质。按照传统既是食品又是中药材的物质目录由国务院卫生行政部门会同国务院食品药品监督管理部门制定、公布。

食品是人类生命活动的物质基础,关乎人的身体健康及生命安全。因此,食品应具备三个基本属性。首先是卫生方面,要求食品应当无毒、无害,无毒、无害是指正常人摄入可食状态的食品,不会对人体致病,食品是安全的。其次是营养方面,要求食品符合应当有的营养要求,能促进人体健康。最后是感官方面,要求食品具有相应的色、香、味、形等感官性状。

❷ **营养** "营"是谋求的意思,"养"是滋养的意思,因此,从字义上来理解,"营养"应当是谋求滋养生命的行为或活动;或者说,营养是生物体摄取、消化、吸收和利用食物中的养料,以维持生命活动的整个过程。根据我国卫生行业标准 WS/T 476—2015,营养的定义为:人体从外界环境摄取食物,经过消化、吸收和代谢,利用其有益物质,供给能量,构成和更新身体组织,以及调节生理功能的全过程。营养不仅适用于人类,同样也适用于植物、动物及其他一切生命系统。譬如"植物的营养与施肥""动物的营养""微生物的营养"等,但在此所讨论的仅是人体的营养。

简而言之,营养是人类从外界摄取食物满足自身生理需要的过程,也可以说是人体获得并利用其生命运动所必需的物质和能量的过程。营养学是主要研究人们"吃"的科学,主要研究人们应该"吃什么","如何吃"才能更好地保证机体健康,保证机体正常的生长、发育、繁衍以及其他各种机能活动和劳动。"如何吃"与食品加工密切有关。

❸ **营养素** 人类在生命活动过程中需要不断地从外界环境摄取食物,从中获取生命活动所需要的营养物质,这些营养物质在营养学上称为营养素,即食物中具有特定生理作用,能维持机体生长、发育、活动、生殖以及正常代谢所需的物质。

在日常生活中,我们常常把食物中含有营养素的多少,误作"营养"来称呼,譬如"某种食物富有营养"或"某种食物缺乏营养",正确的说法是"某种食物富有营养素"或"某种食物缺乏营养素"。

目前已知有 40~45 种人体必需的营养素,均存在于食物之中。人体需要的营养素有蛋白质、脂肪、糖类(碳水化合物)、矿物质(无机盐)、维生素及水六大类,其中蛋白质、脂肪、糖类因储藏化学潜能,又称为产热营养素或"三大营养素"。营养素在体内的功能可概括为:①作为能量物质,供给人体所需的能量。②作为结构物质,构成和修补身体组织。③作为调节物质,维持正常的生理和生化功能。图 1-1 显示了各种营养素的生理功能。

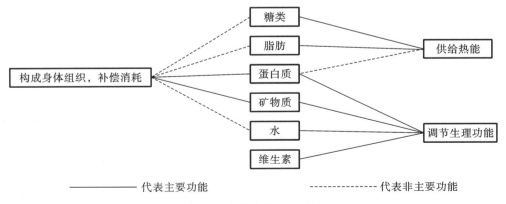

图 1-1 营养素的生理功能

食物中除含有营养素外,还含有其他对人体有益的物质,称为非营养素(营养成分)。比较受关注的非营养素主要指植物化学物质,如番茄中含有的番茄红素、紫甘蓝中含有的花青素等。

❹ **营养价值** 食品的营养价值通常是指特定食品中的营养素及其质和量的关系。营养价值是

食物中营养素含量的多少以及它被生物体消化、吸收和利用程度高低的一种相对指标。比如两种食物所含营养素的种类、多少基本上相似或相近,但由于被消化、吸收、利用的效率不一样,因此它们的营养价值也不相同。

高价的食品并不一定含营养素多,营养价值也未必很高。譬如燕窝价格很昂贵,但属于不完全蛋白质食品,可能缺少人体所必需的某些氨基酸。相反,价格低廉的黄豆及豆制品,却是一种完全蛋白质食品,其中含有人体所需要的多种氨基酸,与肉、蛋类相比较,也毫不逊色。

❺ **营养密度**　食品的营养密度是指食品中以单位热量为基础所含重要营养素的浓度。

重要营养素包括维生素、矿物质和蛋白质三类。乳类和肉类,就其每焦耳(J)所提供的营养素来说既多又好,故营养密度较高。而食用油脂营养密度低,因其每焦耳所提供的上述营养素很少。若为硬糖块,全是能量而无其他营养素,则无营养密度可谈。

❻ **营养素需要量与供给量**　营养素需要量是指维持人体健康与生长所需要营养素的数量,又称营养素生理需要量。受年龄、性别、生理特点和劳动状况等多种因素的影响。

膳食营养素推荐供给量(recommended dietary allowance,简称 RDA)是依据膳食提出的针对特定人群的适宜摄入量。它在生理需要量基础上考虑了人群安全率,主要衡量群体营养素摄取量是否合理,尚未考虑到预防某些慢性病的问题,也未考虑过量的危害。美国于 1941 年制订了美国第一个RDAs,它是在当时的科学知识基础上提出的,当时正值第二次世界大战,其主要目的是预防营养素缺陷病,RDAs 后经多次修订。

膳食营养素参考摄入量(dietary refference intakes,简称 DRIs)是在 RDAs 基础上发展起来的一组每日平均膳食营养素摄入量。中国营养学会于 2000 年正式公布了《中国居民膳食营养素参考摄入量(Chinese DRIs)》,十年后,根据中国居民饮食结构的改变及国内外营养学最新科研成果,对相关数据做了修订,中国营养学会发布了 2013 版《中国居民膳食营养素参考摄入量》。

DRIs 包含以下几个重要推荐数据。

(1)平均需要量(EAR):根据某些指标可以满足某一特定性别、年龄及生理中 50%个体需要量的摄入水平。这一摄入水平不能满足群体中另外 50%个体对该营养素的需要。EAR 是制订推荐摄入量的基础。

(2)推荐摄入量(RNI):相当于传统的 RDA,是可以满足某一特定性别、年龄及生理状况群体中绝大多数(97%~98%)个体需要量的摄入水平。

(3)适宜摄入量(AI):通过观察或实验获得的健康人群某种营养素的摄入量。AI 主要用于个体的营养素摄入目标,同时用作限制过多摄入的标准。当健康个体摄入量达到 AI 时,出现营养缺乏的危险性很小。

(4)可耐受最高摄入量(UL):平均每日摄入营养素的最高限量。膳食摄入量超过 UL 时,损害健康的危险性随之增大。

二、食物与人体健康

食物是作为物质与能量的主要来源,输入人体系统,而输出部分是汗、尿、体温散发、粪便等排泄与排遗物质。食物的性质、种类、数量及消化、吸收的难易,必然会强烈地作用和影响人体结构和功能的各个方面,譬如消化、呼吸、循环、排泄等。同时,体内外环境不断地变化,人体系统必须对有关器官和系统进行相应调整,使其功能能够和新的环境条件相适应,这样,也就必然要牵涉食物的种类和性质。具体来说,每个人每天所需的营养素种类、数量等是随每个人的年龄、性别、健康状况,怀孕、哺乳等生理状况,以及劳动强度和工种等因素而有所不同的。虽然严重的营养缺乏病症在我国已很少见,但某些营养物质摄入不足或过剩的不平衡现象(如食用选择或处理不当的食物、偏食或忌食及消化系统消化、吸收不良等),都随人民生活水平的提高,而迅速增多。这种由食物营养导致的人体系统的不平衡,必然会影响人体健康,甚至出现病态。食物与人体健康的关系主要表现在以下方面。

① 食物与个体发育　个体的每一项特征，都受到先天和后天多种因素的影响，但在特定条件下，许多因素中某一项或几项因素往往起到主导作用。

（1）身高和体重：食物（膳食）的组成成分，对人的身高和体重有明显影响。日本厚生劳动省曾经对在日本本土长大的和在美国长大的日本人进行调查，发现无论在身高或体重方面，后者都比前者优（指正常发育的身高、体重）。以 1975 年联合国的统计数字为例，关于每人每年的主要食品消费量，美国是成品粮 63 kg、肉 94 kg、蛋 16 kg、鱼 7 kg、牛奶和乳制品 156 kg。而日本则依次为 122 kg、17 kg、14 kg、34.5 kg、53.5 kg。当然差异的原因还有气候、体育锻炼、生活习惯等多方面的影响，但在食物组成上的差异，仍然是重要方面。

从 1975 年开始，我国卫生部每 10 年对全国 9 个城市和郊区儿童生长发育状况进行抽样调查。2005 年第四次儿童体格发育调查，选择了与前三次调查相同的地区，包括北京、哈尔滨、西安、上海、南京、武汉、福州、广州、昆明 9 个市的城区及郊区县，共调查了 7 岁以下健康儿童 138775 人。2006 年 12 月 30 日，国家卫生部公布全国第四次儿童体格发育调查报告。调查结果表明，我国主要城市儿童生长发育平均水平已达世界卫生组织提出的儿童生长发育标准。我国儿童体格发育呈快速增长趋势，30 年间其平均身高增高 6 cm，城乡儿童间的生长发育差距逐渐缩小。9 个城市的儿童体重，也呈快速增长趋势。以 6 岁组为例，男童平均体重从 18.7 kg 增至 21.7 kg，女童平均体重从 18.1 kg 增至 20.8 kg。根据 2015 年国家卫生和计划生育委员会发布的《中国居民营养与慢性病状况报告（2015 年）》中提到，我国居民成年男性平均身高从 2002 年的 166.7 cm 增长到 167.1 cm，成年女性平均身高从 155.1 cm 增长到 155.8 cm。成年男性平均体重从 62.7 kg 增长为 66.2 kg，成年女性平均体重从 54.4 kg 增长至 57.3 kg。10 年间我国城市儿童青少年男性身高平均增加了 2.6 cm，体重增加了 3.6 kg；女性身高增加了 1.8 cm，体重增加了 2.1 kg。农村儿童青少年身高和体重增长幅度高于城市。说明我国居民身高和体重的增加与我国居民生活水平的提高和丰富的食物供应密切相关。

（2）智力发育：智力与遗传、脑的发育状况、记忆、思考锻炼等多种因素有关。但幼儿期脑的发育则与母体营养状况和出生后 1 年左右的哺育条件有密切关系。据研究，如果母亲在妊娠期间蛋白质摄入量不足，胎儿脑的发育即不能正常进行。成人后脑细胞的数量也较正常人少。有人做过测定，当母亲严重营养不足时，初生婴儿的脑细胞数目仅能达到正常婴儿的 80% 左右，脑细胞的组成也欠正常。在成年人的膳食组成中如果较长时期缺乏磷脂类（如卵磷脂、脑磷脂、神经磷脂等）食物，也会不同程度地影响大脑的功能，使记忆力提早衰退并影响思维能力。

在相同情况下，出生体重轻的婴儿（低于 2 kg）的大脑细胞数量减少 60%。在生命初期患消瘦症的婴儿头围小，这表明大脑体积按比例减少。当饥饿发生在 2 岁以后，对学习的影响是暂时的，因为一旦大脑完全发育，大脑组织不受影响。

② 食物与衰老　衰老是一个相对概念，意味着人体内环境的稳定性破坏和组织的退化。在外部形态上当然也会有相应变化，譬如人到中年以后，两须会呈现出灰白色，鼻毛白化，眉毛外侧 1/3 处的眉毛特别粗长（俗称"寿眉"），眼角鱼尾纹增多，皮肤也逐渐变薄并失去弹性。当纤维细胞减少到一定程度，吞噬细胞不能形成，影响到外渗血液的消化时，在手背、前臂甚至面部便会出现所谓老年紫癜等。但人的衰老在个体间是有差异的。通常所谓退休年龄，譬如英国男子为 65 岁、女子为 60 岁；我国脑力劳动工种男子为 60 岁、女子为 55 岁，则只能认为是一种"行政"的老年标准。

人们正在通过各种努力寻找延缓衰老进程的方法，其中包括食物（膳食）组成。关于衰老的学说约有 200 种，目前比较盛行的有劳损学说，认为衰老是由于体内不能更换的组织逐渐劳损的缘故。譬如人到 70 岁时肾脏的肾单位估计至少损失 40%，这样就使得肾排出的药物如地高辛和链霉素等对老年人毒性更大。内分泌变化学说认为，内分泌变化是衰老过程中内环境稳定能力下降的基础；譬如甲状腺功能随衰老而降低，老年人对胰岛素的反应较弱，加压素对老年人肾脏的作用降低等。

还有自由基学说,认为细胞成分,尤其是不饱和脂肪酸的氧化作用,导致一系列自由基反应,引起一些细胞非特异成分的积累性损伤,使细胞功能衰退。根据这一学说,如果适当供给人或动物抗氧化剂,便有可能减缓衰老的速度。针对以上理论,人们从食物中发现了许多具有特殊功能的种类,譬如据日本科学家研究,蜂王浆能刺激间脑、脑下垂体和肾上腺,促进组织的供氧和血液循环,因而有一定防止衰老的作用。芝麻含有丰富的维生素 E,维生素 E 是一种抗氧化剂,有防止过氧化脂质生成的作用。因而它既是食物也是一种抗衰老的药剂。茯苓可以提高人体的免疫功能。蛇肉含有能够增强脑细胞作用的谷氨酸和能够清除疲劳的天门冬氨酸。黑木耳里含有一种能够防止血液凝固的物质,对防治心、脑血管疾病有一定作用。白萝卜、胡萝卜含有木质素,能使巨噬细胞的活力提高三倍,可以增强巨噬细胞吞噬癌细胞的能力等。如果能够根据不同年龄的生理变化特点,适当调整食物(膳食)组成,通过多种营养素的共同作用,延缓衰老的效果当然会很好。

❸ 食物与疾病

(1)食物组成中营养素过多或过少引起疾病。营养过剩或不足,使人体系统失去平衡所引起的疾病主要有肥胖症、高血压、冠心病、糖尿病等。维生素严重缺乏时,还会引起各种维生素缺乏症,常见的有维生素 A 缺乏时引起的眼干燥症,维生素 B_1 缺乏时引起的脚气病、多发性神经炎,维生素 C 缺乏时引起的坏血病,维生素 D 和钙、磷缺乏时引起的软骨病、佝偻病或骨骼畸形等。美国是国民经济收入比较高的国家之一,也是目前世界上食物组成中营养素过多的典型。在他们的膳食中,普遍存在着动物性食品多、食用油脂量高、食糖量大、谷类食物过少的偏向。这种营养素过多、热量过剩的膳食组成,造成美国居民高血压病多、肥胖病多、冠心病发病率也高。

(2)重金属污染物随食物进入人体,影响人体健康。环境中有些元素或难分解的物质,起始的浓度可能很低,但经过"植物—动物—人"或"植物—动物—动物—人"的逐级转化以及长时间的累积,由于它们在代谢上不是很活泼,最后在动物或人体中的数量,可以达到原来浓度的 10 万倍,甚至百万倍,从而危及人体健康。这种现象在生态学上叫作"生物的富集作用",也称为"生物放大"。譬如 1953 年在日本水俣镇发现的一种病症"水俣病",即是工业废水排放,使水域中生活的浮游生物、昆虫、鱼类身体中的含汞量逐级增多,当地人长期食用含高汞量的鱼和贝类,使人发病,手脚麻木、听觉失灵、运动失调等。

合理的食物组成,可以增进人体健康、减少疾病、延缓衰老。或者说,合理的食物组成,可以使人们健康长寿。

三、国内外的营养状态

(一)世界性营养问题

当今世界的营养问题,按照不同地区的经济和社会发展状况,可分为两种类型。

(1)一种是在不发达的发展中国家,由于贫困、灾荒和战乱所造成的营养问题,主要是营养不良和营养不足、营养缺乏,如铁缺乏及贫血,维生素 D 缺乏,缺乏碘及微量元素等。据 2012 年世界卫生组织报道,在贫困的发展中国家里有超过 10 亿的人口遭受着长期的食物短缺、饥饿和严重的营养不良。

2006 年 5 月 2 日,联合国儿童基金会在纽约发表《儿童营养进展报告》,指出国际社会消除儿童营养不良的努力正在失败,发展中国家超过 1/4 的 5 岁以下儿童体重严重不足,营养不良每年导致全球 560 万儿童死亡。

(2)另一种营养问题是在发达国家中因营养不平衡和营养过剩导致肥胖症而引起的"富贵病",如高血压、冠心病、动脉粥样硬化、糖尿病等。

由于存在着营养不良和营养过剩等营养问题,世界各国无论是发达国家还是发展中国家都根据国情对营养问题进行了针对性的计划和实施,特别是国家政府的重视与干预。如日本,关于营养方面的立法非常全面和详细,1947 年通过《营养师法》,1952 年就制定了《营养改善法》等。美国对营养问题非常重视,卫生管理部门设置负责营养的机构,确立了营养工作的重点是青少年、孕妇和 5 岁以下的儿童;1946 年通过了《美国学校午餐法》,1966 年颁布《美国学校早餐法》和《儿童营养法》等。在发达国家,营养师是受人欢迎与尊敬的职业,遍及生活中的各个领域,有临床营养师、营养咨询师、公共保健师、营养管理师等。

(二)我国的营养状况

居民营养与健康状况是反映一个国家或地区经济社会发展、卫生保健水平和人口健康状况的重要指标。随着全球经济社会发展和卫生服务水平的不断提高,居民人均预期寿命逐年增长,营养水平和健康状况不断改善。与此同时,人口老龄化、城镇化、工业化进程加快以及不健康生活方式等也影响着人们的膳食模式与健康。自 19 世纪起,世界上许多发达国家均定期开展国民营养与健康状况调查,膳食营养与健康状况指标是国家级公共卫生及疾病预防控制策略不可缺少的信息。我国于 1959 年、1982 年、1992 年进行了全国营养调查,2002 年进行了中国居民营养与健康状况调查,2010—2013 年完成了中国居民营养与健康状况监测。下面是 2010—2013 年中国居民营养与健康状况监测结果。

❶ 城市居民营养与健康状况持续改善

(1)谷类、动物性食物和蔬菜摄入趋于稳定,盐和食用油在大城市的摄入量有所下降。

我国城市居民人均谷类食物摄入量为 274 g(按每标准人日计,以下同),与 2002 年谷物摄入量 279 g 相比基本持平。蔬菜摄入量为 284 g,比 2002 年增加了 32 g,其中大城市增加了 25 g,中小城市增加了 38 g。大城市居民水果摄入量 88 g,略高于 2002 年。畜禽肉类摄入量为 99 g,与 2002 年的 105 g 相比稳中有降。蛋类摄入量为 30 g,与 2002 年的 33 g 基本持平。

能量和蛋白质摄入已经满足城市居民的需要,人均能量摄入量为 2037 kcal,略低于 2002 年的 2135 kcal。蛋白质摄入量为 65.5 g,略低于 2002 年的 69.0 g。脂肪的摄入量为 81.9 g,比 2002 年下降了 3.7 g。

城市居民人均维生素 C 摄入量为 85.4 mg,比 2002 年的 82.3 mg 有所增加;硫胺素摄入量为 0.9 mg,核黄素摄入量为 0.8 mg,铁摄入量为 21.9 mg,锌摄入量为 10.6 mg,均与 2002 年基本持平;钠摄入量为 5861.3 mg,比 2002 年下降了 179.6 mg。

大城市居民的膳食构成总体变化不大,而中小城市的膳食构成却有所改变,表现在:能量的食物来源中,谷类食物的比例下降,动物性食品的比例增加;来源于动物性食品和豆类的优质蛋白质比例达到 42.4%,比 2002 年增加了 1.6 个百分点。

(2)儿童青少年生长发育水平稳步提高,人群营养不良率进一步降低。与 2002 年相比,我国城市男性身高平均增长 2.3 cm,女性增长 1.8 cm。与 1992—2002 年 10 年间的变化相比,近 10 年来儿童青少年增长幅度降低。

城市儿童青少年生长迟缓率为 1.5%,消瘦率为 7.8%,均为中小城市高于大城市。与 2002 年比,儿童青少年生长迟缓率和消瘦率有所下降,降幅分别为 25% 和 14%。有 5.3% 的城市居民体重过低,较 2002 年下降了 29%。

(3)贫血患病率显著下降。我国城市居民贫血患病率由 2002 年的 18.2% 降至 9.7%。其中男性患病率由 13.4% 降至 6.8%,女性患病率由 21.5% 降至 12.8%。6～11 岁儿童、12～17 岁青少年、15～49 岁育龄妇女、孕妇贫血率分别为 4.5%、7.8%、15.0%、16.9%,与 2002 年相比均有所下降。

(4)高血压、糖尿病的知晓率和控制率明显提高。我国城市居民慢性病防控意识有所增强,高血压、糖尿病的知晓率和控制率明显提高。成人高血压知晓率为 52.7%,治疗率为 47.9%,控制率为 17.9%,与 2002 年的 41.4%、35.1% 和 9.7% 相比均有显著提高。成人糖尿病知晓率为 55.3%,

控制率为35.0%,比2002年的53.7%和26.6%有所提高。

在已知患有高血压的成年人中,56.0%的患者采取了饮食控制,47.6%的患者增加了身体活动(如做家务、体育锻炼等)。在已知患有糖尿病的成年人中,81.4%的患者采取了饮食控制,58.0%的患者增加了身体活动。

❷ 城市居民营养与健康问题仍需关注

（1）膳食结构仍然不合理。我国城市居民动物性食物消费总量基本充足,但结构不合理,猪肉摄入过多,禽肉和鱼虾类摄入偏低。近10年间,居民人均猪肉的摄入量从60 g增加至69 g,而禽肉的摄入量从23 g减少至17 g,鱼虾类摄入量从45 g减少至33 g。奶类、豆类和水果的摄入量一直不足,人均奶类摄入量仅为38 g,大豆及制品摄入量为12 g,水果摄入量为48 g,远低于中国居民膳食指南推荐的300 g、40 g和200～400 g的水平。

盐的摄入量虽有所下降,但2012年调查显示,我国居民人均每日食盐摄入量为10.5 g(世界卫生组织推荐值为5 g)。居民家庭人均每日食用油摄入量为42.1 g;居民膳食脂肪提供能量比例达到35.5%。城市居民糖类的供能比仅为46.3%,与2002年比进一步下降。

（2）营养不良和营养缺乏在某些人群中占比依旧很高。城市居民维生素A、硫胺素、核黄素、钙、锌等微量营养素摄入不足。人均每日视黄醇当量的摄入量为514.1 μg,人群中约有71%的人存在摄入不足的风险;85%的人存在硫胺素和核黄素摄入不足的风险。钙的平均摄入量为412.8 mg,仅达到推荐量的52%;锌的平均摄入量为10.6 mg,低于推荐摄入量。

18～44岁女性中体重过低比例为8.4%,育龄妇女、孕妇和老年人贫血患病率分别为15.0%、16.9%和12.5%,应加以关注。

（3）不健康生活方式较为普遍。

我国城市居民的吸烟率为26.5%,男性高达50.2%,女性为2.3%,吸烟率较2002年增加了12%。成年居民饮酒率较2002年增高,达到35.1%,饮酒者人均消费酒精量为22.4克/日,男性消费酒精量高于中国居民膳食指南建议量。成年居民中过量饮酒率由2002年的4.7%上升到10.3%。

城市居民饮料消费迅速增加,每周消费1次以上者所占比例由2002年的24.7%上升到65.1%,人均每天消费量达97 mL,其中12～17岁儿童青少年最高,达到每天203 mL。

更多的城市居民选择乘车出行,从2002年的21.6%增加到45.0%;闲暇时,有76.1%的居民不锻炼,有锻炼习惯的仅9.2%;居民闲暇静坐时间为2.9 h;城市居民中身体活动充足者仅占10.0%。职业人群身体活动充足率从2002年的40.1%下降到28.1%。

（4）营养相关慢性病对城市居民健康造成的威胁愈发严重。

①超重、肥胖率持续上升。与2002年相比,城市儿童青少年体重呈增长趋势,其中,男生平均增长3.6 kg,女生平均增长2.1 kg。与1992—2002年10年间的变化相比,近10年来儿童青少年体重增长幅度增加。超重率由2002年的8.5%增加到11.0%,肥胖率由4.4%增加到7.7%。成年居民超重率由2002年的28.1%增加到32.4%,肥胖率由9.8%增加到13.2%。

成年居民男性腰围为86.9 cm,女性为80.7 cm,比2002年分别增长了3.3 cm和2.1 cm。

②高血压患病率有所提高。2012年18岁及以上成人高血压患病率为25.2%,知晓率为46.5%,治疗率为41.1%,控制率为13.8%,城市高于农村,男性高于女性,随年龄增加而增高。与2002年比,分别提高16.3、16.4、7.7个百分点,农村较城市多,女性较男性多,随年龄增加而增多,但城市和农村的控制率差别显著。农村对高血压的防控宣传应加强。

③血脂异常率显著升高。2012年18岁及以上成人的血脂异常率为40.4%(男47.0%、女33.5%),2002年为18.6%。不论年龄或城乡,血脂异常率高是诱发心脑血管病的危险因素。2012年心脑血管病死亡率为271.8/10万。从1990—2013年变化趋势看,虽然死亡的绝对数快速上升,但年龄标化的死亡率略有下降,这表明采取的预防措施起了一定作用。

④糖尿病患病率显著升高:2012 年 18 岁及以上成年的糖尿病发病率为 7.5%,空腹血糖受损率为 4.7%,与 2002 年相比,分别增加了 70%、74%。儿童、青少年的糖尿病患病率为 0.4%,空腹血糖受损率为 1.7%。

❸ 我国居民的慢性病相关危险因素

(1)膳食脂肪提供的能量比例超过上限:2012 年膳食脂肪提供的能量比例全国平均为 32.9%,其中城市为 36.1%,已超过 2013 版《中国居民膳食营养素参考摄入量》推荐的脂肪供能比上限(30%),与 1992 年、2002 年相比,逐年增高。

(2)食盐的摄入量:人均每日食盐摄入量为 10.5 g,虽然低于 1992 年的 12.9 g 与 2002 年的 12.0 g,但比《中国居民膳食指南(2016)》建议的每日 6 g 高。

(3)身体活动:2013 年 20~69 岁居民经常锻炼率为 18.7%(城市 22.2%、农村 14.3%),与 2002 年的 14.1%(城市 24.6%、农村 10.0%)相比,农村增加不多,城市甚至减低了。可见还没有形成重视身体活动与体育锻炼的习惯。

(4)酒精摄入:2012 年 18 岁及以上居民每人年均酒精摄入量为 3 L,农村高于城市,50~59 岁年龄段摄入量最高,达 4.2 L。以有害饮酒率计,平均为 9.3%,农村(10.2%)高于城市(7.5%)。

(5)烟草使用:2010 年 15 岁及以上居民吸烟率为 28.1%(男 52.9%、女 2.4%),城乡相同。2014 年调查结果显示初中生吸烟率为 6.9%(男 11.2%、女 2.2%),农村(7.8%)高于城市(4.4%)。此外,非吸烟者暴露于二手烟的比例高达 72.4%,男女之间无统计学差异。

当然,慢性非传染性疾病是多种因素综合作用的结果,其中不合理的饮食、吸烟、酗酒及缺少体力活动等不良的生活方式及行为是危险因素,这些因素约占致病因素的 45%,而这些不良的生活方式及行为都是个人可以控制和改变的。因此。通过开展营养学知识的普及,对防治疾病、增进健康极为有利。

四、我国的营养工作

1978 年,改革开放使国民经济迅速发展,到 20 世纪 90 年代,实施了近 40 年的粮食统购统销制度已完成其历史任务。国家制定了一系列适应新时期人民群众健康需要的食物与营养相关政策和法规,包括《九十年代中国食物结构改革与发展纲要》《中国营养改善行动计划》,将营养目标纳入国家政策和法规的轨道。中国营养学会于 1989 年首次发布了《中国居民膳食指南》,对我国居民日常膳食给予指导性建议。1994 年,国务院发布的《食盐加碘消除碘缺乏危害管理条例》为纠正我国居民碘缺乏、防止新发克汀病起到重要作用,这是我国第一个由政府强制实施的全民强化项目,并取得了很大成功。

20 世纪 90 年代中后期卫生部及有关部门相继制定了《学生营养餐计划》《国家大豆行动计划》《学生饮用奶计划》及《东北三省中小学生豆奶计划》,以改善我国青少年营养健康状况,提高身体素质,但无论哪一种计划的实施,都受许多因素影响,如经济状况、农业产出和居民收入等。由于我国经济发展的不平衡、对食物营养认知不足等,实施效果不尽如人意。

进入 21 世纪,中国营养学会发布了《中国居民膳食营养素参考摄入量》和中国居民膳食指南。为指导我国食物结构调整,促进食物生产与消费的均衡协调发展以及改善营养结构,国务院联合有关部委起草并于 2001 年 11 月颁布了《中国食物与营养发展纲要(2001—2010 年)》,提出了我国之后十年食物与营养发展的指导思想、基本原则和目标。2004 年,卫生部发布了《中国居民营养与健康现状》,我国城乡居民温饱问题得到保障,膳食质量有所提高,但某些微量营养素仍然摄入不足。2005 年,劳动和社会保障部发布公共营养师等 11 个新职业,公共营养师职业就是适应社会健康的需求而产生的。2007 年,中国营养学会发布了《中国居民膳食指南(2007)》,与《中国居民膳食指南(1997)》相比,强调了"每天吃奶类、豆类或其制品"以弥补膳食钙严重不足的缺陷,提倡居民注重食品卫生,增强自我保护意识;并根据孕妇、乳母(哺乳期妇女)、婴幼儿等不同人群特点制定不同人群的膳食指南要点。

2014年,国务院办公厅颁布《中国食物与营养发展纲要(2014—2020年)》,在主要任务中明确提出构建定期监测、分类指导、引导消费的居民营养改善体系,建立健全居民食物与营养监测管理制度,加强监测和信息分析。将营养监测工作提升到了一个新的高度,也为我国未来开展人群营养监测确立了目标。2016年5月13日,由国家卫生计生委疾控局发布《中国居民膳食指南(2016)》,是我国的第四版膳食指南,是符合我国居民营养健康状况和基本需求的膳食指导建议。

国务院办公厅于2017年颁发的《国民营养计划(2017—2030年)》,坚持以人民健康为中心,以普及营养健康知识、优化营养健康服务、完善营养健康制度、建设营养健康环境、发展营养健康产业为重点,立足现状,着眼长远,关注国民生命全周期、健康全过程的营养健康,将营养融入所有健康政策,不断满足人民群众营养健康需求,提高全民健康水平,为建设健康中国奠定坚实基础。

2019年7月,国务院正式公布了《国务院关于实施健康中国行动的意见》,一个以"健康中国战略"为顶层设计,以《"健康中国2030"规划纲要》为行动纲领,以"健康中国行动"为推进抓手的大国国民健康保护体系全面形成。《健康中国行动(2019—2030年)》提出合理膳食行动目标:到2022年和2030年,成人肥胖增长率持续减缓;居民营养健康知识知晓率分别在2019年基础上提高10%和在2022年基础上提高10%;5岁以下儿童生长迟缓率分别低于7%和5%、贫血率分别低于12%和10%,孕妇贫血率分别低于14%和10%;合格碘盐覆盖率均达到90%及以上;成人脂肪供能比下降到32%和30%;每1万人配备1名营养指导员;实施农村义务教育学生营养改善计划和贫困地区儿童营养改善项目;实施以食品安全为基础的营养健康标准,推进营养标准体系建设。

Note

项目二

能量平衡

项目描述

　　人体需要不断地获得能量才能维持一切生理活动。人体不仅在劳动、运动以及学习等过程中需要热能，就是在安静状态下也要消耗一定的热能。人体所需要的热能是指储存在食物中的并可供给人体利用的那部分化学能。本项目要学习的是人体所需能量的来源与消耗，学习食物的能量和人体所需能量的计算方法。

项目目标

　　1.能说出人体能量的营养素来源及计算方法。
　　2.能说出人体能量的消耗和平衡。
　　3.学会人体所需能量的简单计算。
　　4.通过本项目的学习，掌握能量的概念、能量的来源、食物特殊动力作用。
　　5.熟悉热能消耗的内容，以及针对不同人群的区别，如何进行合理的能量摄取。
　　6.了解热能过多或不足对机体的伤害，以及平衡的重要意义。

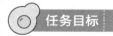

任务一　人体所需能量的来源、计算及能量消耗

任务目标

　　1.能说出产能营养素的名称和热能系数，熟记能量的单位。
　　2.学会计算蛋白质、脂肪、碳水化合物的生理能值。
　　3.能说出什么是基础代谢，影响基础代谢的因素有哪些。
　　4.了解食物的热效应的概念，不同食物的热效应的比例及哪种最大。
　　5.学会计算不同人群的基础代谢率。

任务导入

生命的动力——能量

　　一般来说，汽车的发动离不开强大的动力——汽油，其动力的产生是汽油燃烧产生的能量转化为机械动力的结果。而人体的一切生命活动（包括呼吸、协调、说话、学习、运动及劳动做工）的动力又从何而来呢？

人类不同于植物,无法通过光合作用合成碳水化合物,我们每天都要喝水、吃饭,食物经过消化、吸收、代谢,即食物中的营养素在人体内燃烧(氧化),产生热能,转化为人体生命活动中的动力,也就是能量。因此,没有能量,也就没有生命和任何活动。

能量是人类赖以生存的基础。人类为了维持生命、生长、发育、繁衍和从事各种活动,每天必须从外界摄取一定的物质和能量。如果人体摄入能量不足,机体会动用自身能量储备甚至消耗自身组织以满足生命活动对能量的需要,导致生长发育缓慢、消瘦、体力和抵抗力下降,长期能量不足甚至会导致死亡。反之,若能量摄入过剩,则过多的能量就会以脂肪形式储存于体内而发生异常的脂肪堆积。因此,能量的供需平衡是营养学最基本的问题。通常情况下,并不是每天的摄取和消耗的能量总量都相等,一般在5~7天可达到平衡,因此需要我们通过学习掌握能量的计算,给出合理的营养参考。

能量有多种形式,并有不同的表示方法。在营养学中能量单位有卡(cal)、千卡(kcal)、焦耳(J)、千焦(kJ)、兆焦(MJ)等。

多年来,营养学界表示热能单位习惯于用卡(cal)或千卡(kcal)表示。1 kcal是把1000 g水升高1 ℃所需要的能量。现在国际上通用的单位是"焦(J)",1 J是1 N的力作用在一个质点上,使它在力的方向上移动1 m距离所做的功。在营养学上由于热能的需要量较大,故在文献上多使用"MJ(106 J)"。两种能量单位换算公式如下:

$$1 \text{ cal} = 4.184 \text{ J} \qquad 1 \text{ J} = 0.239 \text{ cal}$$

一、能量的来源

人体所需要的能量通常主要由食物来提供。食物含有的营养素当中只有碳水化合物、脂肪、蛋白质能够在体内产生能量,这些物质通过被氧化释放能量,来维持机体代谢、神经传导、呼吸、循环及肌肉收缩等功能,同时释放热量以维持体温。营养学上将这三种营养素称为"产能营养素"。谷薯杂豆类食物碳水化合物含量较高,是膳食能量中最经济的来源,大豆和坚果中脂肪及蛋白质含量较高,动物性食物富含脂肪和蛋白质,这些食物均为富能量食物;油炸食物、甜点等都是高能量食物,蔬菜、水果一般含能量较少。

人体所需要的热能有50%来源于食物。碳水化合物和脂肪能够进行氧化供能,其中碳水化合物是主要的供能物质。但当长期饥饿或能量消耗过大,体内的糖原和脂肪已经大量消耗时,需要依靠组织蛋白分解提供能量,来满足机体供能的需要,蛋白质分解会产生一定量的乳酸,所以剧烈运动后,会有肌肉酸痛。长时间的碳水化合物和脂肪的缺乏,导致组织蛋白分解,会造成相应的问题,如非洲饥饿的儿童当能量缺乏时表现为消瘦,但当蛋白质缺乏过多后会造成腹部水肿的现象。

根据我国的饮食习惯,成人以碳水化合物的能量占总能量的55%~65%、脂肪占20%~30%、蛋白质占10%~15%为宜。年龄小,蛋白质及脂肪供能占的比例应适当增加。成人脂肪摄入量一般不应超过总能量的30%。部分食物能量含量如表2-1所示。

表2-1　部分食物能量含量(kcal/100 g可食部)

食 物 名 称	能 量 含 量	食 物 名 称	能 量 含 量
色拉油	898	冬瓜	12
奶油	879	油菜	11
核桃干	627	海带	13
巧克力	586	番茄	19
牛肉干	550	蘑菇	23
曲奇饼	546	香蕉	91

二、能值

(1) 食物能值:食物彻底燃烧时所测定的能值,亦称"物理燃烧值",或称"总能值"。食物能值通常是用弹式测热器进行测定。弹式测热器是一个弹式密闭的高压容器,内有一铂金坩埚,其中放入待测的食物试样,并充以高压氧,使其置于已知温度和体积的水浴中,用电流引燃,食物试样便在氧气中完全燃烧,所产生的热量使水和量热计的温度升高,由此计算出该食物试样产生的能量。用此法测定的每克碳水化合物、脂肪、蛋白质的能值分别为:

碳水化合物　　17.15 kJ(4.1 kcal)
脂肪　　　　　39.54 kJ(9.45 kcal)
蛋白质　　　　23.64 kJ(5.65 kcal)

(2) 生理能值:机体可利用的能值。由于三大产能物质在体内不能被完全吸收,一般其消化率分别为98%、95%和92%,吸收后的碳水化合物和脂肪在体内可完全氧化成 CO_2 和 H_2O,其终产物及产热量与体外燃烧时相同,但蛋白质在体内不能完全氧化,其终产物除 CO_2 和 H_2O 外,还有尿素、尿酸、肌酐等含氮物质通过尿液排出体外,若把 1 g 蛋白质在体内产生的这些含氮物在体外测热器中继续氧化还可产生 5.44 kJ 的热量。所以,计算生理能值时应扣除这部分(大约为 1.3 kcal)能量。因此,三大产能营养素的生理能值分别为:

碳水化合物　　17.15×0.98(消化率为98%)≈16.8 kJ/g
　　　　　　　4.1×0.98≈4 kcal/g
脂肪　　　　　39.54×0.95(消化率为95%)≈37.6 kJ/g
　　　　　　　9.45×0.95≈9 kcal/g
蛋白质　　　　(23.64−5.44)×0.92(消化率为92%)≈16.7 kJ/g
　　　　　　　(5.65−1.3)×0.92≈4 kcal/g

人体能量的需要量应与人体能量的消耗量相一致,即摄入量等于消耗量。人体中能量的消耗由基础代谢消耗、体力活动消耗、食物特殊动力作用的消耗三方面构成;其中基础代谢消耗是人体能量消耗的主要部分,占 60%～65%,不同个体由于从事活动不同而存在差异,一般占比为 10%～30%,食物特殊动力作用占比相对较小,占 5%～10%。对于特殊人群(婴幼儿、儿童、孕妇、乳母),能量的消耗还应包括机体生长、乳汁分泌等特殊生理活动所消耗的能量。创伤修复期的患者也需要额外的能量。

三、基础代谢和基础代谢率

❶ **基础代谢(basal metabolism,BM)**　机体维持生命最基本活动所必需的能量,即在机体处于清醒、空腹(进食后 12～16 h)、静卧状态,环境温度 18～25 ℃时所需消耗的能量。此时热能仅用于维持体温、心跳、呼吸、血液循环、各器官组织生命活动的生理需求。

❷ **基础代谢率(basal metabolic rate,BMR)**　人体处于基础代谢情况下,单位时间内基础代谢所消耗的能量。一般指每小时每平方米体表面积(或每千克体重)的能量消耗。

在通常情况下,人体的基础代谢率比较恒定,临床与测定值的比较不超过 10% 的都视为正常,即同年龄、同性别在同一生理条件下基础代谢率基本接近,所以通过将测定的基础代谢率与参考值比较可以确定一个人的代谢状况是否正常。

测定基础代谢率时,被测者要求处于完全安静、清醒、舒适的条件下,周围温度、湿度按基础代谢要求设定,晚饭安排在下午 6 时左右,基础代谢率的测定在次日清晨 6～8 时为宜。被测者的晚餐要求清淡,以免对代谢产生影响。被测者避免激烈活动,测定前要安静休息 30 min 以上。

❸ 基础代谢能量消耗的测定

（1）用体表面积进行计算。我国学者赵松山于 1984 年提出一个相对适合中国人的体表面积计算公式：

$$体表面积（m^2）＝0.00659×身高（cm）＋0.0126×体重（kg）－0.1603$$

根据这个公式先计算体表面积，再按年龄、性别，查表 2-2 得出相应的基础代谢率（BMR），就可以计算出 24 h 的基础能量消耗。

$$基础代谢能量消耗＝体表面积（m^2）×基础代谢率[kJ/(m^2·h)]×24$$

表 2-2　人体基础代谢率　　　　　　　　　　单位：$kJ/(m^2·h)$

年龄/岁	男	女	年龄/岁	男	女	年龄/岁	男	女
1	53	53	17	40.8	36.3	50	35.8	33.9
3	51.3	51.2	19	39.2	35.5	55	35.4	33.3
5	49.3	48.4	20	38.6	35.3	60	34.9	32.7
7	47.3	45.4	25	37.5	35.2	65	34.4	32.2
9	45.2	42.8	30	36.8	35.1	70	33.8	31.7
11	43	42	35	36.5	35	75	33.2	31.3
13	42.3	40.3	40	36.3	35	80	33	30.9
15	41.8	37.9	45	36.2	34.9			

由于测定基础代谢率相对复杂，因此 WHO 提出用静息代谢率（resting metabolic rate，RMR）代替 BMR。测定时，全身处于休息状态，禁食仅需 4 h。因此，RMR 一般高于 BMR（约 10%）。

例题：一个体重 40 kg、身高 165 cm 的 17 岁女子，按上述公式可计算出体表面积为 1.43 m^2，查表得该年龄基础代谢率为 36.3 $kJ/(m^2·h)$，则该体表面积每小时的基础能量消耗为 1.43×36.3＝51.91 kJ。24 h 的基础能量消耗则为 51.9×24＝1245.6 kJ。

（2）WHO 建议的计算方法：WHO 于 1985 年推荐使用表 2-3 所示的公式计算一天的基础代谢。

表 2-3　WHO 建议的计算基础代谢公式

年龄/岁	男	女
0～3	（60.9×W）－54	（61×W）－51
3～10	（22.7×W）＋495	（22.5×W）＋499
10～18	（17.5×W）＋651	（12.2×W）＋746
18～30	（15.3×W）＋679	（14.7×W）＋496
30～60	（11.6×W）＋879	（8.7×W）＋829
＞60	（13.5×W）＋487	（10.5×W）＋596

注：W 为体重（kg）。

中国营养学会推荐，我国儿童和青少年的基础代谢参考值按表 2-3 所示的公式计算，18 岁以上人群的基础代谢按公式计算的结果减去 5%。

（3）直接计算法：在实际应用中，可根据身高、体重及年龄直接进行基础代谢的能量消耗的计算。

男性基础能量消耗（BEE）＝66.47＋13.75×体重（kg）＋5×身高（cm）－6.76×年龄（岁）

女性基础能量消耗（BEE）＝655.0955＋9.56×体重（kg）＋1.85×身高（cm）－4.68×年龄（岁）

人体的基础代谢受很多因素的影响，如身高、体重、年龄、种族等，因此，不同个体之间会存在差异。此外，体型、环境、内分泌、情绪以及摄食情况等都可能影响基础代谢，因此，同一个体自身的基础代谢也常会有所变化。

❹ **影响基础代谢的因素**

（1）基础代谢率与体表面积成正比，因此相同的体重，瘦高的人比矮胖的人表面积大，基础代谢率高。这也是吃相同的食物，瘦高人群能够很快代谢掉的原因（因为基础代谢率高，代谢快），而矮胖人群由于代谢率相对较低，代谢同样多的食物，需要时间更长，如果不能够完全代谢掉，在体内会造成大量的沉积，进而增重，造成恶性循环，因此肥胖人群更应该加大运动量，将多余的能量代谢掉，将脂肪变成肌肉，增加机体本身的代谢率。肌肉发达者基础代谢相对较高，这是男性的基础代谢水平高于女性5%～10%的原因。

（2）年龄：通常人体的BMR与年龄负相关，老年人BMR＜成人BMR＜儿童BMR。儿童由于处于生长发育的高峰，所需能量相对较多，在同等体重下，基础代谢旺盛。青少年时期虽然生长速度不如儿童期那么快，但身高依然在长高并且一些性器官也趋于成熟，这都伴随着能量的消耗，所以代谢依然旺盛。成年后的人们，每天由于工作和生活的忙碌，运动量相对减少；又由于机械化程度较高，需要重体力的劳动也在减少；并且随年龄增加，细胞的分化速度逐渐减慢，基础代谢率不断下降，30岁以后，每10年降低2%左右，60岁后下降更多，如适当加强体育锻炼，可以延缓相应降低水平。

（3）气候：气候对人体代谢的影响表现在不同季节时基础代谢的差异，高温和低温时的基础代谢都高于适宜温度状态下的基础代谢率。

（4）内分泌：人体的内分泌系统对代谢水平具有重要影响，如甲状腺、肾上腺和垂体的分泌等，其中甲状腺影响最大。甲状腺功能亢进（简称甲亢）时，由于甲状腺素分泌增加，导致代谢加速，从而消耗更多的能量。有甲亢的人群，由于激素水平相对较高，导致能量消耗较大，会导致发病人群的消瘦，同时由于能量不能够及时补充，会导致神经末梢出现震颤，如一些微小动作的抖动（比如拿筷子夹东西时，手容易发生抖动，夹不住东西等），这都是诊断甲亢的一个依据。垂体激素也可刺激甲状腺和肾上腺而影响代谢。

四、体力活动

体力活动的能量消耗被称为生热效应（thermic effect of exercise，TEE）。一般情况下，人的体力活动所消耗的能量占总能量的10%～30%。从事各项体力活动所消耗的热能在人体的总需求中占主要部分，是人体控制能量消耗、保持能量平衡、维持健康最重要的部分。体力活动所消耗的能量与体力活动强度大小、活动时间长短以及动作的熟练程度有关。体力活动强度越大，持续时间越长，动作越不熟练，能量的消耗越多。

过去，我国把劳动强度分为五级：极轻、轻、中等、重和极重（女性没有极重一项）。随着我国经济的发展，职业劳动强度及条件的改善，中国营养学会建议将我国人群的劳动强度由5级调整为3级，即轻、中、重3级（表2-4）。成人能量推荐摄入量由基础能量消耗（BEE）与不同的体力动力系数（PAL）相乘得到，即成人能量推荐摄入量＝BEE×PAL。但由于工作熟练程度和作业姿势的不同，同一工作中消耗的能量存在个体差异，加上除工作时间外的活动差异较大，所以劳动强度分级指南作为参考，对不同的个体还需进行具体的分析。同时，由于现代工业技术的提高，机械化程度越来越高，人们的劳动强度逐渐减轻，劳动强度所消耗的能量也在发生变化。

表2-4　中国成人劳动强度分级

劳动强度	职业工作时间分配	工作内容举例	PAL	
			男	女
轻	75%时间坐或站立	办公室工作、修理电器或钟表、售货员、酒店服务员、化学实验操作、讲课等	1.55	1.56
	25%时间站着活动			

续表

劳动强度	职业工作时间分配	工作内容举例	PAL	
			男	女
中	25％时间坐或站立	学生日常活动、机动车驾驶、电工安装、车床操作、金工切割等	1.78	1.64
	75％时间站着活动			
重	40％时间坐或站立	非机械化农业劳动、炼钢、舞蹈、体育运动、装卸、采矿等	2.1	1.82
	60％时间站着活动			

五、食物特殊动力作用

食物特殊动力作用(specific dynamic action,SDA)又称食物的热效应(thermic effect of food, TEF),是指机体由于摄取食物而引起体内能量消耗增加的现象。食物的热效应通常在进食 2 h 后达到高峰,2~4 h 后恢复正常。这是摄食后一系列消化、吸收、合成活动,以及营养素和营养素代谢产物之间相互转化过程中所消耗的能量。摄入不同的营养素,特殊动力作用不同,蛋白质的特殊动力作用最显著。消耗相当于该蛋白质所产生热能的 30％,碳水化合物为 5％~6％,脂肪最少,为 4％~5％。混合性食物的特殊动力作用相当于其基础代谢所需热能的 10％。

食物特殊动力作用形成的原因尚不是十分清楚,可能的原因是食物在消化道进行消化、吸收、代谢过程中需要一定的能量消耗。

六、生长发育

正在生长发育的婴幼儿、儿童、青少年还要额外消耗能量满足新生组织形成及新生组织的新陈代谢;孕妇的生长发育能量消耗主要用于子宫、乳房、胎盘、胎儿的生长发育及体脂储备;乳母的能量消耗除自身的需要外,还用于乳汁合成与分泌。

任务二　能量需要量、膳食能量推荐摄入量及能量的食物来源

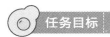 任务目标

1.熟悉能量的推荐摄入量。

2.能够合理地通过评价能量摄入质与量之间的关系,指导人们的饮食,特别是特殊人群的能量摄入。

3.了解人体能量的测定方法。

4.熟悉并能够设计膳食营养调查表。

5.学会计算能量代谢与体力活动水平之间的关系。

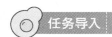 任务导入

一、能量的测定方法

人体能量的需要量实际就是能量的消耗量。测定人体能量消耗量在临床和实际中具有重要意义,也是营养学工作和研究中经常进行的工作,目前常用的方法主要有以下几种。

❶ **直接测热法**　直接测热法就是使测试对象进入一间绝缘良好的小室中,小室四周被水包围,测试者在室内静卧或从事各种活动,其所散发的热量被水吸收,利用仪表准确测定一定时间内水温上升的度数,以此计算测试对象散发的热量。此法数据准确度高,但仪器设备投资大,实际工作中很少使用。

❷ **间接测热法**　间接测热法的原理是碳水化合物、脂肪和蛋白质在生物体内氧化分解产生 CO_2 和 H_2O,并释放出能量满足机体需要,因此测定一定时间内 O_2 的消耗量就可计算生成的热量。在实际应用中,以每消耗 1 L 氧气可产生 20.3 kJ(4.852 kcal)的热能,产热量可按下式计算出来:

$$产热量 = 20.3(kJ/L) \times 氧气量(L)$$

❸ **体力活动水平(physical activity level,PAL)计算法**　采用 PAL 的数值来计算人群总能量消耗是最简单的方法。

$$能量消耗量或需要量 = BMR \times PAL$$

❹ **膳食调查**　正常成人摄食量与能量的消耗基本持平。通过膳食调查,详细记录一段时间内摄入食物的种类和数量,计算出平均每日食物所提供的能量。此能量值可认为是每日人体能量的消耗量。这种方法受膳食记录时间和调查对象数量的影响,因此结果不够准确,但由于其简单易行,现在被广泛采用。

一般情况下,正常人从食物中摄入的能量与体内所消耗的能量维持一个动态平衡。如果摄入量低于消耗量,机体则会消耗体内以脂肪形式和少部分糖原形式储存的能量,使体重逐渐减轻,儿童、青少年还会出现机体发育迟缓、抵抗力减弱等现象;反之,如果摄入量高于消耗量,多余的能量就会转化成脂肪在体内储存,轻则引起体态臃肿,重则会引起高血压、心脏病、糖尿病等"富贵病",并使某些癌症的发病率增高。因此,能量平衡与否与人体的健康关系极大。

二、能量的推荐摄入量

世界各国有不同的能量供给量推荐值。20 世纪 90 年代以前,我国的膳食营养素需要量标准是以推荐的膳食营养素推荐供给量(recommended dietary allowance,RDA)来表示。由于营养科学的发展和中国社会进步给居民生活带来的重大影响,中国营养学会 2000 年 10 月修订了 1988 年的RDAs,并用《中国居民膳食营养素参考摄入量》来说明中国居民不同人群对膳食中各种营养素的需要标准,主要包括 4 项内容指标,即平均需要量(EAR)、推荐摄入量(RNI)、适宜摄入量(AI)及可耐受最高摄入量(UL),并以此指导并评价我国居民的营养状况。表 2-5 为中国居民膳食能量推荐摄入量(RNIs)。

表 2-5　中国居民膳食能量推荐摄入量(RNIs)

年龄/岁	RNI/(MJ/d)		年龄/岁	RNI/(MJ/d)	
	男	女		男	女
0～	0.40 MJ/(kg·d)*		8～	7.94	7.53
0.5～	0.40 MJ/(kg·d)*		9～	8.36	7.94
1～	4.60	4.40	10～	8.80	8.36
2～	5.02	4.81	11～	10.04	9.20
3～	5.64	5.43	14～	12.13	10.04
4～	6.06	5.85	18～		
5～	6.70	6.27	轻体力活动	10.04	8.80
6～	7.10	6.70	中等体力活动	11.30	9.62
7～	7.53	7.10	重体力活动	13.38	11.30

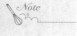

续表

年龄/岁	RNI/(MJ/d)		年龄/岁	RNI/(MJ/d)	
	男	女		男	女
孕妇(4~6个月)		+0.84	60~		
孕妇(7~9个月)		+0.84	轻体力劳动	7.94	7.53
乳母		+2.09	中等体力劳动	9.20	8.36
50~			70~		
轻体力劳动	9.62	7.94	轻体力劳动	7.94	7.10
中等体力劳动	10.87	8.36	中等体力劳动	8.80	7.94
重体力劳动	13.00	9.20	80~	7.94	7.10

注：* 为 AI，非母乳喂养应增加 20%。

三、能量的供给与食物来源

食物中的碳水化合物、脂肪和蛋白质是人体能量的主要来源，这三大产能营养素在人体代谢中各自具有特殊的生理功能，长期摄取单一会造成营养不平衡，影响健康，因此三者在为人体供能时应有一个适当的比例。通常碳水化合物向人体提供的热能较合适的比例为总能量的 55%～65%，脂肪占 20%～30%，蛋白质占 11%～14%。

碳水化合物、脂肪和蛋白质广泛存在于各类食物中。动物性食物含较多的脂肪和蛋白质，是膳食热能的重要构成部分。植物性食物中粮谷类和根茎类含大量的碳水化合物，是较经济的能量来源，也是我国膳食热能的主要来源；大豆和坚果类如花生、核桃等含丰富的脂肪和蛋白质，是膳食热能辅助来源之一；而蔬菜、水果含热能较少。

另外，各国的营养学家对酒精在人体内的代谢问题已经进行过多次研究。通过实验证明，在适量饮用酒精的情况下，酒精是可以提供一定能量的。酒精全部燃烧时，每 1 g 产生 29.26 kJ（7 kcal）热量，其中 70% 可被机体利用，即提供 20.5 kJ（5 kcal）的热量。

能量代谢状况的评价可分为量与质两个方面。

(一) 量的方面

量的方面主要是评价能量的摄入量与消耗量或需要量是否平衡，以平衡为佳。长期能量摄入不足时，机体会动用储存的糖原及脂肪，发生 Pro-Q 营养不良，临床主要表现为消瘦、贫血、神经衰弱、皮肤干燥、脉搏缓慢、工作能力下降、体温低、抵抗力降低，儿童出现生长停顿等。体重为能量平衡的常用观察指标，标准体重＝身高－105。低于标准体重 10%，为轻度能量缺乏；低于 10%～20% 为中度缺乏；低于 30% 以上为严重缺乏；低于 40% 以上则危及生命。反之，如摄入能量超过消耗能量，呈正平衡，则过多能量以脂肪形式储存，导致超重或肥胖，称营养性肥胖或单纯性肥胖。由于肥胖使心脏负担过重，可能带来严重后果，可诱发糖尿病等。

通常成年人(18~65 岁)可用体质指数(BMI)来判断体重是否正常、肥胖还是消瘦。BMI＝实际体重(kg)/身高^2(m^2)。根据世界卫生组织提出的亚洲人体重分级的建议，亚太地区的成人的 BMI 正常值为 18.5～23，大于 23 属于超重，23～25 属于肥胖，大于 30 以上属于极度肥胖；BMI 小于 18.5 属消瘦。判断儿童肥胖与否应用正常生长曲线图表。

(二) 质的方面

质的方面主要评价 3 种供能营养素的分配百分率是否合理。三大营养素除了提供能量，各自还有其他生理功能。机体对碳水化合物、脂肪、蛋白质都有一定的需要量，合理供给才能保证健康。对于婴幼儿、少年、孕妇、乳母、卧床患者及病后恢复者，营养的合理供给更为重要。能量代谢与氮平衡关系非常密切，即使蛋白质摄取量充足，如果能量摄入少于消耗，使蛋白质供能所占的百分率过高，此时机体仍可能处于负氮平衡。我国营养学会建议蛋白质供能占总能量的 $10\%\sim15\%$，脂肪占 $20\%\sim30\%$，碳水化合物占 $55\%\sim65\%$。

营养素

扫码看课件

项目描述

人体必需的营养素主要有蛋白质、碳水化合物、脂类、矿物质、维生素、水、膳食纤维,通常称为七大营养素。每一种营养素在体内发挥着不同的营养学作用。人类生存需要不断从外界环境中摄取食物,获得必需的营养素和能量。人体各种生理活动,如胃肠的蠕动、神经传导,以及工作、学习、运动所需要的能量都来自食物。通过本项目的学习,同学们可了解食物中各种营养素的生理功能、食物来源、供给量和缺乏症等知识,这是合理营养与配餐的基础。

项目目标

1. 了解蛋白质的组成、种类、摄入量对人体健康的影响。
2. 掌握蛋白质的生理功能、营养价值评价、互补作用、食物来源及推荐摄入量。
3. 了解碳水化合物的种类、摄入量对人体健康的影响。
4. 掌握碳水化合物生理功能、食物来源及推荐摄入量。
5. 了解脂类的分类、消化吸收过程。
6. 掌握脂类的生理功能、营养价值评价、食物来源及推荐摄入量。
7. 了解各种微量元素在机体内所发挥的作用,重点掌握钙、铁、碘、锌的生理功能。
8. 掌握脂溶性维生素和水溶性维生素的生物学命名,生理功能、缺乏症、摄入量对健康的影响,以及食物来源。
9. 掌握水的生理功能,水在烹饪中的作用,摄入量对健康的影响,以及水的来源。
10. 掌握膳食纤维的生理功能、摄入量对健康的影响及食物来源。

任务一 蛋 白 质

任务导入

蛋白质是一切生命的物质基础,是人体细胞、组织和器官的重要组成成分。任何生命的表现形式都离不开蛋白质的功能体现,可以说没有蛋白质就没有生命。复杂的生命活动,是由组成生物的无数蛋白质分子活动来体现的。蛋白质在人体中的分布十分广泛,几乎所有的组织中都含有蛋白质,如人体的皮肤、肌肉、血液、毛发、指甲等。在人体的新陈代谢中,每时每刻都有组织、细胞的衰老与死亡,导致组织蛋白的丢失;同时也不断有组织、细胞的新生,这就需要我们每天通过食物获得一定量的蛋白质。若食物中的蛋白质不能满足人体代谢的需要,就会对人体健康产生影响,导致缺乏症,严重不足时可引起营养性水肿;相反,若供给量大大超过人体需要,不但会造成不必要的浪费,对人体健康也是不利的。

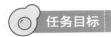

学习蛋白质的组成、生理功能,食物蛋白质的营养价值评价,以及蛋白质食物来源与推荐摄入量。

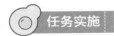

一、蛋白质的组成

(一)蛋白质的组成与结构

❶ **化学组成** 蛋白质(protein)是一种极为复杂的有机化合物,从元素组成上看,主要是由碳、氢、氧、氮四种元素组成,大多数还含有硫和磷,有些蛋白质还含有铁、铜、锌、锰等元素。这些化学元素先以一定的方式形成氨基酸,然后不同种类和数量的氨基酸分子再结合形成蛋白质分子。蛋白质在人体细胞中的含量仅次于水,约占细胞干重的50%。

在蛋白质分子中,氨基酸通过一种特殊的化学键——肽键连接在一起,形成肽链,这是蛋白质的初级结构,称为一级结构。在肽链一级结构的基础上,通过卷曲、折叠、螺旋等过程,蛋白质形成了线形、球形、弯曲等不同立体结构,也就是蛋白质的二、三、四级结构。这样一来,虽然组成蛋白质的基本成分氨基酸只有20多种,但由于一个完整的蛋白质分子氨基酸组成的种类、数量、排列顺序和立体结构的差异,就产生了千差万别、功能各异的多种蛋白质,从而造就了自然界丰富多彩的物种体系。

氨基酸是组成蛋白质的基本单位,以肽键连接并形成一定的空间结构。自然界中存在的蛋白质,经水解后,其最终产物均为氨基酸。

❷ **氨基酸的种类** 构成人体蛋白质的氨基酸有20种,根据来源可分为必需氨基酸、半必需氨基酸、非必需氨基酸三种。

(1)必需氨基酸(essential amino acid,EAA):人体不能合成或合成速度过慢,不能满足机体需要,必须从食物中获取的氨基酸。成年人的必需氨基酸有八种,即赖氨酸、色氨酸、苯丙氨酸、苏氨酸、蛋氨酸(甲硫氨酸)、亮氨酸、异亮氨酸、缬氨酸。对于婴儿,除了上述氨基酸外,组氨酸也是必需氨基酸。

(2)半必需氨基酸:人体内的半胱氨酸和酪氨酸分别由蛋氨酸和苯丙氨酸转化而来,如果膳食中能够提供足量的以上两种氨基酸,则人体对蛋氨酸和苯丙氨酸两种必需氨基酸的需求量可分别减少30%和50%,此类氨基酸称为条件必需氨基酸(conditionally essential amino acid)或半必需氨基酸(semi-essential amino acid)。近年来研究发现,牛磺酸(氨基乙磺酸)亦是人体的条件必需氨基酸,它对婴儿的智力发育有非常重要的影响。

(3)非必需氨基酸:除上述氨基酸以外的其余氨基酸,机体可以利用一些物质自身合成,称为非必需氨基酸(nonessential amino acid),其并非机体不需要。其作用是为机体提供氮源。

❸ **氨基酸模式** 氨基酸模式是指某种蛋白质中各种必需氨基酸构成的比例(包括种类和含量)。食物中蛋白质的氨基酸模式与人体中蛋白质的氨基酸模式越接近,必需氨基酸被机体利用的程度越高。鸡蛋蛋白质的氨基酸模式与人体氨基酸模式最接近,故常以鸡蛋蛋白质作为参考蛋白。

(二)蛋白质的分类

❶ **完全蛋白质** 所含必需氨基酸的种类齐全、数量充足、相互间比例适当,近似于人体蛋白质

的氨基酸模式,如奶类、蛋类、鱼类、家禽类肌肉部分的多数动物性食物中的蛋白质,以及植物性食物中大豆的蛋白质。

❷ **半完全蛋白质**   所含的必需氨基酸种类比较齐全,但相互间比例不合适,不能完全符合人体的需要,如小麦和大麦中的麦胶蛋白。

❸ **不完全蛋白质**   所含的必需氨基酸种类不齐全,相互间比例也不合适,如动物结缔组织中的蛋白质、大多数蔬菜中的蛋白质。

（三）氮平衡

一定时间(24 h)内,人体摄入与排出的氮基本相等称为氮平衡。即摄入氮和排出氮相等,为零氮平衡;摄入氮大于排出氮,为正氮平衡;摄入氮小于排出氮,为负氮平衡。通常以氮平衡来测试人体蛋白质需要量和评价人体蛋白质营养状况。关系式为

$$B=I-(U+F+S)$$

其中,B 为氮平衡;I 为摄入量;U 为尿素氮;F 为粪氮;S 为皮肤等氮损失。

二、蛋白质的生理功能

（一）构成和修补机体组织

蛋白质是人体所有组织、细胞的主要成分。儿童的生长发育需要蛋白质来完成组织细胞的新生,因此需要大量的蛋白质;成年人虽然身体不再增长,但组织蛋白质却在不断更新,也需要一定量的蛋白质;另外当有疾病和组织损伤时,也要依靠蛋白质补充修复。

（二）维持生命活动和调节生理机能

蛋白质是体内各种重要物质的组成成分,如体内催化一切物质代谢的酶,使体内环境稳定并调节着许多重要生理过程的激素,以及可抵抗外来微生物和其他有害物质入侵的抗体等等,均是由蛋白质构成的;另外,血浆蛋白具有调节血液渗透压的作用;血液的凝固、视觉的形成、人体的运动等也都与蛋白质有关,所以蛋白质是生命的物质基础,是生命存在的一种形式。

（三）供给热能

蛋白质在体内分解代谢时,也能释放出能量供人体利用。1 g 食物蛋白质在体内氧化可产生16.7 kJ(4 kcal)的热能。但是将蛋白质作为身体热能的来源是很不经济的,并且还会增加肝、肾的负担,所以应有足够的碳水化合物和脂肪来供给热能。

三、食物蛋白质的营养价值评价

❶ **蛋白质的含量**   食物中蛋白质含量是评价食物蛋白质营养价值的基础,食物蛋白质含量高是其营养价值高的基本条件。自然界的食物中,只有蛋白质中含有氮元素,且其含量基本上是固定的,大约为 16%,故可通过测定含氮量来推算出蛋白质的含量。

$$蛋白质的含量＝含氮量×6.25(100/16)$$

其中,6.25 为蛋白质系数。

一般情况下,动物性食物中蛋白质含量高于植物性食物。植物性食物中大豆的蛋白质含量相对较高。

❷ **必需氨基酸含量和比值**   食物蛋白质必需氨基酸含量及比值越接近人体需要模式,就越容易被人体吸收利用,该蛋白质则为优质蛋白,如蛋、奶、水产品和肉类等,以及大豆蛋白质。

❸ **蛋白质的消化率**   蛋白质的消化率是指食物蛋白质在消化道内被酶所分解的程度。蛋白质的消化率越高,被人体吸收的可能性就越大,营养价值就越高。

因此,蛋白质的消化率也是评价食物蛋白质营养价值的一项重要指标。由于食物中蛋白质的含

量并不能直接测定出来,但是可通过测定含氮量来计算蛋白质的量,因此,检测蛋白质的消化率时,我们可以用食物中被人体消化吸收的氮的数量与食物中的含氮总量之比来表示:

蛋白质的消化率=(食物中被消化吸收氮的数量/食物中的含氮总量)×100%

=[(食物中含氮总量-粪便中含氮量)/食物中含氮总量)]×100%

许多因素可影响食物蛋白质的消化率,如蛋白质本身的结构与性质、烹调加工方法等。特别是食物中存在膳食纤维,会降低蛋白质的消化率;如果在加工过程中去除其所含的部分纤维,可大大提高其消化率。例如大豆整粒食用时消化率为60%,而加工成豆腐,消化率可提高到90%以上。

❹ **蛋白质的利用率** 食物蛋白质被消化吸收后在体内被利用的程度。测定蛋白质利用率的指标和方法很多,其中最常用的是蛋白质的生物价。蛋白质的生物价,也叫生理价值。

蛋白质的生物价=(氮在体内储留量/氮在体内吸收量)×100%

氮在体内储留量=氮在体内吸收量-(尿中含氮量-尿内源氮)

氮在体内吸收量=食物中含氮量-(粪中含氮量-肠道代谢废物氮)

其中,尿内源氮是机体不摄入蛋白质时,尿中所含的氮量,来自组织蛋白质的分解。蛋白质被人体利用越多,生物价也就越高,营养价值也就越高。几种常见食物蛋白质的生物价如表3-1所示。

表3-1　几种常见食物蛋白质的生物价(%)

名　称	生　物　价	名　称	生　物　价	名　称	生　物　价
大米	77	鱼	83	鸡蛋白	83
小麦	67	牛奶	85	猪肉	74
大豆	64	全鸡蛋	94	牛肉	76
玉米	60	鸡蛋黄	96	虾	77

蛋白质生物价受很多因素的影响。一般来说,动物性食物蛋白质的生物价要高于植物性食物蛋白质,而以鸡蛋蛋白质的生物价为最高。

四、蛋白质的互补作用

自然界没有任何一种食物的蛋白质完全符合人体需要。因此,单独增加食物中某种蛋白质的量不可能提高蛋白质的生物价。如果将多种食物混合食用,食物蛋白质氨基酸之间的互相补偿,使氨基酸比值更接近人体需要,从而提高膳食蛋白质的生物价。这种由于多种食物混合食用,而提高蛋白质生物价的现象称为蛋白质的互补作用(表3-2)。蛋白质的互补作用在烹饪原料的选择、调配和改善膳食蛋白质的营养价值上具有重要的意义。

表3-2　几种食物混合后蛋白质的生物价(%)

混合食物的比例	混合前的生物价	混合后的生物价
小麦40	67	
玉米40	60	70
大豆20	64	
大豆33	64	
小麦67	67	77
大豆20	64	
玉米40	60	73
小米40	57	

五、蛋白质摄入量对人体健康的影响

膳食中蛋白质的摄入量不足时或过多时,都会对人体健康产生不良影响。

(一)蛋白质缺乏症

蛋白质摄入量不足时,早期临床表现为消化不良、腹泻、脱水、失盐。继而肝脏受累,血浆白蛋白下降,导致水肿、肌肉萎缩、贫血、发育迟缓。儿童可引起智力障碍,成人出现疲倦、体重减轻、抵抗力下降、伤口愈合不良等。

(二)蛋白质过多症

当膳食中蛋白质的供给量长期超过人体需要量时,蛋白质并不能被全部吸收利用,多余的蛋白质在体内反而需要通过肝脏的转化,再经肾脏从尿液中排出体外。这样不仅造成能量的浪费,还增加了人体肝脏、肾脏的负担。

六、蛋白质食物来源与推荐摄入量

(一)食物来源

蛋白质广泛存在于动物性食物中。动物蛋白来源于鱼、肉、蛋、乳等食物,其中,肉类蛋白质含量为 $10\%\sim20\%$,蛋类为 $12\%\sim14\%$,奶类为 $1.5\%\sim4\%$。植物蛋白主要来源于谷物和豆类等植物,其中,粮谷类蛋白质含量为 $6\%\sim10\%$,大豆为 $36\%\sim40\%$。其他如硬果类(花生、核桃、葵花子、莲子等),含蛋白质 $15\%\sim20\%$。我国以谷类为主食,由于数量大,目前我国居民膳食中来自谷类的蛋白质仍然占相当大的比例。为改善蛋白质质量,膳食中优质蛋白质应占膳食蛋白质总量的 $30\%\sim50\%$。

(二)推荐摄入量

按热能计算,蛋白质摄入量占膳食总热能的 $10\%\sim15\%$ 为宜。蛋白质的推荐摄入量为每千克体重 $1.0\sim1.2\ g$,按此标准,轻体力劳动者,成年男性为 $75\ g/d$,女性为 $65\ g/d$;中等体力劳动者,成年男性为 $80\ g/d$,女性为 $70\ g/d$。一般情况下,至少应有 1/3 来自动物蛋白和豆类,这样对人体健康较为有利。另外,特殊生理期的人,如孕妇、乳母和生长发育期的青少年,蛋白质的供给量应适当增加。

任务二　碳水化合物

任务导入

碳水化合物也称糖类,是由碳、氢、氧三种元素组成的一大类有机化合物,其中氢和氧的比例为 $2:1$,与水(H_2O)相同,故称为碳水化合物。它是植物进行光合作用的主要产物。也是人类获取能量的最主要和最经济的来源,人类膳食中有 $40\%\sim80\%$ 的能量来源于碳水化合物。碳水化合物是自然界中最丰富的有机化合物,如日常食用最多的淀粉类食品(大米、面粉、玉米、红薯、马铃薯等)、食糖(蔗糖、葡萄糖、蜂蜜等)和膳食纤维都属于这类化合物。它在人们每日膳食中的摄入量远远超过了蛋白质和脂肪,是人体供给热能的重要物质,占人体每日所需总热能的 $60\%\sim70\%$。

任务目标

学习碳水化合物的分类、生理功能、摄入量对健康的影响、消化吸收、食物来源及推荐摄入量。

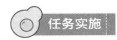 **任务实施**

一、碳水化合物的分类

根据碳水化合物在食物中的存在形式和化学结构不同,可分为单糖、双糖、低聚糖和多糖几大类(表 3-3)。

表 3-3　碳水化合物的分类

分　类	种　类
单糖	葡萄糖、果糖、半乳糖
双糖	蔗糖、麦芽糖、乳糖
低聚糖(寡糖)	低聚果糖、大豆低聚糖、异麦芽低聚糖、棉籽糖、水苏糖
多糖	淀粉、糖原、纤维素、果胶
糖醇(糖的衍生物)	山梨糖醇、木糖醇、麦芽糖醇

(一)单糖

食物中的单糖主要有葡萄糖、果糖和半乳糖。单糖是碳水化合物最简单的组成形式,具有甜味,易溶于水,不经消化过程便可被人体吸收利用。在结构上由 3～7 个碳原子构成,食物中的单糖主要有以下几种。

❶ **葡萄糖**　六碳糖,葡萄糖是最重要的单糖,主要存在于植物性烹饪原料中,是构成食物中各种碳水化合物的基本单位。人体血液中的糖,称为血糖,就是葡萄糖,在人血浆中的浓度是 5 mmol/L,是一类具有右旋性和还原性的醛糖,是人类空腹时唯一游离存在的六碳糖。有些碳水化合物完全由葡萄糖构成,如淀粉;有些则是由葡萄糖与其他单糖缩合而成,如蔗糖。葡萄糖广泛分布于大多数水果和蔬菜中,水果中含量较多,尤以葡萄中含量最多。

❷ **果糖**　六碳酮糖。果糖是最甜的一种糖,多存在于水果中,蜂蜜中含量最多,因而蜂蜜的甜度很大。玉米糖浆含果糖 40%～90%,是饮料、冷冻食品、糖果蜜饯生产的重要原料。果糖被吸收后,经肝脏转变成葡萄糖被人体利用,部分可转变为糖原、脂肪或乳酸。

❸ **半乳糖**　半乳糖很少以单糖的形式存在,它是乳糖的重要组成成分,稍具甜味。半乳糖在人体中先转变成葡萄糖后被利用。母乳中的半乳糖是在体内重新合成的,而不是食物中直接获得的。半乳糖具有重要的生理作用,它是人体神经组织和软骨组织的重要组成成分。

❹ **其他单糖**

(1)戊糖类:如核糖、脱氧核糖等。

(2)甘露糖:主存在于水果和根、茎类蔬菜中。

(3)糖醇类:如山梨糖醇、甘露醇、木糖醇等。

(二)双糖

由两分子单糖脱去一分子水缩合而成的化合物。双糖不能直接被人体吸收,在消化道中必须经过酶的水解作用生成单糖以后才能被吸收利用。双糖主要有蔗糖、麦芽糖、乳糖、海藻糖。

❶ **蔗糖**　由一分子葡萄糖和一分子果糖缩合以 α-糖苷键连接而成。广泛存在于植物的根、茎、叶、果实和种子中,尤以甘蔗和甜菜中含量较多。日常食用的白糖、砂糖、红糖均为蔗糖,在烹饪加工中具有调味增鲜的作用。

❷ **麦芽糖**　由两分子葡萄糖分子脱水以 α-糖苷键连接而成。通常可由淀粉的水解而来,存在于谷类食物中,以麦芽含量居多。含淀粉的食物在口腔里经过唾液淀粉酶的作用,可变成麦芽糖。

烹饪中常用的饴糖,主要成分就是麦芽糖。

❸ **乳糖** 由一分子葡萄糖与一分子半乳糖以 β-糖苷键连接而成。只存在于乳及乳制品中,食物中的乳糖可以在人体肠壁上产生的乳糖酶的作用下分解成葡萄糖和半乳糖,但部分成人体内缺乏乳糖酶,因此不能消化乳糖而造成腹泻,医学上称为乳糖不耐症。成人体内乳糖酶含量的多少与饮食类型、种族及遗传因素等有关。

❹ **海藻糖** 由两分子葡萄糖组成,存在于真菌及细菌之中。

上述糖的甜度不一,一般以蔗糖的甜度为标准(100)来看,其他糖的甜度分别是果糖 173.3、葡萄糖 74.3、麦芽糖 32.5、半乳糖 32.1、乳糖 16。

（三）低聚糖（寡糖）

低聚糖是由 3～10 个单糖构成的小分子多糖,其甜度通常是蔗糖的 30%～60%。比较重要的有棉籽糖和水苏糖。

❶ **棉籽糖** 由葡萄糖、果糖和半乳糖构成。

❷ **水苏糖** 由组成棉籽糖的三糖再加上一个半乳糖组成。

以上两种主存在于豆类食品中,因在肠道中不被消化吸收,产生气体和产物,可造成肠胀气;而有些寡糖可被肠道有益细菌利用,可促进这些菌群的增加。

（四）多糖

多糖是由大于 10 个单糖分子脱水缩合而成的化合物。一般无甜味,不易溶于水,多数经消化酶作用可分解为单糖。存在于食品中的多糖主要有糖原、淀粉、纤维素和果胶等。其中糖原、淀粉可被人体消化吸收,另一部分不能被人体消化吸收,如纤维素、半纤维素、果胶和木质素。

❶ **糖原** 糖原又称动物淀粉,是动物体内糖的储存形式,主要存在于动物的肝脏和肌肉中,称为肝糖原和肌糖原。当人们食入的碳水化合物和脂肪过多,热量超过生理需要时,多余的热能便转化为糖原,储存于肝脏和肌肉中,当热能不足时,糖原分解为葡萄糖供机体利用。人体内储存的糖原总量约为 350 g,约占全日所需热能的 60%,因此必须每天按餐供给足够的食品,否则就会动用体脂和机体蛋白质来满足机体热能的消耗。

❷ **淀粉** 淀粉是由许多葡萄糖组成的,是人体能量的主要食物来源。淀粉主要存在于植物细胞中,尤其是植物的根、茎和种子细胞中。谷类、豆类、薯类及坚果类等含量丰富,是人类碳水化合物的主要来源。

淀粉根据其结构可分为直链淀粉和支链淀粉。淀粉并不溶于水,加热和水的存在可使淀粉颗粒膨胀,从而使包裹它们的细胞膜破裂,这样才能让消化液对它产生作用,所以加热后的淀粉容易被机体消化。淀粉在消化道内经酶的作用,可依次分解为糊精、麦芽糖和葡萄糖,最后以葡萄糖的形式被人体吸收。

❸ **纤维素和果胶** 纤维素、半纤维素、果胶和木质素等是植物体内的多糖类物质。纤维素中的单糖分子的化学键大多不能被人体的消化酶破坏,无分解多糖(β-糖苷键连接)的酶,故人体不能吸收利用,但具有重要的生理作用。纤维素、果胶等具有吸收水分及吸水后膨胀的特征,能刺激胃肠的蠕动及消化腺分泌,有助于食物的消化,且能缩短粪便和有毒物质在肠道内停留的时间,故可防止便秘,降低结肠癌的发病率。另外,纤维素、果胶等还具有降低血液胆固醇的作用。

（1）不溶性纤维:

①纤维素:存在于所有植物中,以小麦为代表。

②半纤维素:存在于小麦、黑麦、大米、蔬菜中。

③木质素:存在于所有植物中。

（2）可溶性纤维:

①果胶、树胶和粘胶:存在于柑橘类和燕麦类制品中。

②某些半纤维素:存在于豆类中。

二、碳水化合物的生理功能

体内碳水化合物以葡萄糖、糖原和含糖复合物三种形式存在,其功能与其存在形式有关。碳水化合物的主要功能有以下几点。

(一)提供机体热能

碳水化合物是人类最经济和最主要的供能来源。它在体内氧化完全、产热迅速、耗氧量少,1 g糖类在体内完全氧化可产生 4 kcal 热能,与蛋白质相似,但经济价值比蛋白质低得多。碳水化合物在体内氧化的最终产物为二氧化碳和水。研究证明,心脏活动主要靠磷酸葡萄糖和糖原供给能量,且中枢神经、红细胞只能利用葡萄糖提供的热能,故当血液中的葡萄糖浓度降低时,会影响大脑的能量供给,导致注意力不集中、头晕,严重者可出现昏迷、休克甚至死亡;碳水化合物对维持神经组织和红细胞功能有重要意义,当碳水化合物提供能量充足时,可发挥对蛋白质的节约作用和对脂肪的抗生酮作用。

(二)构成机体组织

碳水化合物是构成机体的重要物质,参与许多生命过程。糖蛋白是细胞膜的组成成分之一;黏蛋白是结缔组织的重要成分;而碳水化合物是糖蛋白、黏蛋白和糖脂不可缺少的成分。遗传物质中的 DNA 和 RNA 也都含有碳水化合物,且在遗传物质中起着重要的作用。

(三)帮助肝脏解毒

肝糖原作为机体碳水化合物的储存形式,对肝脏本身有一定的保护作用。当体内肝糖原储备较多时,肝脏对某些化学毒物如酒精、四氯化碳、砷等具有较高的解毒能力,对各种细菌感染引起的毒血症也有较高的解毒作用。因此,保证身体碳水化合物的供给,保持肝脏含有丰富的肝糖原,既能保护肝脏本身免受有害因素的损害,又能保持肝脏的正常功能。肝炎患者可适当多吃糖。

(四)辅助脂肪氧化和抗生酮作用

脂肪在体内需要碳水化合物的配合才能彻底代谢分解。脂肪在分解过程中产生的乙酰辅酶 A 必须在葡萄糖代谢中产生的草酰乙酸的配合下,进入三羧酸循环,才能彻底氧化成二氧化碳和水,同时放出能量。若碳水化合物供应不足时,乙酰辅酶 A 无法进入三羧酸循环而彻底氧化,则向形成酮体的方向代谢,形成酮尿,造成酮中毒。若膳食中碳水化合物充足,则能抑制酮体的产生,此谓抗生酮作用。

(五)节约蛋白质的作用

机体摄入蛋白质的同时摄入碳水化合物,可以节约蛋白质单纯作为热能供应的消耗,从而有利于氮在体内的储留。同时蛋白质的热能代谢产物还会增加肝、肾等内脏器官的负担,对这些内脏器官造成一定的损害。因此在食物中提供足够量的碳水化合物可以减少机体动用蛋白质提供能量,此谓碳水化合物对蛋白质的节约作用。

(六)提供膳食纤维,促进人体代谢

膳食纤维虽然不能被人体消化吸收,但仍然对人体具有重要的作用。其可促进肠道的蠕动,有利于粪便的排出;可降低血糖和血胆固醇;可控制体重起到减肥的作用。

此外,糖在烹调上还具有调味、增色的作用。

三、碳水化合物摄入量对健康的影响和消化吸收

（一）碳水化合物摄入量对健康的影响

❶ **碳水化合物摄入不足的表现**　碳水化合物长期摄入不足时，会造成人体蛋白质营养不良。禁食、过度活动或激素失调等原因可使血液中葡萄糖值降到正常值以下，发生低血糖症，最严重的后果是中枢神经系统紊乱，甚至会引起低血糖昏迷和死亡。

❷ **碳水化合物摄入过量的表现**　碳水化合物摄取过多时，对人体的健康同样造成不利影响。机体获得的能量超过了消耗，多余的能量将转化为脂肪储存在人体的皮下和内脏周围，且这种储存几乎是无限的，因此，碳水化合物摄入过多将导致肥胖，而肥胖又是很多疾病的诱因。

随着食品工业的发展，精制糖（主要是蔗糖）的消费不断增加，这对人类健康带来了不利的影响。蔗糖是一种极强烈的酸性食品，会使血液迅速酸性化，造成酸性体质，降低身体免疫系统的功能，降低白细胞的杀菌能力，同时又有导致缺钙的危险。除可引起龋齿外，很多资料显示，随着蔗糖摄入量的增加，冠心病的发病率也呈现上升趋势，且因食糖引起的高脂血症日后可以促成动脉粥样硬化。因此，碳水化合物的摄入应该适量。

（二）碳水化合物的消化吸收

碳水化合物的消化吸收主要在小肠内进行。在肠道中，一些膳食纤维可被肠道细菌作用，产生水分、气体和短链脂肪酸，可被吸收，产生热能；有一部分人患乳糖不耐受症，他们不能或少量地分解、吸收乳糖，大量乳糖因未被吸收而进入大肠，在肠道细菌作用下产酸、产气、引起胃肠不适、胀气、痉挛和腹泻等。

四、碳水化合物的食物来源和推荐摄入量

（一）食物来源

膳食中碳水化合物的主要来源为植物性食物，如谷类、豆类、薯类等，它们的主要成分是淀粉；蔬菜、水果等也是人体碳水化合物的重要来源，它们除含有少量的单糖、双糖外，也是维生素和果胶的主要来源；乳糖只存在于哺乳动物的乳汁中，蔗糖等精制糖也是人体碳水化合物的一个来源。

（二）推荐摄入量

我国以粮食作为主食，一般不会出现碳水化合物的缺乏。考虑三大产热营养素的平衡，膳食中碳水化合物的推荐摄入量一般以占总热量的 $55\%\sim65\%$ 为宜。对于一般劳动者，折算成碳水化合物的量，约为 350 g；或粮食，约 400 g。

任务三　脂　类

任务导入

脂类是脂肪和类脂的总称，是由碳、氢、氧等元素组成的小分子有机化合物。它们的共同特点是难溶于水，易溶于有机溶剂，可以溶解脂溶性维生素及其他脂溶性物质。

脂类主要包括甘油三酯、磷脂和固醇类，与糖类和蛋白质共同构成人体三大产热营养素。食物中的脂类 95% 是甘油三酯，类脂只占 5%，却常与脂肪同时存在，因而营养学上常把脂类通称为脂肪。在人体储存的脂类中，甘油三酯可达到 99%，它除了可向机体提供能量外，还具备其他方面的作用。正常人体内脂类的含量仅次于蛋白质，但个体间含量变化的差异较大。

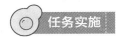任务目标

学习脂类的分类、生理功能、摄入量对健康的影响、消化吸收、食物来源及推荐摄入量。

任务实施

一、脂类的分类

脂类根据其结构和功能,一般分为甘油三酯、磷脂和固醇类等。

(一)甘油三酯

甘油三酯也称脂肪或中性脂肪,是由一分子甘油和三分子脂肪酸结合而成。甘油所连接的脂肪酸分子结构不同,造成甘油三酯的性质也有所不同,因此脂肪酸的性质也就决定了甘油三酯的性质。构成甘油三酯的脂肪酸的种类很多,根据它们的结构和对人体的生理功能,可将其分为饱和脂肪酸和不饱和脂肪酸两大类。

❶ **饱和脂肪酸** 饱和脂肪酸是指组成脂肪酸的碳链中不含有双键的脂肪酸,一般动物性脂肪中饱和脂肪酸的含量比较高。脂肪酸的饱和程度越高,熔点就越高,故动物性脂肪大多在常温下以固体和半固体状态出现。

❷ **不饱和脂肪酸** 当组成脂肪酸的分子中含有双键时,就称为不饱和脂肪酸。如果碳链结构中只含有一个双键,称为单不饱和脂肪酸;若含有两个或两个以上的双键,则称为多不饱和脂肪酸。植物性脂肪中不饱和脂肪酸的含量比较高,由于不饱和脂肪酸的熔点低于饱和脂肪酸,因此大多数植物性脂肪在常温下呈液态。所以,习惯上也将动物性脂肪称为脂,植物性脂肪称为油。

在不饱和脂肪酸中,有一些人体不能合成而又不可缺少,必须从食物中获得的脂肪酸称为必需脂肪酸。目前可以肯定的必需脂肪酸有亚油酸,虽然亚麻酸和花生四烯酸也有必需脂肪酸的活性,但可以由亚油酸合成得到。

必需脂肪酸对人体具有重要的生理功能,它是细胞膜的重要构成物质,对细胞膜的结构特别重要。必需脂肪酸还参与体内胆固醇的代谢,胆固醇必须与必需脂肪酸结合后才能在体内运转,进行正常代谢。故必需脂肪酸具有降低血液胆固醇浓度的作用。另外,对于 X 射线引起的皮肤伤害,必需脂肪酸也具有一定的保护作用。长期从事放射工作的人,应多吃一些含必需脂肪酸丰富的食物。

亚油酸主要来源于植物种子油,花生四烯酸来源于动物性脂肪,亚油酸在大豆油中含量较多。

(二)磷脂

磷脂是甘油三酯中的一个或两个脂肪酸被含有磷酸的其他基团取代的脂类物质。磷脂具有多种形式,如存在于组织和血浆中的甘油磷脂、蛋黄中的卵磷脂、神经细胞的神经鞘磷脂以及糖脂等。磷脂是细胞膜的构成成分,是细胞进行物质代谢的重要载体,同时对脂肪的代谢和转运具有重要的意义。

(三)固醇类

固醇类是具有环形结构的脂类化合物,包括动物固醇和植物固醇,植物固醇中主要有谷固醇、豆固醇、麦角固醇等。动物固醇最重要的是胆固醇,它存在于所有的动物中,在动物的脑及神经组织中特别丰富,在蛋黄和动物的内脏中含量也较高。胆固醇是形成类固醇激素、胆盐、维生素 D 和细胞膜等必不可少的物质,尤其是青少年生长发育中不可缺少的物质。胆固醇可以在人体内合成,因此一般情况下不会缺乏。如果摄入过多,还会对机体健康产生不利影响,调查表明,体内胆固醇含量较高的人群发生高脂血症、动脉粥样硬化和心脏病的可能性也较大。

（四）糖脂

糖脂包括脑苷脂和神经节苷脂等,分子中含有糖、脂肪酸和神经鞘氨醇,但不含有磷。糖脂种类很多,是神经组织的重要成分。

二、脂类的消化吸收

（一）脂类的消化过程

膳食中的脂肪,必须分解为单个的甘油分子和脂肪酸,才能透过消化壁上皮细胞转运到血液和淋巴循环中,供给机体各种组织细胞利用。

人体的胃中只有少量的脂肪酶,故胃对脂肪的消化作用很小,只限于初步的乳化,然后将其排入肠腔。脂肪的含量越高,在胃中的停留时间越长。

（二）脂类的吸收过程

脂肪进入小肠后,来自胆囊中的胆汁首先将其乳化成细小的颗粒,再加上小肠蠕动所起的搅拌作用,使脂肪与胰腺分泌的胰脂酶充分混合,逐渐将其分解为甘油分子和脂肪酸,然后被小肠黏膜细胞吸收。

当吸收的甘油和脂肪酸大大超出人体的需要量时,则以甘油三酯的形式存在于腹腔、皮下等脂肪细胞中,且没有量的限制,因此长期脂肪摄入量过多会导致脂肪的不断积累,导致肥胖。

三、脂类的生理功能

脂类对人体具有重要的生理功能,主要表现如下。

（一）储存和供给热能

脂肪是一种高热能营养素,每克脂肪在体内氧化可产生 9 kcal 热量,比糖类和蛋白质的发热量高得多。这是由于脂肪分子中碳、氢元素的比例较高,而氧元素的比例较低的缘故;体内能量的释放几乎全是通过碳、氢元素的氧化来实现的。同时,脂肪又是极好的能量储备形式,食物中糖类、脂肪、蛋白质产生的全部过剩能量,都以甘油三酯的形式储存在体内的脂肪细胞中,1 g 脂肪储存的能量是 1 g 水合糖原储存能量的 6 倍,并且糖原对能量的储存是有限的,但脂肪的储存几乎是无限的。

研究证明,人在空腹时有 50％的热能来自储存脂肪的氧化,绝食 1～3 天,有 85％的热量来自脂肪。由于体脂的变动较大,固有可变脂之称。

（二）构成组织细胞

脂肪是构成人体细胞的重要成分,如体内的脂肪细胞主要是脂肪,磷脂和固醇是细胞膜的主要成分,特别是在脑和神经组织中含量较高。如果除去水分,脑组织中脂类的含量能占 51％～54％。人体的皮下脂肪层,在生理上也是很重要的,因它的导热性能差,可以防止体内热量的过分外散,具有保持体温的作用。胖人相对而言冬天怕冷而夏天怕热就是这个原因。

人体的皮下脂肪组织,广泛存在于皮下、内脏和关节周围,起到保护层的作用,并固定脏器,对机械性撞击也能起到一定的缓冲作用。关节腔内还有滑液,具有一定的润滑作用。

（三）帮助脂溶性维生素的消化吸收

脂肪是脂溶性维生素 A、维生素 D、维生素 E、维生素 K 和胡萝卜素的溶剂,它们只有溶于脂肪,才能随着脂肪的吸收而被机体吸收利用,因此在制作含胡萝卜素较多的蔬菜时,应多加油脂。另外,脂肪中常含有脂溶性维生素。

（四）供给必需脂肪酸,调节生理功能

脂肪中含有必需脂肪酸,对人体具有重要的生理作用,它们大多允许同时存在。当脂肪供给不足时,可能会造成必需脂肪酸的缺乏。

（五）改善膳食的感官形状,使膳食具有较大的饱腹感

脂肪作为重要的烹饪原料,可以改善食物的色、香、味、形,增加食品的风味,促进食欲;同时由于脂肪在胃中消化缓慢,停留时间较长,因此饱腹感较强。

四、脂类营养价值的评价

不同的脂肪含有的脂肪酸分子不同,营养价值也不尽相同。评价脂肪的营养价值,应从脂肪的消化率、必需脂肪酸的含量、脂肪酸的比例、脂溶性维生素的含量四个方面入手。

（一）脂肪的消化率

一般植物性脂肪的消化率要高于动物性脂肪。食物脂肪的消化率与其熔点有密切的关系,熔点越低,其消化率越高。一般熔点接近于体温或低于体温的,其消化率较高。脂肪的熔点与脂肪酸的不饱和程度有关,不饱和程度越高,熔点就越低。由于植物性脂肪中不饱和脂肪酸的含量比较高,所以,消化吸收率也高于动物性脂肪。食用油脂的熔点及消化率如表 3-4 所示。

表 3-4　食用油脂的熔点及消化率

名　　称	熔点/℃	消化率/(%)	名　　称	熔点/℃	消化率/(%)
羊脂	44～55	81	棉籽油	常温下呈液态	98
牛脂	42～50	89	豆油	常温下呈液态	98
猪脂	36～50	94	芝麻油	常温下呈液态	98
乳脂	28～36	98	茶籽油	常温下呈液态	91
奶油	28～36	98	橄榄油	常温下呈液态	98
椰子油	28～33	98	玉米油	常温下呈液态	97
花生油	常温下呈液态	98	鱼肝油	常温下呈液态	98
菜籽油	常温下呈液态	99	葵花子油	常温下呈液态	96.5

（二）必需脂肪酸的含量

必需脂肪酸的多少也是评价脂肪营养价值高低的一个重要因素。由于必需脂肪酸对人体具有重要的作用,含量越高,脂肪的营养价值也越高。一般来说,植物性脂肪中含有较多的亚油酸和亚麻酸,而动物性脂肪中必需脂肪酸的含量一般较少,这是植物性脂肪营养价值高于动物性脂肪的另一原因。常见脂肪的亚油酸含量如表 3-5 所示。

表 3-5　常见脂肪的亚油酸含量(%)

油脂名称	亚　油　酸	油脂名称	亚　油　酸	油脂名称	亚　油　酸
豆油	52.2	菜籽油	14.2	猪脂	8.3
棉籽油	50.0	玉米油	47.8	牛脂	3.9
芝麻油	43.7	鸡油	24.7	羊脂	2.0
花生油	37.6	鸭油	19.5	黄油	3.5

（三）脂肪酸的比例

人体饱和脂肪酸、单不饱和脂肪酸和多不饱和脂肪酸的需要不仅要有一定的数量,还应有适当的比例,目前推荐的比值为 1∶1∶1。

（四）脂溶性维生素的含量

天然食物中,脂溶性维生素往往存在于脂肪中。因此,脂肪是人体脂溶性维生素的重要来源。一般脂溶性维生素含量高的脂肪营养价值也高。

若脂肪中含有较多的脂溶性维生素,营养价值就相对较高。一般来说,动物的皮下脂肪组织中几乎不含维生素,动物的内脏、奶及蛋黄中含有较多的维生素 A 和维生素 D,植物性脂肪中含有丰富的维生素 E。

从以上评价脂肪营养价值的指标综合评定:植物性脂肪熔点较低,必需脂肪酸的含量比较高,同时含有较多的维生素 E,因此其营养价值比较高;而动物性脂肪中特别是动物的体脂,含有较多的饱和脂肪酸,熔点高,却不含脂溶性维生素,因此其营养价值相对较低。

值得一提的是,动物的奶油、肝油、蛋黄油中含有一定量的必需脂肪酸,维生素的含量也较高,营养价值也是很高的,但日常消费量较少。

五、脂类摄入量对人体健康的影响

（一）脂类摄入过量的表现

随着生活水平的提高,膳食中动物性食物的比例不断增加,造成脂肪的摄入量也不断增加。而脂肪摄入过多,会造成热能过剩,以致过多的脂肪在体内堆积,从而使肥胖、高血压、高血脂、动脉粥样硬化等心血管疾病和某些肿瘤的发病率升高。

（二）脂类摄入过少的表现

当脂肪摄入量过低时,可能会出现皮下脂肪过少、皮肤干燥、湿疹等症状。因为缺乏必需脂肪酸,维生素也相对不足,但这种情况很少见。适当控制膳食中脂肪的摄入量,对于健康是非常重要的。

六、膳食脂肪的来源与推荐摄入量

（一）食物来源

膳食中脂肪主要来自各种植物油及动物性脂肪。其中 2/3 的脂肪来自植物油,1/3 来自动物性脂肪。此外,各种食物中,动物性脂肪主要来自畜禽肉、鱼、奶、蛋等原料(都含有一定量的脂肪);植物油来自油料作物的种子和一些硬果类,其他植物的油脂含量一般都较低。

（二）推荐摄入量

按现行标准,我国成年人脂肪的每日推荐摄入量应占总量的 $20\%\sim30\%$,据此推算成人每人每天需要 $50\sim60$ g 脂肪(包括各种食物中所含有的脂肪及烹调用油),儿童和青少年为 $25\%\sim30\%$,婴儿为 $35\%\sim50\%$。此外,还应考虑必需脂肪酸供给量,我国推荐一般应占总能量的 $1\%\sim2\%$,需每人每天 8 g 左右。同时,建议每人每天胆固醇摄入量不宜超过 300 mg。

任务四 矿 物 质

任务导入

地壳土壤中含有 92 种天然元素,在人体几乎都能检测到。人体内除碳、氢、氧、氮以有机化合物形式存在外,其余各种元素,无论其含量多少,统称为无机盐、矿物质或灰分。虽然人体内矿物质的总重量仅占人体体重的 4%（碳、氢、氧、氮约占体重的 96%），但是同样是人体一类重要的营养素。

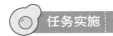 **任务目标**

学习矿物质的种类及各种矿物质的生理功能、摄入量对健康的影响、食物来源以及推荐摄入量。

任务实施

一、矿物质的分类及特点

（一）矿物质的分类

人体内的矿物质有 50 多种，其中有 20 多种被认为是人体所必需的，根据矿物质在人体内含量的多少，可将它们分为常量元素和微量元素两大类。

❶ **常量元素**　一般将含量占人体重量 0.01% 以上的元素称为常量元素，也称宏量元素，包括钙、镁、钾、钠、磷、氯、硫 7 种元素。

❷ **微量元素**　含量占人体重量 0.01% 以下的元素称为微量元素，也称痕量元素，其中有 14 种已被公认为必需微量元素，即铁、碘、铜、锌、钴、锰、钼、硒、铬、镍、锡、硅、氟、钒。

（二）矿物质的特点

矿物质与其他营养素不同，不能在体内生成，且除非被排出体外，否则不可能在体内消失。因此必须通过膳食补充。体内矿物质的特点：①分布极不均匀；②其含量随年龄增加而增加，但元素间比例变动不大；③元素之间尚存在拮抗与协同作用；④元素特别是微量元素的摄入量具有明显的剂量反应关系。因矿物质在食物中的分布及其吸收、人体需要特点，在我国人群中比较容易缺乏的有钙、铁、锌。在特殊地理环境或其他特殊条件下，也可能有碘、硒及其他元素的缺乏问题。

人体中的这些矿物质成分，不仅是构成机体骨骼支架的成分，而且在维持机体的神经、肌肉的正常生理功能中起着十分重要的作用，同时还参与体液渗透压和酸碱度的调节，又是机体多种酶的组成成分之一，或者是某些具有生物活性的大分子物质的组成部分。它们在组织中的含量比较恒定，一旦缺乏，就可引起人体生理功能障碍，甚至引起组织结构的变化，导致缺乏症。由于新陈代谢，每天都有一定数量的矿物质通过各种途径排出体外，因而必须通过膳食予以补充。大多数矿物质在食物中的分布广泛，在平衡膳食的情况下一般可以满足人体的正常需要，但当膳食调配不当或在一些特殊生理条件下，对某些元素的需要量增加，或人体处于一些特殊的地理环境下，有可能产生缺乏症。从实用营养的观点来看，比较容易缺乏的矿物质主要有钙、铁、碘和锌。

矿物质在人体内的分布极不均匀，其主要生理功能可概括为以下几个方面。

（1）矿物质（无机盐）是构成细胞、组织的成分。

（2）矿物质调节细胞膜的通透性，维持正常渗透压及酸碱平衡。

（3）矿物质是激素、维生素、蛋白质和多种酶的构成成分或活性因子。

（4）矿物质维持神经肌肉的兴奋性，参与神经活动和肌肉收缩。

二、钙

钙是人体内含量最多的一种无机元素，也是人体内重要的元素之一。正常成年人体内钙含量为 850～1200 g，占体重的 1.5%～2.0%，其中 99% 集中在骨骼和牙齿中，存在的形式主要为羟基磷灰石；约 1% 的钙常以游离或结合离子状态存在于软组织、细胞外液及血液中，与骨骼中的钙维持着动态平衡。钙对人体有非常重要的生理功能，也是我国居民最容易缺乏的矿物质。

（一）钙的生理功能

❶ 钙是构成骨骼和牙齿的主要成分　骨骼和牙齿是人体含钙量最高的组织,约占人体总钙量的99%,其余的1%大多以离子状态存在于软组织、细胞外液和血液中,这部分钙统称为混溶钙池,它与骨骼中的钙维持着动态平衡。机体生长越快,需要的钙越多。所以,生长发育极为旺盛的儿童、青少年往往比成年人需要更多的钙,以满足其正常生长发育的需要。

❷ 钙能维持心跳规律和神经、肌肉活动的正常兴奋性　人体神经肌肉的兴奋性、神经冲动的传导、心脏的正常搏动等都依靠混溶钙池中钙浓度的正常。混溶钙池中的钙是维持所有细胞正常生理状态所必需的。只有钙、镁、钾和钠等离子保持一定的比例,组织才能表现出适当的感应性。例如心脏的正常搏动,肌肉、神经正常兴奋性的维持,都必须有一定量的钙离子存在。当混溶钙池中钙浓度下降时,会引起神经肌肉兴奋性的增强,引起抽搐;反之,则可抑制神经、肌肉的兴奋性。

❸ 钙能调节人体酶的活性　人体内许多酶的活性调节需要钙的参与,钙还是体内许多酶的组成成分。当钙含量下降时,就会引起酶的活性降低,从而使血液的凝固、激素的分泌等功能受到影响。

（二）吸收与代谢

❶ 吸收　钙在小肠通过主动转运与被动转运吸收,一般钙吸收率为20%～60%。钙吸收受膳食中草酸盐、植酸盐、膳食纤维的影响,脂肪消化不良可使未被吸收的脂肪酸与钙形成皂钙,而影响钙的吸收。膳食中如维生素D、乳糖、蛋白质有促进钙吸收的作用。此外,肠内的酸度影响钙的吸收;钙的吸收还与机体状况有关。

❷ 排泄　钙在体内代谢后主要经肠道排出,钙从尿中排除量约为摄入量的20%。高温作业和哺乳期可通过汗和乳汁排出。

❸ 储留　钙在体内的储留受膳食供给水平及人体对钙需要程度等影响。

（三）缺乏症和过量症对健康的影响

钙缺乏主要影响人体骨骼的发育和结构,表现为骨骼病变。儿童时期生长发育旺盛,对钙的需要量较大,如果长期摄入不足,并常伴蛋白质和维生素D的缺乏,则会造成骨质生长不良和骨化不全,会出现囟门晚闭、出牙晚、"鸡胸"、佝偻病,生长迟缓,甚至骨骼变形。成年人则患骨质软化症和骨质疏松病,易发生骨折并伴有出血和瘫痪等疾病。老年人则因骨骼缺乏钙质而患骨质疏松等疾病。

摄入充足的钙必不可少,但摄入过量的钙会增加肾结石的危险性,并会影响其他元素的生物利用率。

（四）食物来源和参考摄入量

钙的食物来源应考虑钙含量及利用率。奶及奶制品不仅含钙丰富且吸收率高,是钙的最佳食物来源。发酵的酸奶更有利于钙的吸收。小虾皮、海带、蛋黄、豆类、油料种子及蔬菜等含钙也很丰富。

中国营养学会推荐钙的每日适宜摄入量为:出生到0.5岁婴幼儿为300 mg,0.5～1岁400 mg,4～10岁800 mg,11～18岁1000 mg,18岁以上800 mg;妊娠晚期孕妇与乳母为1200 mg,妊娠早期孕妇及50岁以上者为1000 mg。我国成年人钙的可耐受最高摄入量为2 g。常用食物中钙的含量如表3-6所示。

表3-6　常用食物中钙的含量(mg/100 g)

食物名称	含钙量	食物名称	含钙量	食物名称	含钙量
牛奶	104	海带	1177	大白菜	69
鸡蛋	48	木耳	357	小白菜	93～163

食 物 名 称	含 钙 量	食 物 名 称	含 钙 量	食 物 名 称	含 钙 量
奶酪	590	黄豆	191	油菜	140
标准粉	27	豆腐	164	韭菜	42
标准米	14	芝麻酱	1170	干黄花菜	301
虾皮	2000	花生仁	284	芥蓝	128
猪肉(瘦)	11	核桃仁	119	葱头	24
牛肉	6	南瓜仁	235	枣(干)	64
羊肉	15	玉米面	22	马铃薯	8
鸡肉	11	小黄鱼	78	发菜	875

（五）预防钙缺乏的措施

钙缺乏的产生有许多原因,特别是中老年人,与衰老、内分泌及户外活动减少等许多因素有关。但从我国营养调查的结果分析,膳食中钙的供给量不足、钙的吸收率低是一个重要的原因。因而,从烹饪营养学的角度,钙缺乏症的预防可以从以下几个方面进行。

❶ 选择钙含量高的食物 乳类及乳制品是钙的最好来源,不但含量高,而且吸收利用好,因此应增加乳及乳制品的生产及供应;许多动物性食物钙的含量也较高,特别是水产品,如鱼类、小虾等,各种家畜、家禽的带骨肉也含有较丰富的钙。此外大豆含钙也较多,特别是豆制品,加工过程除去了部分膳食纤维和植酸,钙的吸收率可明显提高。

❷ 调整膳食结构,增加食物中钙的吸收 从我国居民的膳食结构分析,钙的缺乏与膳食结构有一定的关系。主要是部分人群中植物性食物所占的比例过高,不利于食物中钙的消化吸收。因而,调整膳食结构,适当增加动物性食物的比重,对钙缺乏的预防非常重要。

❸ 采用适当的烹调方法,增加食物中钙的吸收 合理的烹调方法,可以从两个方面增加钙的吸收。一是减少不利于钙吸收的因素,如将含草酸多的蔬菜焯水处理,通过面团发酵减少粮食中的植酸含量等;二是改变食物中钙的存在状态,即通过一定的烹调方法,使食物组织中结合状态的钙转变为游离钙,增加钙的吸收,如烹调带骨肉时,用加醋的方法可以明显增加钙的溶出,从而增加钙的吸收利用率。

另外,增加户外活动,可减缓骨骼的衰老;多晒太阳,增加皮肤中维生素 D 的转化,也是预防钙缺乏的有效方法。

三、铁

铁是人体必需微量元素中含量最高的一种,成年人体内含铁总量为 4~5 g。其中有 60%～70%存在于血红蛋白中,3%存在于肌红蛋白,1%为含铁酶类。以上铁存在形式又称为功能性铁,其余约有 30%为储存形式的铁。铁在体内的含量根据年龄、性别、营养和健康状况等因素有很大的个体差异,铁缺乏仍是目前世界性的营养问题之一。

（一）生理作用

铁是血液的重要组成成分,参与血红蛋白的合成,参与体内氧与二氧化碳的转运、交换和组织呼吸过程。铁还是血红蛋白与肌红蛋白、细胞色素 A 以及某些呼吸酶的成分。铁是构成细胞色素酶、过氧化氢酶、过氧化物酶等的重要成分,参与组织呼吸,促进生物氧化还原反应;对于维持中枢神经系统的正常功能具有一定的作用。

（二）铁缺乏及缺铁性贫血对健康的影响

当体内缺铁时,铁损耗可分三个阶段,即铁减少期、红细胞生成缺铁期和缺铁性贫血期。铁缺乏会导致工作效率降低、学习能力下降、冷漠、呆板,儿童表现为易烦躁,抗感染能力下降。

（三）吸收与代谢

植物性食物中铁吸收率较动物性食物(除蛋类)低。铁在食物中主要以三价铁(非血色素铁)形式存在,少数食物中为还原铁(血色素铁)形式。非血色素铁在体内吸收过程受膳食因素的影响,如粮谷和蔬菜中的植酸盐、草酸盐以及存在于茶叶及咖啡中的多酚类物质等均可影响铁的吸收。此外,无机锌与无机铁之间有较强的竞争作用,互有干扰吸收作用。但维生素 C、某些单糖、有机酸以及动物肉类有促进非血色素铁吸收的作用。核黄素对铁的吸收、转运与储存均有良好影响。

（四）食物来源与参考摄入量

铁的良好来源为动物肝脏、动物全血、畜禽肉类、鸡蛋、鱼类等。但奶的含铁量较少,牛奶的含铁量更低,长期牛奶喂养的婴儿应及时补充含铁量丰富的食物。海带、芝麻的铁含量较高,豆类及红薯(又叫甘薯)、蛏子、蚌肉、油菜、芹菜、藕粉含铁量也较丰富。

婴幼儿由于生长较快,铁的需要量相对较高,需从食物中获得铁的比例大于成人;妇女月经期铁损失较多;孕期铁需要量增加,为此摄入量应适当增加。

中国营养学会推荐铁的适宜摄入量:成年男子 15 mg/d,成年女子 20 mg/d,孕妇、乳母 25～35 mg/d,老年人 15 mg/d,成年人可耐受铁的最高摄入量为 50 mg/d。

四、碘

碘是人体正常代谢不可缺少的微量元素,人体内含碘量为 20～50 mg,相当于 0.5 mg/kg。甲状腺组织含碘最多,约占体内总碘量的 20％。

（一）生理作用

碘是合成甲状腺素的原料,它在机体内没有独立的作用,故其生理作用通过甲状腺素的作用表现出来。甲状腺素有调节机体能量代谢、促进体格(包括身高、体重、骨骼、肌肉)发育的作用。

（二）碘缺乏症与碘过量的影响

碘缺乏可引起甲状腺肿大。因碘缺乏多由于环境、食物缺碘造成,常为地区性,称为地方性甲状腺肿。孕妇严重缺碘,可累及胎儿发育,使新生儿生长受损,导致呆小病。采用碘化食盐(也有采用碘化油)方法,可以预防碘缺乏。碘摄入过量可造成高碘甲状腺肿,常见于摄入含碘高的饮水、食物,以及在治疗甲状腺肿等疾病中使用过量的碘制剂等情况;只要限制高碘食物,即可防治。

（三）吸收与代谢

食物中碘离子极易被吸收,进入胃肠道后 1 h 内大部分被吸收,3 h 完全吸收。吸收后的碘,迅速转运至血液,与血液中蛋白质结合,并遍布各组织中。

（四）食物来源与参考摄入量

人体所需要的碘,一般从饮水、食物和食盐中获得。含碘较高的食物有海产品,如海带、紫菜、鲜鱼、蛤干、干贝、虾、海参及海蜇等。蛋、奶的碘含量较高,大于一般的肉类,肉类大于淡水鱼。植物性食物含碘量最低,尤其是蔬菜和水果。

人体对碘的需要量取决于对甲状腺素的需要量。中国营养学会提出碘的推荐摄入量为:成年人 150μg/d,孕妇、乳母 200 μg/d。成年人可耐受碘的最高摄入量为 2000μg/d。

五、锌

成年人体内含锌量为 2～2.5 g,主要存在于肌肉、骨骼、皮肤中。锌在人体中虽为微量元素,作用却非常大。

（一）锌的生理功能

锌的生理作用表现在以下方面。

（1）锌是酶的组成成分或酶的激活剂。人体约80种酶的活性与锌有关,如碳酸酐酶、碱性磷酸酶、乳酸脱氢酶、羧肽酶、RNA聚合酶、DNA聚合酶等。

（2）促进生长发育与组织再生。锌与蛋白质和核酸的合成,细胞生长、分裂和分化等过程都有关。

（3）促进性器官和性功能的正常发育。

（4）促进维生素A代谢和维护正常视力。在维护皮肤和毛发健康及细胞膜的完整方面起着重要作用。

（5）促进食欲和提高免疫功能。锌通过参与构成唾液蛋白而对味觉与食欲产生作用。

（二）缺乏与过量对健康的影响

（1）锌缺乏表现:生长迟缓、食欲不振、味觉迟钝甚至丧失、皮肤创伤不易愈合、易感染、性成熟延迟等。

（2）锌过量表现:常可引起铜的继发性缺乏,使机体的免疫功能下降。

（三）吸收与代谢

锌在小肠被吸收后,与血浆白蛋白或运铁蛋白结合,分布于各器官组织。

（四）食物来源与参考摄入量

❶ **食物来源**　锌的食物来源广泛,一般贝壳类海产品、红色肉类、动物肝脏都是锌的较好食物来源,干果类、谷类胚芽和麦麸也富含锌,而一般植物性食物含锌较低。牡蛎含锌量最高（每100 g含锌高达100 mg以上）。

❷ **推荐摄入量**　中国营养学会提出锌的推荐摄入量为:成年男子 15 mg/d,成年女子11.5 mg/d,50岁以上人群11.5 mg/d,孕妇16.5 mg/d,乳母21.5 mg/d。某些食物中的含锌量如表3-7所示。

表3-7　某些食物中的含锌量（mg/kg）

含 锌 量	食 物 名 称
<5	黄瓜、橘子、苹果、大米、玉米
5～20	小麦、沙丁鱼、鳕鱼、萝卜、马铃薯
20～50	肉类、肝、蛋类、花生、核桃、茶叶
>1000	牡蛎、鲱鱼

其他必需微量元素的有关情况如表3-8所示。

表3-8　其他必需微量元素的有关情况

微量元素	食 物 来 源	主 要 生 理 功 能	主要缺乏症	每日供给量
镁	谷类、豆类、蔬菜、动物肝脏等	参与骨骼和牙齿的组成;细胞内液的重要阳离子;能激活多种酶;维持核酸结构的稳定性,抑制神经兴奋性,参与体内蛋白质合成、肌肉收缩和调节体温	神经反射亢进或减退;肌肉震颤,手足抽搐;心动过速,心律不齐;情绪不安,易激动	成人 200～300 mg,孕妇＋25 mg,乳母＋75 mg

续表

微量元素	食物来源	主要生理功能	主要缺乏症	每日供给量
铜	谷类、豆类、坚果类、肉类和蔬菜	是各种含铜金属酶和含铜蛋白质的成分，催化血红蛋白的合成	贫血，白细胞减少，生长发育迟缓，情绪易激动	成人每千克体重 30 μg。儿童每千克体重 $80\sim100\ \mu g$，孕妇、乳母应适当增加
钼	谷类和豆类	是一些重要氧化酶的成分	未见报道	每千克体重 2 μg
铬	动物蛋白（鱼除外）、谷类、豌豆、胡萝卜等	可激活胰岛素，是维持正常葡萄糖代谢所必需的物质	糖耐量受到损害，可导致糖尿病及高血糖症；也是引起动脉粥样硬化的原因之一	成人 $2\sim25\ \mu g$
锰	谷类、豆类、干果类和叶菜类	促进正常成骨作用；可活化一些酶系统；促进生长发育	动物缺乏可见生长停滞，骨骼畸形，生殖机能紊乱	成人 $5\sim10$ mg
硒	谷类和海产品、肝、肾及肉类	是谷胱甘肽过氧化物酶的成分	动物缺乏硒与心脏病有关；人缺乏硒会发生"克山病""心肌坏死"	成人 50 μg
氟	主要通过饮水获得，但某些地区和食物中含量很高	是牙齿和骨骼的成分，可预防龋齿	儿童龋齿发病率增高；成人则引起骨质疏松（如摄入量过高，可引起氟中毒，出现骨骼、肾脏损害）	成人 $0.5\sim1.5$ mg

任务五　维　生　素

任务导入

维生素（vitamin）是维持人体细胞生长和代谢所必需的一类低分子有机化合物。维生素存在于天然食物中，人体大都不能合成或合成数量少而不能满足机体的需要，必须经常由食物供给。维生素在人体内既不参加机体的组成，也不供给能量。机体对各种维生素的需要量很小，但它却是维持机体正常生命活动所必需的营养素，如果缺乏其中的任何一种都将引起疾病。因此维生素对人体具有重要的生理意义。

任务目标

学习维生素的分类及各种维生素的理化性质、生理功能、摄入量对健康的影响、食物来源以及推荐摄入量。

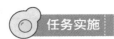 任务实施

一、维生素的命名

人类对维生素的认识是从研究维生素缺乏病开始的。经过上百年的努力,目前已发现了多种维生素。各种维生素的名称开始完全是按照它们被发现的顺序,在维生素后面加上英文大写字母A、B、C、D、E等而确定的,以后随着深入了解其特有的生理和治疗作用(不同的维生素具有不同的生理功能),又出现了其他名称,例如维生素A为抗干眼病维生素,维生素D为抗佝偻病维生素,维生素C为抗坏血酸维生素等。后来,各种维生素的化学组成和分子被不断地研究并能进行人工合成,所以许多维生素以其化学结构命名,例如维生素A命名为视黄醇、维生素B为硫胺素等。所以维生素可按字母命名,也可按化学结构或功能命名,因而,一种维生素可有多种名称。

二、维生素的分类

维生素种类很多,化学结构差别很大,生理功能也各不相同。在营养学上,根据其溶解性质的不同,可分成脂溶性维生素和水溶性维生素两大类。

(一)脂溶性维生素

脂溶性维生素指溶于脂肪及有机溶剂(如苯、乙醚等)而不溶于水的维生素。这类维生素有维生素A、维生素D、维生素E、维生素K及胡萝卜素。

(二)水溶性维生素

水溶性维生素指可溶于水,而不溶于脂肪及有机溶剂的维生素。这类维生素有B族维生素(维生素B_1、维生素B_2、维生素B_6、维生素PP、维生素B_{12}、叶酸、泛酸、生物素等)和维生素C。

另外,有些化合物具有生物活性,有人称之为"类维生素",如类黄酮、肉碱、牛磺酸等。水溶性维生素及其代谢产物不能在体内储存,较易从尿中排出,因此可通过检测尿中维生素而了解机体代谢情况。

三、脂溶性维生素与水溶性维生素的异同

脂溶性维生素与水溶性维生素的异同点如表3-9所示。

表3-9 脂溶性维生素与水溶性维生素的异同点

项　　　目	脂溶性维生素	水溶性维生素
化学组成	仅含碳、氢、氧	除含碳、氢、氧外,还含有硫、钴等
溶解性	溶于脂肪及有机溶剂	溶于水
化学性质	比较稳定,但易氧化	比较活泼,碱性环境下或加热时会被破坏
吸收与排泄	随脂肪吸收,少量从胆汁排泄	从肠道经血液吸收,过量时,从尿液、汗液等排泄
储存性	可储存在体内,如肝脏等器官	一般在体内很少储存
缺乏症	出现的时间比较缓慢	出现的时间比较快
过多症	一次性大量摄入或长期少量摄入时会引起过多症	一般不会出现,除非在极大量摄入的情况下
食物来源	动物性食物,特别是肝脏、瘦肉、肾脏等	各种植物性食物,如蔬菜、水果、谷类等

四、维生素 A 和胡萝卜素

维生素 A,又称视黄醇,也称抗干眼病维生素。胡萝卜素在体内可转变为维生素 A,故称为维生素 A 原。

（一）理化性质

维生素 A 和胡萝卜素遇热和遇碱保持稳定,在一般烹调和罐头加工工艺中不易被破坏,但是维生素 A 极易氧化,特别在高温条件下,紫外线照射可加快这种氧化破坏。脂肪氧化变质时,其中维生素 A 也会遭受破坏。故维生素 A 制剂(如鱼肝油)应储存于棕色瓶内,避光保存。

（二）生理功能

（1）参与眼球视网膜内视紫红质的合成与再生,维持正常视觉功能。视网膜中的杆状细胞含有感光物质视紫红质,对维持正常的暗适应能力十分重要。维生素 A 缺乏可引起夜盲症。

（2）促进机体的正常生长发育。维生素 A 可以促进蛋白质的合成,调节机体多种组织和细胞的增殖和分化,从而维持机体的正常生长发育。

（3）维持上皮组织细胞的正常形态和功能。维生素 A 可以保持黏膜上皮细胞中糖蛋白的合成,调节上皮组织细胞的生长,从而维持上皮组织细胞的正常形态和功能。

（4）抗氧化功能和抑制肿瘤作用。类胡萝卜素能捕获自由基,淬灭单线态氧,提高抗氧化防御能力。维生素 A 还可以通过调节细胞的分化、增殖和凋亡等,起到抑制肿瘤的作用。

（5）提高机体的免疫功能。维生素 A 通过增强巨噬细胞和自然杀伤细胞的活力,以及改变淋巴细胞的生长和分化以提高机体免疫能力。

（三）维生素 A 缺乏或摄入过多对健康的影响

❶ 缺乏症　长期缺乏维生素 A,会引起夜盲症、眼干燥症、皮肤角化症等疾病。

❷ 过多症　维生素 A 摄入过多,主要症状表现在肝脏、皮肤和骨骼。肝脏出现肿大、肝区疼痛、恶心、呕吐、食欲缺乏、黄疸等症状,容易被误诊为肝炎;皮肤等出现瘙痒、皮疹、脱皮、脱发、指甲变脆易断等症状。

（四）食物来源与推荐摄入量

❶ 食物来源　维生素 A 的最好来源是各种动物肝脏和鱼卵,全奶、奶油及禽蛋类含量也较多,植物性食物只能提供胡萝卜素和各种类胡萝卜素。维生素 A 主要存在于深绿色、红黄色的蔬菜及水果中。

❷ 推荐摄入量　根据中国营养学会的推荐,我国居民维生素 A 的推荐摄入量:14 岁以上人群中,男性为 800 μgRE/d(微克视黄醇当量/天),女性为 700 μgRE/d;妊娠中、后期妇女为 900 μgRE/d,乳母为 1200 μgRE/d。维生素 A 的可耐受最高摄入量:成年人 3000 μgRE/d,孕妇 2400 μgRE/d。

五、维生素 D

维生素 D,又称钙化醇,也称抗佝偻病维生素。维生素 D 属于固醇类,它是含环戊氢烯菲环结构并具有钙化醇生物活性的一大类物质,以维生素 D_2(麦角钙化醇)和维生素 D_3(胆钙化醇)常见。前者为酵母菌或麦角中的麦角固醇经紫外光照射后的产物,后者来自食物或为体内皮下组织的 7-脱氢胆固醇经紫外光照射产生。

（一）理化性质

维生素 D 化学性质比较稳定,在中性和碱性溶液中耐热,不易被氧化。如在 130 ℃下加热 90 min,仍能保持其活性,但在酸性溶液中则逐渐分解,当脂肪酸败时可使其中的维生素 D 破坏。

（二）生理功能

（1）调节体内钙、磷代谢。促进小肠对钙的吸收。在小肠黏膜上皮细胞内,诱发一种特异的钙运输的载体——钙结合蛋白合成,这样既使钙主动转运,又增加黏膜细胞对钙的通透性。

（2）促进钙、磷的吸收和利用。促进肾小管对钙、磷的重吸收,以减少丢失。

（3）参与血钙平衡的调节,以构成健全的骨骼和牙齿。与内分泌系统一起发挥作用,维持儿童和成人骨质钙化,促进儿童骨骼生长,保持牙齿正常发育。如对骨细胞的多种作用及调节基因转录作用等。

（三）维生素 D 缺乏或摄入过多对健康的影响

❶ 缺乏症　在正常情况下,一般成年人只要经常接触日光,是不会发生维生素 D 缺乏的。因为在人体皮下脂肪组织中,含有的 7-脱氢胆固醇经过日光的照射后,可转化为维生素 D。但是当生理情况对维生素 D 的需要量增加时,如生长发育期的婴幼儿和孕妇、乳母等,就需要通过食物予以补充。

膳食中的维生素 D_3 在胆汁的作用下,在小肠乳化被吸收入血。从膳食和皮肤两条途径获得的维生素 D_3 与血浆 α-球蛋白结合后被转运至肝脏,在肝内经维生素 D_3-25-羟化酶作用下生成 25-OH-D_3;然后被转运至肾脏,在 D_3-1-羟化酶作用下,生成 1,25-$(OH)_2$-D_3（维生素 D 代谢物 1,25-$(OH)_2$-D_3 是体内生物活性最强的维生素 D 的活性形式,通过对成骨细胞和破骨细胞的作用,参与骨形成和骨吸收的代谢调节）,即为维生素 D 的活性形式;最后在蛋白质的载运下,经血液到达小肠、骨等靶器官中发挥作用。

维生素 D 缺乏或不足,易致钙、磷代谢紊乱,血中钙、磷水平降低,致使骨组织钙化发生障碍,婴儿出现佝偻病;成人发生骨质软化症,多见于孕妇和乳母;老年人易患骨质疏松。

❷ 过多症　过多症多见于长期大量服用浓缩维生素 D 的儿童,可出现食欲缺乏、体重减轻、恶心、呕吐、腹泻、头痛等,尤其是药物性摄入或注射过量时会发生中毒。

（四）食物来源与推荐摄入量

❶ 食物来源　含维生素 D 丰富的食物主要是动物性食物,如动物内脏、禽蛋、鱼肝油等,奶油、奶酪、鱼卵等的含量也比较高,而瘦肉、鲜奶中含量较低,蔬菜和水果中几乎不含维生素 D。

❷ 推荐摄入量　中国营养学会提出的推荐摄入量:0～10 岁为 10 μg/d,11 岁至成人为 5 μg/d,50 岁以后为 10 μg/d。维生素 D 的可耐受最高摄入量为 20 μg/d。

六、维生素 E

维生素 E,又称生育酚,也称抗不孕维生素。动物实验发现维生素 E 与动物的生殖能力有关。

（一）理化性质

维生素 E 是蛋黄色的油状物,不溶于水而溶于有机溶剂。在酸性环境中比较稳定,但可被碱、紫外线（或阳光）所破坏,也易氧化。脂肪酸败易导致维生素 E 的加速破坏;一般烹饪方法对维生素 E 的结构及活性损伤不大,但油炸后维生素 E 的活性明显降低。维生素 E 是含苯并二氢吡喃结构、具有 α-生育酚生物活性的一类物质。因 α-生育酚生物活性最高,通常以 α-生育酚作为维生素 E 的代表。

维生素 E 吸收与肠道脂肪有关,影响脂肪吸收的因素也影响维生素 E 吸收。大部分被吸收的维生素 E 通过乳糜微粒到肝脏,为肝细胞所摄取。维生素 E 主要储存在脂肪组织中。

（二）生理功能

（1）抗氧化作用,能预防和延缓衰老。维生素 E 是很强的抗氧化剂,在体内保护细胞免受自由基损害。维生素 E 抗氧化的机理是防止脂性过氧化物的生成,为联合抗氧化作用中的第一道防线。

这一功能与其保持红细胞的完整性、抗动脉粥样硬化、抗肿瘤、改善免疫功能及延缓衰老等过程有关。目前,对于维生素在预防衰老、减少机体内脂褐质形成方面的研究很多。

（2）促进蛋白质的更新合成。结果表现为促进人体新陈代谢,增强机体耐力,维持肌肉、外周血管、中枢神经及视网膜系统的正常结构和功能。

（3）与动物的生殖有关。与精子的生成有关。临床上用于习惯性流产的辅助治疗。

（4）调节血小板的黏附力和聚集作用。

（5）增强机体免疫功能和抑制肿瘤发生。

（三）维生素 E 缺乏或摄入过多对健康的影响

❶ 缺乏症 维生素 E 缺乏症很少发生于人类,长期缺乏易致对溶血作用的耐受能力下降,有出现溶血性贫血的情况。维生素 E 缺乏时,可出现视网膜退变、蜡样质色素集聚、溶血性贫血、肌无力等症状。

❷ 过多症 维生素 E 虽然毒性不高,但过量服用会发生呕吐、腹泻、盗汗、疲倦、头疼等症状。

（四）食物来源与推荐摄入量

❶ 食物来源 维生素 E 含量丰富的食物有植物油、麦胚、坚果、豆类、谷类,蛋类、内脏、绿叶蔬菜等,绿叶蔬菜中的维生素 E 含量高于黄色植物;肉类、鱼类等动物性食品及水果维生素 E 含量很少。

❷ 推荐摄入量 14 岁以上人群均为每日 14 mg,可耐受的最高摄入量为每日 800 mg。

七、维生素 C

维生素 C 又称抗坏血酸、抗坏血病维生素。

（一）理化性质

维生素 C 为白色结晶,有酸味,极易溶于水。其化学性质活泼,极易被氧化破坏,特别是在碱性环境和有某些金属离子(如铜、铁)存在时;在酸性环境中对热比较稳定。所以烹调蔬菜时加少量食醋可以避免维生素 C 被破坏。

维生素 C 在小肠被吸收。血浆中维生素 C 可逆浓度梯度转运至许多组织细胞中,并在其中形成高浓度积累。维生素 C 除了以还原型形式从尿中排出之外还有多种代谢产物,包括二酮古洛糖酸等。

（二）生理功能

（1）参与机体的生物氧化还原过程,维持细胞膜的完整性。维生素 C 是一种强抗氧化剂,它可以使机体产生的一些过氧化物还原,这样减少了过氧化物对细胞膜的毒性作用,从而维持了细胞的正常生理功能。

（2）促进组织中胶原蛋白的形成,维持牙齿、骨骼、血管、肌肉的正常功能和促进伤口愈合。

（3）促进胆固醇的代谢,预防心血管疾病。

（4）促进铁的吸收,治疗贫血症。

（5）增加机体的抗体量,提高白细胞的吞噬能力,从而增强对疾病的抵抗力;并对铅、苯、砷等化学毒物具有一定的解毒能力。

（6）阻断亚硝胺在体内的形成,从而防止某些癌症的发生。

（三）维生素 C 缺乏或摄入过多对健康的影响

❶ 缺乏症 典型缺乏症为坏血病,其主要特征是多处出血。临床症状早期表现为疲倦、皮肤淤点淤斑、毛囊角化,继而出现牙龈肿胀出血,抵抗力低下,伤口久治不愈合,骨质疏松,骨骼脆弱、坏死等。

② **过多症**　维生素 C 毒性很低。一次口服过大时可能出现腹泻症状；过多的维生素 C 可改变血液的酸度，可能会造成尿酸的沉积和草酸的结晶，沉积于关节可引起关节疼痛。长期维生素 C 摄入过高而饮水较少，有增加尿路结石的危险。

③ **机体营养状况评价**

（1）负荷试验：给受试者大剂量的水溶性维生素口服，当体内此种维生素缺乏或不足时，将首先满足机体的需要，从尿中排出的数量相对较少；反之，当体内充足时，从尿中排出的数量相对较多，根据排出量的多少可对机体水溶性维生素的营养状况做出评价。一般采用方法是口服维生素 C 500 mg 进行 4 h 负荷试验。

（2）常用方法：检测血浆维生素 C 含量。

（3）白细胞中维生素 C 浓度，可反映机体维生素 C 储存水平。

（四）食物来源与推荐摄入量

① **食物来源**　维生素 C 主要存在于新鲜的蔬菜与水果中，一般叶菜类比根菜类含量高，酸味水果比甜味水果含量高。含维生素 C 比较丰富的蔬菜有辣椒、油菜、韭菜、菜花、雪里蕻、蒜苗、番茄等；含维生素 C 比较丰富的水果有枣、山楂、猕猴桃、柑橘、草莓、柠檬等。谷类及干豆类均不含维生素 C，但豆类发芽后，会产生维生素 C，故在新鲜蔬菜缺乏的季节，豆芽是维生素 C 的良好来源。动物性食物一般不含维生素 C。

② **推荐摄入量**　我国成人维生素 C 的推荐摄入量为 100 mg/d，孕妇为 155 mg/d，乳母为 150 mg/d。维生素 C 的可耐受最高摄入量为 1000 mg/d。

八、维生素 B_1

维生素 B_1，又称硫胺素，也称抗脚气病维生素。

（一）理化性质

维生素 B_1 为白色结晶，溶于水，耐酸耐热，不易被氧化，但在碱性环境下加热时可迅速分解破坏；一般煮沸加温可使其大部分被破坏。故在煮粥、蒸馒头时加碱，会造成米面中维生素 B_1 大量损失。在有亚硫酸盐存在时也可迅速分解破坏；某些食物，如鱼类等含硫胺素酶，生吃鱼类时可在此酶的作用下使维生素 B_1（硫胺素）失活。

维生素 B_1 的吸收部位主要在空肠。吸收过程需钠离子存在并消耗 ATP。在血液中主要以焦硫酸酯的形式由红细胞完成体内转运。维生素 B_1 以多种形式存在于组织细胞中。以肝、肾、心脏较高。

（二）生理功能

（1）组成脱羧酶，参与糖类的代谢。主要是以硫胺素焦磷酸（TPP）辅酶形式参与体内糖代谢中两个主要反应。一个是 α-酮酸氧化脱羧作用，即丙酮酸转变为乙酰辅酶 A 与 α-酮戊二酸转变为琥珀酰辅酶 A，经此反应后 α-酮酸才能进入柠檬酸循环彻底氧化。另一个是戊糖磷酸途径的转酮醇酶反应，此反应是合成核酸所需的戊糖、脂肪和类固醇合成所需 NADPH（还原型辅酶Ⅱ，学名为还原型烟酰胺腺嘌呤二核苷酸磷酸）的重要来源。

（2）维持神经、肌肉特别是心肌的正常功能。

（3）维持食欲，促进肠蠕动，增强消化功能。维生素 B_1 可抑制神经递质——乙酰胆碱的分解，当维生素 B_1 缺乏时，乙酰胆碱合成减少，神经传导受到影响，导致胃肠蠕动缓慢，消化液分泌减少，出现腹胀、食欲不振、消化不良等症状。

（三）维生素 B_1 缺乏或摄入过多对健康的影响

① **缺乏症**　典型缺乏症为脚气病，主要损害神经血管系统，引起多种神经炎症。临床上分为湿型脚气病、干型脚气病、混合型脚气病，另有婴儿脚气病。脚气和脚气病是两种不同的疾病。脚气病

主要由维生素 B_1 缺乏引起,表现为周围神经系统病变,如四肢感觉异常无力,或出现心力衰竭等症状;脚气是真菌感染引起的。脚气需进行抗真菌治疗;而脚气病需积极寻找病因,补充维生素 B_1 可缓解症状。维生素 B_1 缺乏早期表现为疲乏无力、肌肉酸痛、食欲不振、体重减轻,继而出现典型症状——上升性对称性周围神经炎。

❷ **过多症** 尚未见过多症。

❸ **营养水平鉴定**

(1)尿中排出量检测常用两种方法:

①采用 4 h 负荷试验。

②任意一次尿硫胺素与肌酐排出量的比值。

(2)红细胞转酮醇酶活力系数(ETK-AC)或 TPP 效应:血液中维生素 B_1 绝大多数以 TPP 形式存在于红细胞中,并作为转酮醇酶辅酶发挥作用。该酶活力大小与血液中维生素 B_1 浓度密切相关。可通过体外试验测定加 TPP 与不加 TPP 时红细胞转酮醇酶的变化反映营养状态。该法是目前广泛应用的可靠方法。

(四)食物来源与推荐摄入量

❶ **食物来源** 维生素 B_1 的食物来源较广,其良好来源是动物内脏、瘦肉、全谷、豆类和坚果类;蔬菜、水果中的含量较少。目前谷类仍为我国饮食摄取维生素 B_1 的主要来源。维生素 B_1 主要存在于谷类糊粉层和胚芽中,过度研磨的精白米会造成维生素 B_1 大量丢失。

❷ **推荐摄入量** 维生素 B_1 的推荐摄入量:成年男性 1.4～1.5 mg/d,成年女性 1.2～1.3 mg/d,孕妇 1.5 mg/d,乳母 1.8 mg/d。维生素 B_1 可耐受最高摄入量为每天 50 mg。

九、维生素 B_2

维生素 B_2,又称核黄素。

(一)理化性质

维生素 B_2 为黄色粉末状结晶,味略苦,水溶性,但溶解度低,在酸性及中性环境中对热稳定,在碱性环境中易于分解破坏。在紫外线照射和碱性条件下光解为光色素而丧失生物活性。吸收与转运方面,食物中维生素 B_2 绝大多数以辅酶形式存在,少量以游离形式存在,经肠道酶水解后被释放吸收。维生素 B_2 在血液中主要靠与白蛋白的松散结合及与免疫球蛋白的紧密结合在体内转运。

(二)生理功能

(1)参与体内生物氧化与能量代谢。

(2)参与烟酸和维生素 B_6 的代谢。

(3)参与体内抗氧化防御系统,维持还原型谷胱甘肽的浓度。

(4)参与体内铁的吸收、储存、动员,有防止缺铁性贫血的作用。

(三)维生素 B_2 缺乏或摄入过多对健康的影响

❶ **缺乏症** 缺乏时会导致口腔、皮肤、眼等部位的病变,主要表现为口角炎、唇炎、舌炎、睑缘炎、结膜炎、阴囊炎和脂溢性皮炎等。老年人白内障的发生也与维生素 B_2 缺乏有关。

❷ **过多症** 目前尚未见任何毒副作用。

❸ **人体营养状况评价**

(1)尿排出量检测:负荷试验,任意一次尿核黄素与肌酐的比值($\mu g/g$)测定。

(2)全血谷胱甘肽还原酶活力系数:可准确反映组织维生素 B_2 状态。

(四)食物来源与推荐摄入量

❶ **食物来源** 维生素 B_2 广泛存在于动物性食物中。动物性食物的含量高于植物性食物,尤其

是动物的肝脏、肾脏、心脏等维生素 B_2 含量较高,蛋类、奶类及其制品维生素 B_2 的含量也很丰富;植物性食物中豆类和绿叶蔬菜的含量高于其他的植物性食物,谷类食物中虽然含有一定量,但加工和烹调过程会造成维生素 B_2 的破坏。

❷ **推荐摄入量**　我国成人膳食维生素 B_2 的推荐摄入量:男性 1.4 mg/d,女性 1.2 mg/d,婴儿、儿童、孕妇、乳母可适当增加。

十、维生素 PP(维生素 B_3)

维生素 PP,又称烟酸、尼克酸,也称抗癫皮病维生素。

(一)理化性质

维生素 PP 是一种白色结晶,易溶于水,性质稳定,不易被热、酸、碱和日光所破坏,故一般烹调过程几乎无损失,但在淘米及蔬菜切后洗涤时可随水流失。吸收与代谢方面,维生素 PP 在小肠被吸收,经门静脉入肝,转化为辅酶Ⅰ(NAD)与辅酶Ⅱ(NADP)。

(二)生理功能

维生素 PP 以尼克酰胺的形式在体内构成脱氢辅酶Ⅰ和脱氢辅酶Ⅱ,这些酶在细胞的生物氧化过程中起着重要的递氢作用,可维持物质代谢的正常进行,并具有维持皮肤及神经系统健康的作用。

作为 NAD、NADP 的组成成分,在碳水化合物、脂肪和蛋白质的能量释放上起重要作用,是氧化还原反应的递氢者,是氢的供体或受体。NADP 在维生素 B_6、泛酸和生物素存在下参与脂肪、类固醇等的生物合成。

维生素 PP 是葡萄糖耐量因子的重要成分,具有增强胰岛素效能的作用。

(三)维生素 PP 缺乏或摄入过多对健康的影响

❶ **缺乏症**　当人体缺乏维生素 PP 时,脱氢辅酶合成困难,体内某些氧化还原过程发生障碍,就会引发癫皮病,其典型症状是对称性皮炎、腹泻、痴呆。早期症状为食欲减退、消化不良,全身无力,继而两手、两脸颊及机体其他裸露部分出现对称性皮炎,并伴有胃肠功能失常、口舌发炎,甚至出现严重腹泻,有的患者还有精神失常的症状。

❷ **过多症**　有报道称,维生素 PP 过量应用可以引起糖尿病、肝脏的损害以及消化性溃疡,维生素 PP 过量常见的表现是引起血管扩张,导致皮肤红肿、发痒,血糖升高,血清多种酶类升高。

❸ **机体营养状况评定**　在尿中排出的盐酸代谢物中,我国以尿中 N-甲基烟酰胺排出量作为评价指标。可用尿负荷试验及任意一次尿 N-甲基烟酰胺与肌酐比值表示。

(四)食物来源与推荐摄入量

❶ **食物来源**　维生素 PP 广泛存在于动植物性食物中,其中以酵母、花生、全谷、豆类和肉类、肝脏含量较为丰富。人体需要的维生素 PP 除了以食物为主要来源外,还可以由色氨酸转化得到。因玉米中含色氨酸较少,故以玉米为主食而又缺乏适当副食的地区,容易引发维生素 PP 缺乏。

❷ **推荐摄入量**　一般成年人为每日 12～15 mg,特殊生理期的人应适当增加。

十一、维生素 B_6

(一)理化性质

维生素 B_6 包括吡哆醇、吡哆醛和吡哆胺,易溶于水与酒精,在酸性溶液中耐热,在碱性溶液中不耐热,并对光敏感。

(二)生理功能

维生素 B_6 以磷酸吡哆醛(PLP)的形式参与近百种酶反应。多数与氨基代谢有关,包括转氨基、脱羧等作用。参与一碳单位代谢,因而影响核酸和DNA合成。

（三）机体营养状况评价

可通过以下两个指标来对机体进行营养状况评价。

（1）色氨酸负荷试验。

（2）血浆PLP含量:在服用大剂量维生素B_6达到500 mg/d时可引起严重不良反应,出现神经毒性和光敏感性反应。

（四）食物来源与推荐摄入量

❶ **食物来源**　维生素B_6广泛存在于各种食物中。良好来源为肉类(尤其是肝脏)、豆类、坚果等。

❷ **推荐摄入量**　14岁以上各年龄组均为2.4 mg/d。

十二、叶酸(维生素B_9)

（一）理化性质

叶酸是含有蝶酰谷氨酸结构的一类化合物的统称,因最初从菠菜叶中分离出来而得名。在酸性溶液中对热不稳定,在中性和碱性环境中稳定。

（二）生理功能

叶酸在体内的活性形式为四氢叶酸,在体内许多重要的生物合成中作为一碳单位的载体发挥重要功能。可通过腺嘌呤、胸苷酸影响DNA和RNA的合成;可通过蛋氨酸代谢影响磷脂、肌酸、神经介质的合成等。

（三）缺乏症状

典型缺乏症为巨幼细胞贫血。

叶酸缺乏可使同型半胱氨酸向蛋氨酸转化出现障碍,进而导致同型半胱氨酸血症。已经证实,同型半胱氨酸对血管内皮细胞有毒害作用。可能是动脉粥样硬化及心血管疾病的重要致病因素之一。此外,同型半胱氨酸还具有胚胎毒性,患同型半胱氨酸血症的母亲所生子女中神经管畸形的发生率明显较高。

（四）机体营养状况评价

（1）测定血清叶酸是评价叶酸营养状况普遍采用的方法,但受影响因素较多。

（2）可通过测定血清、红细胞叶酸含量进行综合分析。

（五）食物来源与推荐摄入量

❶ **食物来源**　叶酸(维生素B_9)广泛存在动植物性食物中,其良好来源为肝、肾、绿叶蔬菜、土豆、豆类和麦胚等。

❷ **推荐摄入量**　14岁以上各年龄组均为400 $\mu g/d$,孕妇为600 $\mu g/d$;乳母为700 $\mu g/d$。

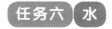
任务六　水

维生素

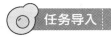
任务导入

水是一切生命所必需的物质,人对水的需要仅次于氧,水是人体最重要的组成成分,也是人体内含量最多的一种物质。水的重要性超过食物,人如果断食只饮水可维持生命7到9天,甚至几周;但如果断水只能维持数日。水在人体内的含量随年龄、性别而异。新生儿水含量可占体重的75%～

80%,成年男子为 55%~65%,女子为 50%~55%。水与生命活动息息相关,人体若失水 10%时,许多正常的生理功能就会受到严重的影响。若体内损失水分 20%时,就会引起狂躁、昏迷而导致死亡。由于水与其他营养素相比,相对容易获得,人们往往忽视了它的重要性。

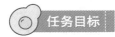 **任务目标**

学习水的生理功能、水的代谢与水平衡、水在烹饪中的作用、摄入量对健康的影响、食物来源及推荐摄入量。

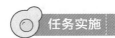 **任务实施**

一、水的生理功能

(一)水是人体的基本组成成分

成年人体内水约占体重的 2/3,血液、淋巴、脑脊液含水量高达 90%以上;肌肉、神经、内脏、细胞等含水量占体重的 60%~80%,脂肪组织和骨骼含水量占体重的 30%以下。

(二)水是良好的溶剂和运输工具,有助于体内食物的消化和吸收

水具有很强的稳定性,各种有机物和无机物溶于其中,保证各种化学反应过程的进行。水具有一定的流动性,可以作为各种物质的载体,这对于营养素的消化吸收、代谢产物的运输与排泄等都很重要。

(三)调节体温

人体的新陈代谢的过程中产生大量的能量,特别是内脏器官,如果不将这些热量释放,会导致体温的升高。由于水的热容量大,当体内温度升高时,水将内脏器官的热量吸收,随血液循环带到体表,从而调节体温。

(四)水是关节、肌肉和体腔的润滑剂

水在各器官、组织的活动中,有使摩擦面润滑而减少损伤的作用。体内的关节、韧带、肌肉、眼球等运动都离不开水作为润滑剂。水可以滋润身体细胞,使其保持湿润状态,使肌肉保持柔软,有弹性。

二、水的代谢与水平衡

人体在正常情况下,经皮肤、呼吸道及排泄物等从体内排出一定的水分,因此应当补充水分。每人每天排出的水量和摄入的水量必须保持基本相等,称为水平衡。水的平衡对人体内环境的稳定有着非常重要的作用,可通过水的摄入与排泄维持水的平衡。

每 100 g 糖氧化可产生 55 g 水,每 100 g 脂肪氧化可产生 107 g 水,每 100 g 蛋白质氧化可产生 41 g 水。正常人每日水代谢平衡如表 3-10 所示。

表 3-10　正常人每日水代谢平衡

摄入水量/mL		排出水量/mL	
饮水	1200	尿液排泄	1500
通过食物摄入	1000	粪便排泄	150
代谢水	300	肺呼吸及汗液蒸发	850
合计	2500	合计	2500

三、水在烹饪中的作用

水在烹饪中的作用极为重要，主要表现为以下几点。

（1）水在烹饪中作为加热的介质，用于烹制食物。烹调方法中的煮、炖、蒸都要用水。

（2）水对于保持菜肴的质感也有重要作用。水分较多的食物，一般都较嫩。含水量增减，会引起食物质量的改变。

（3）水可以溶解很多物质，如水有利于调味品渗透进入原料；另外，味感物质必须具有一定的水溶性才能刺激味蕾产生味觉。

（4）烹饪原料的洗涤离不开水，水可以去除原料中的杂质和污物，提高原料的卫生品质。

（5）水还有利于微生物的生长繁殖，对发酵食品的生产等有重要的作用。

四、水摄入量对人体健康的影响

❶ **缺水对人体的影响**　机体缺水常见的症状是口渴并伴有乏力、情绪激动、兴奋等症状。严重时可出现肌肉抽搐、手足麻木、血压降低、脉搏细弱、肢体冰凉等症状。极度严重时，会导致机体电解质代谢紊乱而抽搐死亡。

❷ **水摄入过多对机体的影响**　大量饮水而电解质摄入不足或水在体内异常潴留和分布，可导致体内水过多和引起水中毒，临床上多见于肝脏疾病、肾脏疾病和充血性心力衰竭等患者。严重水摄入过量，会出现血压升高、水肿明显等症状，甚至导致急性衰竭而死亡。

五、人体所需水的来源和推荐摄入量

❶ **水的来源**　人体所需要的水主要来源于三个方面：饮用水、各种饮料及固体食物中的水分和代谢水。人体对水的需要主要受代谢情况、年龄、体力活动、温度、膳食、疾病和损伤等因素的影响。如高温作业人员、夏季重体力劳动者需要增加饮水量；吃高蛋白和油腻的食物也需要多饮水；食物的咸淡和生活习惯也可能影响饮水量。

❷ **推荐摄入量**　一般人每天水的摄入量应在2300～2700 mL。人体对水的最低需要量是1500 mL/d。水供应量按能量计算是每天0.24～0.36 mL/kJ。随着年龄的增长，水的相对需要量（每千克体重的需水量）是下降的。中国营养学会建议我国居民每人每天需水量：8～9岁，70～100 mL/kg；10～14岁，50～80 mL/kg；成人，40 mL/kg。

任务七　膳食纤维

🥚 **任务导入**

膳食纤维在体内不能被分解利用，却是膳食中不可缺少的成分。流行病学调查发现，经常食用高纤维膳食的人群血浆胆固醇的含量较低。在实验条件下，果胶可以使胆固醇水平降低。将柑橘凝胶混合物（含果胶15 g）加入正常人膳食中，3周后血浆胆固醇平均减低13％。

🥚 **任务目标**

学习膳食纤维的分类、生理功能、摄入量对健康的影响、食物来源及推荐摄入量。

任务实施

膳食纤维是植物性食物中不能被人体消化酶消化，且不能被人体吸收的多糖和木质素。

一、膳食纤维的分类

在营养学上，常根据溶解性将其分为可溶性膳食纤维和不可溶性膳食纤维两大类。

（一）可溶性膳食纤维

可溶性膳食纤维包括果胶、树胶、豆胶、阿拉伯胶及魔芋多糖等。

（二）不可溶性膳食纤维

不可溶性膳食纤维包括纤维素、半纤维素及木质素等。

二、膳食纤维的生理功能

（1）促进肠道的蠕动，有利于粪便的排出。膳食纤维在肠道中可吸收和保持水分，从而增大粪便的体积，刺激消化道的蠕动和减少食物通过肠道的时间，因此有利于粪便的排泄。膳食过精，纤维素含量低，是导致很多肠道疾病（如便秘）发生的重要原因。粪便在肠道停留时间较长时，粪便中的有毒物质会长时间对肠道产生毒性作用，从而增加结肠癌、直肠癌的发病率。因此，膳食纤维对肠道肿瘤具有一定的预防作用。

（2）降低餐后血糖，预防控制糖尿病。膳食纤维可减少小肠对糖的吸收，使血糖不会因进食而快速升高，从而减少体内胰岛素的释放，有利于预防和治疗糖尿病。

（3）减少致癌物，预防癌症。大量的研究认为，高膳食纤维能降低大肠癌、乳腺癌、胰腺癌发病的危险性。

（4）降低血糖胆固醇，预防冠心病和胆石症。膳食纤维可吸附胆酸，使脂肪、胆固醇等吸收率下降，达到降血脂的作用。每天摄入 3 g 可溶性膳食纤维即可起到降血脂的作用，可有效地预防心脑血管疾病和胆石症的发生。

（5）控制体重，预防肥胖。膳食纤维吸水膨胀，增加饱腹感，能延缓排空时间，从而减少能量的摄入，达到控制体重和预防肥胖的效果。

（6）改善口腔功能，降低龋齿和牙周病的发生率。高纤维食物能增加咀嚼，增强口腔肌肉功能，促进唾液分泌，缓冲酸碱作用，改善口腔卫生状况。

三、膳食纤维摄入量对健康的影响

（1）膳食纤维摄入不足在经济发达地区人群中比较常见，与过多的摄入动物性食物而植物性食物摄入不足有关。膳食纤维摄入不足，易导致便秘、痔疮、高血脂等，肠道肿瘤的发病率也较高。

（2）膳食纤维摄入过多时，会影响其他营养素的吸收，特别是蛋白质、无机盐的消化吸收，因此，膳食纤维的摄入也应该适量。

四、膳食纤维的食物来源与推荐摄入量

❶ **食物来源**　主要来源于谷类、薯类、豆类、水果和新鲜蔬菜等天然植物性食物。一般绿叶菜比根茎类食物含量高；水果的果皮、谷类和豆类的种子皮含量很高，所以谷类加工越精细，膳食纤维丢失就越多。

❷ **推荐摄入量**　世界卫生组织（WHO）建议成人膳食纤维摄入量标准为 27～40 g；中国营养学会建议我国成人每天膳食纤维摄入量为 25～35 g。

烹饪原料的营养

扫码看课件

项目描述

人们在生活和工作中所需要的营养素,除通过饮水获得所需要的大部分水分外,其他的营养素(如碳水化合物、蛋白质、脂肪、矿物质和维生素等)均需通过各种食品所获取。制作各类菜点的原料不但要满足人们的口腹之欲,更重要的是必须考虑安全性和合理营养,从而保证人们的生命健康所需。本项目主要学习的是粮谷类、豆类、薯类、畜禽肉、水产类、蛋乳类、蔬果类、调味品类、酒类的营养价值。

项目目标

1.能说出粮谷类、豆类、薯类、畜禽肉、水产类、蛋乳类、蔬果类、调味品类、酒类的营养价值。

2.能够应用食品加工、烹调及储存对营养素的影响等方面的知识,尽可能地减少在食品加工、烹调及储存过程中食品中营养素的损失。

3.能正确运用食物成分表查食物营养素含量;能评价常见食品的营养价值并合理地选择食物,合理指导膳食。

任务一 粮谷类的营养价值

任务目标

1.能说出粮谷类主要营养成分及组成特点。
2.学会合理利用谷类的方法。

任务导入

五谷为养——粮谷类的营养价值

中医古籍《黄帝内经》提出:五谷为养,五果为助,五畜为益,五菜为充。这是中华祖先总结的饮食规律。随着时代的发展,人们对养生的关注日益提高,五谷杂粮回归餐桌主位。谷类食物是中国传统膳食的主食,是人体能量的最经济、最重要的来源。谷类也是 B 族维生素、矿物质和膳食纤维的重要食物来源。主食应该注意增加全谷物和杂豆类食物,因为谷类加工精度越高,越容易引起人体较高的血糖应答。坚持谷类为主,既是保持我国膳食的良好传统,又是避免高能量、高脂肪和低碳水化合物膳食对健康不利影响的需要。

在五谷里面通常认为稻米、小麦属细粮；粗杂粮是指除稻米、小麦以外的其他粮食，如玉米、荞麦、燕麦、小米、高粱、薯类等。粗粮是相对我们平时吃的精白米、白面等细粮而言的，主要包括谷类中的玉米、紫米、高粱、燕麦、荞麦、麦麸以及各种干豆类，如黄豆、青豆、赤豆、绿豆等。单一只吃精白米、白面是不符合平衡膳食原则的，还要吃粗杂粮，如小米、玉米、荞麦、高粱、燕麦等。长期只食用碾磨多次的精白米，容易得维生素 B 缺乏症，主要表现有口腔溃疡、脚气病、皮肤溃烂等。粗粮种类多样，营养价值高，各种粗粮所含的营养素各有所长。粗粮加工过程简单，保存了许多细粮中没有的营养成分。从营养成分上看，大部分粗粮蛋白质含量相对偏少，淀粉、纤维素、矿物质，以及 B 族维生素含量丰富。

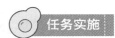 **任务实施**

一、粮谷类的营养价值

粮谷类主要包括小麦、大麦、大米、小米、玉米、高粱、荞麦等。粮谷类及其制品是中国膳食结构中的主食，在中国居民膳食中占有极其重要的地位，是蛋白质和能量的主要来源。据统计，我国居民每日蛋白质需要量的 50％以上都来自谷类食品。同时，谷类食品还是 B 族维生素和矿物质的主要来源。

（一）谷类种子结构与营养素分布

谷类虽然有多种，但其籽粒结构基本相似。谷粒的最外层是谷壳，主要起保护谷粒的作用，去壳后的谷粒均由谷皮、胚乳和胚芽等三部分组成。

❶ **谷皮** 谷皮也称麸皮，占整粒质量的 14.5％～18.5％，按其组织结构，由外向里依次为表皮、外表皮、内表皮、种皮、珠心层、糊粉层。主要成分是纤维素和半纤维素，也含有一定量的植酸、蛋白质、脂肪、维生素和矿物质。但由于谷皮含纤维较多、不易消化、麸色较深，在加工中应尽量避免将其磨入面粉中。

❷ **胚乳** 胚乳占小麦籽粒质量的 78％～84％，含有大量的淀粉，其次是蛋白质，其脂肪、矿物质、维生素、纤维素等含量都较低。由于胚乳碳水化合物含量高，质地紧密，碾磨过程中容易首先被碾碎，因而当出粉率低时，胚乳所占的比重就大，淀粉含量也就高。

❸ **胚芽** 胚芽占籽粒质量的 2.5％～3.5％，位于谷粒的一端。胚芽的脂肪含量很高（48％），同时含有较多的蛋白质（25％）、碳水化合物（18％）、维生素和矿物质。胚芽内的碳水化合物主要是蔗糖和棉籽糖，不含淀粉，含有较多的 B 族维生素。胚芽内富含维生素 E，可达 500 mg/kg。因此，在磨制精度低的面粉时，把胚芽磨入面粉中可提高面粉的营养价值。但由于胚芽中含有较多不饱和脂肪酸，容易氧化变质，使面粉不易保存并影响粉色，故在加工高精度面粉时不应把胚芽混入面粉中。

（二）谷类主要营养成分及组成特点

由于品种、地理、气候以及其他因素不同，谷类组分含量也有所不同。

❶ **蛋白质** 谷类蛋白质的含量取决于谷类品种、土壤、气候、施肥、栽培及加工方法的差异，一般在 7％～12％，主要由谷蛋白、醇溶蛋白、清蛋白和球蛋白组成。虽然其含量不高，但是谷类是我国居民膳食的主食，对一个中等体力的成年人来说，一日所需蛋白质的一半由谷类提供；谷类蛋白质的含量与品种、气候及生长条件有很大关系。谷类籽粒的各个部分都含有蛋白质，但分布很不均匀。蛋白质含量从高到低的顺序依次为胚乳（72％）、糊粉层（15％）、胚芽（9％）、种皮（4％）。谷类食品所含的蛋白质主要为白蛋白、球蛋白、醇溶蛋白及谷蛋白。

不同谷类中蛋白质和氨基酸的组成有所不同。一般谷类蛋白质因必需氨基酸组成不平衡，尤其赖氨酸含量低，为第一限制氨基酸，色氨酸和蛋氨酸含量也不足，因此其营养价值低于动物性食物。

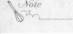

但小米中的氨基酸却较丰富,接近动物性食品。赖氨酸在荞麦面和莜麦面中含量最多,因此各种粮食混合食用可提高蛋白质的生物价值。

❷ **碳水化合物** 谷类中的碳水化合物含量为 70%～75%,主要为淀粉,占其总量的 90%,其利用率在 90% 以上,是供给人体所需能量最理想、最经济的来源。谷类淀粉分为直链淀粉和支链淀粉两种,一般以支链淀粉为主。通过培养新品种也可得到以直链淀粉为主的食品,如含直链淀粉 70% 以上的玉米等。谷物中的碳水化合物主要是淀粉,此外,还有少量的纤维素、半纤维素及可溶性糖。淀粉经烹调后容易消化吸收,是人体最理想又经济的热能来源。由淀粉供糖,血糖水平上升缓慢,不致使机体葡萄糖突然过剩。

❸ **脂肪** 谷类食品中脂肪含量很低,仅占 1%～3%,玉米可达 4.6%,荞麦达 7%。主要集中在籽粒胚芽和谷皮中。其中不饱和脂肪酸占 80% 以上,主要为油酸、亚油酸和棕榈酸,并含有少量磷脂和植物固醇。由于谷类食品中亚油酸含量较高,所以具有降低血清胆固醇、防止动脉粥样硬化等作用。

❹ **矿物质** 谷类一般含矿物质 1.5%～3%,且分布很不均匀,其中胚乳中占 0.3%～0.4%,胚芽中占 5%～7%,谷皮中占 7%～10%。谷类所含矿物质主要为钙、磷,但由于谷类食物中含有较高的植酸,影响了矿物质在人体内的吸收利用。谷类食物中还含有铁、锌、铜及钾、镁、氯等元素。

❺ **维生素** 谷类是膳食中 B 族维生素的重要来源,以硫胺素和烟酸含量较高,主要集中在糊粉层、胚芽和谷皮中。胚芽中还含有较丰富的维生素 E。谷类加工的精度越高,保留的胚芽和糊粉层越少,维生素损失就越多。谷类中尤其是玉米中烟酸主要以结合型存在,只有在碱性环境中才能变成游离型烟酸,才能被人体吸收利用。黄色玉米中还含有较多的 β-胡萝卜素。

二、粮谷类及其制品的营养价值

(一)大米

❶ **大米的分类** 根据我国现行国家标准,大米可分籼米、粳米和糯米三类。

(1)籼米:由籼型非糯性稻谷制成,米粒一般呈长椭圆形或细长形。按籼米粒质和籼稻收获季节分为早籼米(腹白较大,硬质颗粒少)和晚籼米(腹白较小,硬质颗粒多)。

(2)粳米:由粳型非糯性稻谷制成,米粒一般呈椭圆形。按其粒质和粳稻收获季节分为早粳米(腹白较大,硬质颗粒少)和晚粳米(腹白较小,硬质颗粒多)。

(3)糯米:由糯性稻谷制成,乳白色,不透明,也有的呈半透明,黏性大。糯米可分为籼糯米和粳糯米两种。籼糯米由籼型糯性稻谷制成,米粒一般呈长椭圆形或细长形;粳糯米由粳型糯性稻谷制成,米粒一般呈椭圆形。

❷ **大米的主要营养成分及组成特点**

(1)蛋白质:大米蛋白质含量大多在 10% 以下。大米蛋白质氨基酸组成中,赖氨酸和苏氨酸含量较低,分别为第一限制性氨基酸和第二限制性氨基酸,但赖氨酸仍略高于其他谷类,约为 3.5%。

大米的营养价值与其加工精度有直接关系。糙米是指脱去谷壳,保留其他各部分的大米,精白米(即通常的大米)是指仅保留胚乳,而将其余部分全部脱去的大米。精白米与糙米比较,精白米中蛋白质减少 8.4%,脂肪减少 56%,纤维素减少 57%,钙减少 43.5%,维生素 B_1 减少 59%,维生素 B_2 减少 29%,尼克酸减少 48%。因此,以精白米为主食的地区,常易患脚气病等 B 族维生素缺乏症。对此,有些地区采用营养强化米等措施来提高大米的营养价值。

(2)碳水化合物:大米的碳水化合物含量约 77%,主要存在于胚乳中。大米的黏性和胀性与其中的直链淀粉和支链淀粉的含量有关。直链淀粉含量高,胀性大而黏性小;支链淀粉含量高,黏性大而胀性小。籼米中直链淀粉含量高,支链淀粉含量少;粳米的二者比例适中;糯米则相反。现在已可以通过基因工程改变谷物淀粉的结构,培育出含直链淀粉或支链淀粉高的品种,如高直链淀粉的玉米和高支链淀粉的小麦。

(3) 脂肪:稻谷中的脂肪含量一般为 2.6%～3.9%,其中游离脂类为 2.14%～3.61%,平均为 2.3%,结合脂类为 0.21%～0.27%,平均为 0.23%。脂类在稻谷籽粒中分布不均匀,谷胚中含量最高,其次是谷皮和糊粉层,胚乳中含量极少。米糠主要由糊粉层和谷皮组成,含丰富的脂类,因此大米中可能只含有 0.3%～0.5% 的脂类,随大米精度的提高而下降。

(4) 其他营养成分:大米外层的维生素含量高,越靠近米粒中心,含量越低。相对糙米而言,精白米中维生素 B_1 的含量很低,因此长期食用高精度大米,会造成人体内维生素 B_1 缺乏。糙米中的矿物质含量也比大米高。

(二) 小麦

我国小麦的种植面积约占所有谷类的 31%,其中普通小麦种植最广,占全世界小麦总面积的 90% 以上,产量接近谷类总产量的 30%,面积和产量均居谷类作物之首。世界上有 1/3 以上的人口以小麦为主食。小麦在我国的种植面积约占粮食作物总面积的 26%,产量约占总产量的 22%,两者均次于水稻,居第二位。尽管自 1983 年以来,我国小麦总产量已跃居世界首位,但目前仍是世界第二大小麦进口国。

❶ 小麦的分类　小麦的种类很多,一般根据播种期、皮色和粒质来分。按麦粒的质地可分为硬质麦和软质麦。麦粒的质地与面粉的面筋强度有关。我国大量种植的是中筋普通麦,适合作专用面粉(如方便面专用粉、糕点专用粉、馒头专用粉、麦心粉、雪花粉)的硬质麦和软质麦则种得很少。按播种期分类,可分为冬小麦和春小麦。春小麦皮层厚,颜色深,多为褐色,硬质麦多,面筋含量高,品质好,但出粉率较低,粉色较差;冬小麦一般皮层薄,颜色浅,白皮麦多,硬质麦较少,但出粉率高,粉色好。按麦粒的皮色可分为红皮麦、白皮麦、红白相杂的花麦三类。红皮麦呈深红或红褐色,皮较厚,胚乳含量少,出粉率较低。白皮麦皮薄,粉色白,出粉率高。

❷ 小麦的主要营养成分及组成特点

(1) 蛋白质:小麦含有 12%～14% 的蛋白质,由清蛋白、球蛋白、麦醇溶蛋白和麦谷蛋白组成,其中面筋蛋白、麦醇溶蛋白(麦胶蛋白、醇溶麦谷蛋白)和麦谷蛋白占 80%～85%。麦醇溶蛋白和麦谷蛋白主要在胚乳。清蛋白和球蛋白是可溶性蛋白,主要在小麦谷皮和谷胚,氨基酸组成比较平衡,特别是赖氨酸和蛋氨酸含量较高。小麦胚芽占小麦粒重量的 2.5%～3.0%。未脱脂的小麦胚芽中,蛋白质含量为 30%～33%,氨基酸的比例均衡,赖氨酸含量相对较高。

小麦面粉加水至含水量高于 35% 时,可揉成有黏弹性的面团。将面团在水中搓洗,淀粉和其他水溶性物质离开面团,最后剩下一块黏性强、伸展性好的胶状物,即为湿面筋。湿面筋低温干燥后可得干面筋。在所有谷类粉中,仅有小麦粉能夹持住气体从而生产出松软的烘烤食品,如面包、蛋糕等,其根本原因是面筋蛋白的存在。面筋蛋白中谷氨酸含量高,约占面筋蛋白总量的 35%;脯氨酸含量也很高,约占 14%;碱性氨基酸(精氨酸、组氨酸、赖氨酸)含量较少。

(2) 碳水化合物:小麦碳水化合物含量为 74.5%～78%。小麦淀粉对面制品,特别是对面条品质的影响较大。

(3) 脂类:小麦籽粒中脂类的含量与品种、土壤、气候等条件有直接关系。冬小麦中的脂类含量最高,麦麸次之,胚乳最少。小麦胚芽含有活力很强的脂肪酶,易与脂类反应,使脂肪酸败变味。为了避免小麦粉在储藏中因脂类分解产生游离脂肪酸而影响品质,在制粉时应使谷胚与胚乳分离,不使其混入小麦粉中。面粉中的脂类含量对面包的烘焙品质有相当大的影响。

(4) 矿物质和维生素:小麦粉中的矿物质和维生素与小麦粉的出粉率和加工精度有关。由于小麦所含的营养素在籽粒中分布不均,所以小麦粉加工精度越高,面粉越白,维生素和矿物质含量越低。长期以精白粉为主食,会引起多种营养缺乏病。

(三) 玉米

全世界玉米播种面积仅次于小麦、水稻而居第三位。我国玉米的播种面积很大,分布也很广,产量居世界第二位,是我国北方和西南山区及其他旱谷地区人民的主要粮食之一。

❶ **玉米的分类**　按粒色分,可分为黄玉米、白玉米、紫玉米,最近又培育出花玉米;按粒质分,可分为糯玉米、杂玉米;按品种分,可分为常规玉米和特种玉米。传统的特种玉米有甜玉米、糯玉米和爆裂玉米,新近发展起来的有优质蛋白玉米(高赖氨酸玉米)、高油玉米和高直链淀粉玉米等。由于特种玉米比普通玉米具有更高的技术含量和更大的经济价值,国外把它们称之为"高值玉米"。甜玉米又可分为普通甜玉米、加强甜玉米和超甜玉米。高油玉米含油量较高,特别是亚油酸和油酸等不饱和脂肪酸的含量达到 80%,具有降低血清胆固醇、软化血管的作用。此外,高油玉米蛋白质含量比普通玉米高 10%～12%,赖氨酸高 20%,维生素含量也较高。紫玉米是一种非常珍稀的玉米品种,因颗粒形似珍珠,有"黑珍珠"之称。紫玉米的品质虽优良特异,但棒小,粒少,亩产只有 50 kg 左右。其他特种玉米和品种改良玉米包括高淀粉专用玉米、青贮玉米、食用玉米杂交品种等。

❷ **玉米的主要营养成分及组成特点**　玉米蛋白质含量偏低,品质欠佳。玉米蛋白质含量一般在 8%～9%,且氨基酸不平衡,赖氨酸、色氨酸和蛋氨酸的含量不足,因此生物效价仅有 60。玉米中的维生素 E 含量较高,约为 20 mg/kg。黄玉米中含较多胡萝卜素,维生素 D 和维生素 K 几乎没有。水溶性维生素中,硫胺素含量较高,核黄素和烟酸含量较低,烟酸以结合型存在,不易被人体吸收,因此以玉米为主食的地区易发生癞皮病。玉米胚芽中的脂肪较多,不饱和脂肪酸高达 85%,亚油酸高达 47.8%,这对降低胆固醇有一定疗效。胚芽油中含有丰富的维生素 E,有抗脂肪氧化、抗衰老作用。玉米中的矿物质约为 80%,存在于胚部;钙含量较低,约为 0.02%;磷约为 0.25%,但约 63% 是以植酸磷形式存在。其他矿物元素的含量也较低。

（四）小米

小米又名粟,我国北方通称谷子(南方则称稻为谷子),去壳后叫作小米,原产于我国,约有八千多年栽培历史,由野生"狗尾草"选育驯化而来的。现在世界各地栽培的小米,都是由中国传去的。全世界小米栽培面积约 10 亿亩,我国最多,总产量也最高,多分布在黄河中下游地区、东北、内蒙古等地。粟生长耐旱,品种繁多,俗称"粟有五彩",有白、红、黄、黑、橙、紫等多种颜色。

小米蛋白质、脂肪及铁的含量都比大米高。蛋白质含量为 9%～10%,主要为醇溶谷蛋白,其中赖氨酸含量很低,但蛋氨酸、色氨酸和苏氨酸含量则较其他谷类高。小米硫胺素含量较高,核黄素、β-胡萝卜素以及维生素 B_1 的含量位居所有粮食之首。另外,小米中脂肪含量也较高,达 4% 以上。小米中各种营养素的消化吸收率都较高。

（五）高粱

高粱在全世界分布很广。我国高粱又名蜀黍、荻子等,主要产于辽宁、黑龙江省。高粱与其他谷类相比,粗脂肪含量较高,生物效价仅次于玉米和小麦。不足之处是高粱的蛋白质质量较差,氨基酸不平衡,缺乏赖氨酸和色氨酸,矿物质和微量元素含量低,特别是高粱种皮中含有较多的鞣酸,具有苦涩味,是一种抗营养因子,会阻碍能量和蛋白质等养分的利用,适口性也较差。

（六）荞麦

荞麦又称为三角麦,栽培历史悠久。它起源于中国,有甜荞、苦荞和米荞麦等。甜荞和苦荞是我国主要栽培品种。苦荞在国外视为野生植物,只有我国有栽培和食用习惯。荞麦营养价值比大米、小麦都高,其蛋白质的氨基酸构成比较平衡,赖氨酸含量约比小麦和大米高 2 倍,维生素 B_1、维生素 B_2 和胡萝卜素含量也相当高,还含有多种独特成分,如叶绿素、苦味素、荞麦碱、芦丁等类黄酮物质,不但可以预防心血管疾病,还对糖尿病、青光眼、贫血等有较好疗效。

（七）燕麦和莜麦

有些地方燕麦和莜麦(也写作油麦)不分,实际上燕麦和莜麦有区别。燕麦也称为"皮燕麦",成熟时内外稃紧抱籽粒,不易分离;莜麦也称为"裸燕麦",成熟时籽粒与外稃自行分离。这和大麦与小麦的区别完全相同,大麦成熟时内外稃紧抱籽粒,不易分离,而小麦成熟时籽粒与外稃自行分离。

燕麦和莜麦是世界上公认的营养价值很高的杂粮。每百克燕麦或莜麦所释放的能量相当于同等数量肉类的能量。而且燕麦和莜麦含糖少,蛋白质多,纤维素多,是心血管疾病、糖尿病患者的理想保健食品。

三、粮谷类及制品的合理利用

（一）合理加工

谷物加工是通过碾磨除去表皮成为米或面,以利于食用和消化吸收。谷物所含的矿物质、维生素、蛋白质和脂肪大部分都在谷粒的胚芽和表皮中。谷物加工时,如果加工精度过高,不但会使表皮脱落,也会使胚芽脱落,造成营养素的损失,如果加工精度过低,虽然出粉率或出米率提高,也保留了较多的营养素,但产品中会含有大量谷皮,使纤维素和植酸含量过高,影响蛋白质的吸收,而且口感粗糙。为了既保持良好的感官性状和有利于消化吸收,又最大限度地保留营养素,1950年我国将稻米和小麦的加工精度规定为"九二米"和"八一粉",1953年又将精度降低为"九五米"和"八五粉",与精白米和精白面比较,保留了较多的维生素、纤维素和矿物质,在预防某些营养缺乏病和节约粮食方面起到了积极作用。

（二）合理储存

谷物在一定条件下可以储存很长时间而质量不会发生变化,但当环境条件发生改变,如水分含量提高、环境湿度增大、温度提高时,谷粒内酶的活性将增大,呼吸作用会加强,使谷粒发热,促进霉菌生长,导致蛋白质、脂肪分解产物积聚,酸度升高,最后霉烂变质,失去食用价值。故谷物应在避光、通风、阴凉和干燥的环境中储存。

（三）合理利用

夯实粮食
安全根基,
端牢
"中国饭碗"

烹调过程中可使一些营养素损失,且不同的烹调方式使营养素损失的程度不同,主要是对B族维生素的影响。如大米在淘洗过程中,维生素B_1可损失30%～60%,维生素B_2和烟酸可损失20%～25%,矿物质损失70%,且淘洗次数越多、浸泡时间越长、水温越高,损失越多;蒸饭或焖饭比去掉米汤捞饭损失的营养素少;米饭在电饭煲中保温,随时间延长,硫胺素可损失50%～90%。烹调方式不当时,如加碱蒸煮、炸油条等,则损失更为严重,如煮粥时加碱,维生素B_1损失82%,维生素B_2损失70%;多数维生素在酸性溶液中较稳定,损失较少。面食在烘烤过程中,还原糖和氨基化合物发生褐变反应,又称美拉德反应,产生褐色物质,在消化道中不能水解,故无营养价值,而且可使赖氨酸失去效能,为此应注意焙烤温度和糖的用量。因此,稻米应少搓少洗为好,面粉蒸煮加碱要适量,且要少炸少烤。谷类食物蛋白质中的赖氨酸普遍较低,宜与富含赖氨酸的豆类和动物性食物混合食用,以提高蛋白质的营养价值;另外,可在面粉或米粉中添加赖氨酸以提高蛋白质营养价值,如强化面包、饼干等,还可在精白米或面粉中加维生素B_1、维生素B_2、烟酸、钙、铁等进行营养强化。

任务二　豆类的营养价值

任务目标

1. 能说出豆类主要营养成分及组成特点。
2. 学会合理利用豆类的方法。

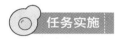

豆类的营养价值非常高,我国传统饮食讲究"五谷宜为养,失豆则不良",意思是五谷是有营养的,但没有豆子就会失去平衡。现代营养也证明每天坚持食用豆类食品,能增加免疫力,降低患病的概率。因此,很多营养学家都呼吁,用豆类食品代替一定量的红肉等动物性食品,是解决城市中营养不良和营养过剩双重负担的最好方法。大豆被称为"长寿第一豆",在百种天然食品中名列榜首,富含优质蛋白、钙、磷、胡萝卜素等,还有核黄素、卵磷脂、大豆异黄酮等多种高营养价值成分。大豆营养成分多,功效也多,其所含的卵磷脂能帮助降低血清胆固醇,能预防脂肪肝和心血管疾病,还能减缓记忆力衰退,预防老年痴呆;大豆异黄酮是辅助雌激素水平稳定的"双向调节器",对预防妇科疾病有好处。大豆做成的腐乳、豆豉等,虽然营养价值也很高,但含盐较多,不宜多吃,可以用作其他菜的配料,以减少盐的使用。

杂豆饭是以杂豆类为主(可选杂豆有红芸豆、白芸豆、黑芸豆、奶花芸豆、紫花芸豆、绿豆、红小豆、黑芸豆、豌豆、蚕豆等),为了有较好的口感,添加一部分大米蒸煮出来的饭。种类多样的杂豆饭口感丰富、控糖:粗糙的杂豆与精制的大米结合烹制而成的杂豆饭,不仅能延缓餐后血糖的上升速度,而且,杂豆丰富的营养素对糖尿病并发症还有一定的防治作用。比如,黑芸豆表皮富含的花青素,对于控制血压和血糖都十分有利。杂豆饭实现了杂豆和大米的氨基酸互补,相比于同等重量的大米饭,杂豆饭能为糖尿病患者提供更丰富的营养。

一、豆类的营养价值

豆类种类很多,根据其营养特点可分为两大类:一类是大豆类,包括黄豆、青豆及黑豆等,蛋白质和脂肪含量较高,碳水化合物相对较少;另一类为其他豆类(杂豆),包括豌豆、蚕豆、绿豆等,碳水化合物含量较高,蛋白质含量中等,脂肪含量较少。豆类经加工可制成各种豆制品,如豆腐、豆浆、豆芽、腐竹等。在我国居民膳食中,豆类是植物蛋白和植物性脂肪的主要来源,同时也可提供部分膳食纤维、矿物质和 B 族维生素。

(一)豆类主要营养成分及组成特点

大豆主要包括黄豆、黑豆和青豆,其中以黄豆最常见,其蛋白质含量较高,脂肪含量中等,碳水化合物含量较低。

❶ **蛋白质**　大豆含有 35%～40% 的蛋白质,是最好的植物性优质蛋白质,含有丰富的赖氨酸,是与谷类蛋白质互补的天然理想食品。大豆蛋白质含有人体所需的各种必需氨基酸,故大豆蛋白质为优质蛋白。

❷ **碳水化合物**　大豆中碳水化合物的含量为 25%～35%,其组成比较复杂,多为纤维素和可溶性糖,如棉籽糖、水苏糖等,在体内较难消化,被肠道中微生物分解后产气,引起腹胀。对于大豆中的碳水化合物人体虽然不能消化吸收,但它们属于功能性糖,具有热能低、活化肠道内双歧杆菌并促进其增殖的保健作用。

❸ **脂肪**　大豆脂肪含量为 15%～20%,其中不饱和脂肪酸占 85%,亚油酸高达 50%。此外,大豆油中还含有 1.6% 的磷脂和具有较强抗氧化能力的维生素 E。大豆油是我国居民的重要食用油,熔点低,易于消化吸收,并有利于降低血液胆固醇和软化血管,适合老年人食用。

❹ **矿物质**　大豆还含有丰富的磷、铁、钙、镁、钾等矿物质。由于大豆中植酸含量较高,可能会影响铁和锌等矿物质元素的生物利用。

⑤ 维生素　大豆中 B 族维生素的含量较高,如维生素 B_1、维生素 B_2 和烟酸等的含量比谷类多数倍,并含有一定量的胡萝卜素和丰富的维生素 E。

⑥ 大豆中的生物活性物质　大豆中含有多种对人体具有生物活性的成分,对人体健康有一定的促进作用,如大豆异黄酮、大豆低聚糖、大豆皂苷等。

（1）大豆异黄酮:可在人体中转化为具有雌激素活性的成分,故亦被称为植物雌激素,对人体具有降血脂、抗动脉粥样硬化、抗肿瘤、抗骨质疏松等作用。

（2）大豆低聚糖:主要成分为水苏糖和棉籽糖等,因可引起胀气,故常被称作"胀气因子"。最新研究表明,大豆低聚糖是促进肠道内双歧杆菌和乳酸杆菌生长的最好的增殖物质,从而能够抑制病原菌,改善胃肠功能,防止腹泻、便秘,并能起到保护肝脏、降低血液胆固醇等作用。

（3）大豆皂苷:对人体具有抗血脂、抗氧化、抗病毒、提高免疫力等作用。

（二）杂豆主要营养成分及组成特点

杂豆主要有绿豆、红小豆、豌豆、蚕豆、豇豆等,营养特点介于大豆和谷类之间。蛋白质含量为 20%～25%,脂肪含量为 1% 左右,碳水化合物含量在 55% 以上。维生素和矿物质含量也很丰富,含有丰富的 B 族维生素,但基本无胡萝卜素和维生素 C。

① 绿豆　又名青小豆,富含蛋白质、碳水化合物、矿物质和维生素。蛋白质以球蛋白为主,亮氨酸含量较多,蛋氨酸、色氨酸和酪氨酸含量较少。

《本草纲目》记载:绿豆煮食,可消肿下气、清热解毒、消暑止渴。现代医学研究证实,绿豆具有抗菌、利尿、排毒等功效。

② 赤豆　又名红小豆,富含蛋白质、碳水化合物、矿物质和维生素。赤豆常被用来做粥和豆沙馅,很受人们喜爱。赤豆含有一定量的皂苷,可刺激肠道,有良好的利尿作用,还能解酒、解毒,对心脏病和肾病、水肿均有一定的疗效,另外,还有润肠通便、预防结石、健美减肥的作用。产妇多吃赤豆,还有催乳的功效。

③ 芸豆　芸豆含有丰富的蛋白质和膳食纤维,矿物质钙、铁及 B 族维生素含量也很突出。芸豆颗粒饱满肥大、色泽鲜明、营养丰富,可煮可炖,是制作糕点、豆馅、豆沙的优质原料,具有较高的营养价值。

芸豆含有皂苷、尿毒酶等独特成分,具有提高人体免疫能力、增强抗病能力、激活 T 细胞、促进脱氧核糖核酸的合成等功能,对肿瘤细胞有抑制作用,其所含尿素酶应用于肝昏迷患者效果很好。尤其适合心脏病、动脉硬化、高血脂、低钾血症和忌盐患者食用。

④ 蚕豆　又名胡豆、罗汉豆,富含蛋白质,氨基酸种类较为齐全,特别是赖氨酸含量较高。

蚕豆含有丰富磷脂,有健脑作用。蚕豆皮中的粗纤维有降低胆固醇、促进肠蠕动的作用。传统医学认为蚕豆能益气健脾、利湿消肿。但蚕豆中含有有毒的 β-氰基氨基酸和 L-3,4 二羟基苯丙氨酸,前者是一种神经毒素,后者能导致急性溶血性贫血。因此,蚕豆不宜生吃,应充分熟制后食用。

⑤ 豌豆　豌豆未成熟时可作蔬菜炒食,籽实成熟后又可磨成豌豆粉食用。因豌豆豆粒圆润鲜绿,常被用来作为配菜,以增加菜肴的色彩,促进食欲。

豌豆荚和豆苗的嫩叶中富含维生素 C 和能分解体内亚硝胺的酶,可以分解亚硝胺。豌豆中富含胡萝卜素,食用后可防止人体致癌物质的合成,从而减少癌细胞的形成,具有抗癌防癌的作用。豌豆中富含粗纤维,能促进大肠蠕动,保持大便通畅,起到清洁大肠的作用。

豌豆性平、味甘。豌豆中所含的叶绿酸可有效抗癌症。有研究表明,吃豌豆可以降低体内甘油三酯的含量,减少心脏病的发病率,降低胆固醇。此外,多吃豌豆可缓解更年期妇女的不适现象。

⑥ 饭豆　饭豆是一种富含营养的豆类食物,富含蛋白质、碳水化合物以及较丰富的矿物质和维生素。与其他豆类比较,饭豆含钙较为丰富。

饭豆也是一种古老的民间药材,其药用价值在我国 2000 多年前的古医书中就有记载,以粒小而赤褐色者较佳。红饭豆种子性平、味甘酸,无毒,入心、小肠经,有利水、除湿和排血脓、消肿解毒的功效,对治疗水肿、脚气、黄疸、便血、痈肿等病有明显的疗效,作药材比小豆更好。

（三）豆类中的抗营养因子

❶ **蛋白酶抑制剂**　蛋白酶抑制剂是能抑制胰蛋白酶、糜蛋白酶、胃蛋白酶等 13 种蛋白酶的物质的统称,其中胰蛋白酶抑制剂最普遍,影响蛋白质消化吸收,对动物有抑制生长的作用。采用常压蒸汽加热 30 min 或 9.8 kPa 的压力下加热 10～15 min 即可破坏豆类中的胰蛋白酶抑制剂。

❷ **豆腥味**　脂肪氧化酶是产生豆腥味的主要物质。采用 95 ℃ 以上加热 10～15 min 或用酒精处理后减压蒸发的方法,以及采用纯化大豆脂肪氧化酶等方法均可脱去部分豆腥味。

❸ **胀气因子**　大豆碳水化合物中的水苏糖和棉籽糖,在肠道微生物作用下可产生二氧化碳和氨,故称二者为"胀气因子"。通过加工成豆制品可被去除。

❹ **红细胞凝集素**　能凝集人和动物红细胞的一种蛋白质,可影响动物的生长,加热即被破坏。

二、豆制品的营养价值

豆制品主要是以大豆为原料加工制成的各类副食品,有非发酵豆制品和发酵豆制品。

非发酵豆制品包括豆浆、豆腐、豆腐干、内酯豆腐等,经过浸泡、细磨、加热等处理,破坏了所含的胰蛋白酶抑制剂,除去了大部分纤维素,因而明显提高了蛋白质的消化吸收率,但部分可溶性物质（如 B 族维生素）由于溶于水而损失。

发酵豆制品有腐乳、豆豉、豆瓣酱等,其蛋白质被部分分解为肽和氨基酸,易消化吸收,并使氨基酸游离,味道鲜美,豆类发酵也提高了维生素 B_2 和维生素 B_{12} 的含量。杂豆制品主要有粉丝、粉皮等。

❶ **豆浆**　豆浆是最简单的大豆加工品,只需将大豆浸泡磨浆后煮沸即可。豆浆保存了大豆的所有成分,经煮沸以后,不但使大豆中的蛋白酶抑制剂和红细胞凝集素失活,而且使大豆蛋白质的消化率从生豆的 40% 提高到 90% 以上。豆浆属于营养素含量丰富的传统食品。

❷ **豆腐**　向煮沸的豆浆中加入石膏（硫酸钙）或卤水（硫酸钙和硫酸镁的混合物）,或者葡萄糖酸内酯,使豆浆中的蛋白质凝固,压榨除水就成了豆腐或豆腐干。其含水量因加工方法不同而异,北豆腐含水 80% 左右,南豆腐含水 87% 左右,内酯豆腐含水量高达 90%,豆腐干含水量 70% 左右。豆腐中的 B 族维生素含量较豆浆低很多,可能由于加热时被破坏或压榨除水时流失。由于大豆本身含有较丰富的钙质,凝固时又添加了钙盐凝固剂,因此,豆腐是膳食中钙的良好来源。大豆中的蛋白质在豆腐中几乎完全得以保存,其消化吸收率可达 95%。

❸ **豆芽**　豆芽主要有大豆芽和绿豆芽。大豆经发芽后,其原有的抗营养因子（蛋白酶抑制剂、植酸、红细胞凝集素等）含量减少或消失,营养素的消化吸收率得到改善,维生素 C 的含量明显提高。

三、豆类及制品的合理利用

不同加工和烹调方法,对大豆蛋白质的消化率有明显的影响。整粒熟大豆的蛋白质消化率仅为 65.3%,但加工成豆浆可达 84.9%,豆腐可提高到 92%～96%。

大豆中含有胰蛋白酶抑制剂,它能抑制胰蛋白酶的消化作用,使大豆难以分解为人体可吸收利用的各种氨基酸。经过加热煮熟后,这种因子即被破坏,消化率随之提高,所以大豆及其制品须经充分加热煮熟后再食用。

豆制品经发酵后蛋白质在微生物作用下被充分水解,产生多种氨基酸、多肽等营养物质,使蛋白质的消化吸收率大大提高,并使谷氨酸游离出来,味道鲜美,而且核黄素、维生素 B_{12} 的含量有所增加。发酵豆制品主要有腐乳、豆豉、豆酱、臭豆腐等。

干豆中不含维生素 C,但经发芽后,维生素 C 增加。冬季缺少蔬菜的地区,可多食豆芽。豆类与谷类食物混合食用,可很好地发挥蛋白质的互补作用,提高蛋白质的吸收利用率。

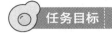

任务三 薯类的营养价值

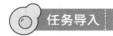

任务目标

1.能说出薯类主要营养成分及组成特点。
2.学会合理利用薯类的方法。

任务导入

马铃薯主粮化

据农业农村部消息,我国将启动马铃薯主粮化战略,推进把马铃薯加工成馒头、面条、米粉等主食,马铃薯将成为稻米、小麦、玉米外又一主粮。与稻米、小麦、玉米相比,马铃薯全粉储藏时间更长,在常温下可储存15年以上,一些国家把马铃薯全粉列为战略储备粮。许多专家认为,随着全球人口的快速增加,在未来世界出现粮食危机时,只有马铃薯可以拯救人类。

马铃薯被称为"十全十美"的营养产品,富含膳食纤维,脂肪含量低,有利于控制体重增长和预防高血压、高胆固醇及糖尿病等。世界上有很多国家将马铃薯当作主粮,比如欧洲国家人均年消费量稳定在50~60 kg,俄罗斯人均消费量达到170多千克。当前中国只有少数地区将马铃薯当主粮,更多的将马铃薯作为菜食用。未来马铃薯将从副食消费向主食消费转变,马铃薯主粮化实际上就是把马铃薯加工成适应中国人消费习惯的面包、馒头、面条等主食产品,由副食消费向主食消费转变。

到2020年中国粮食需求增量将达到500亿千克以上,但受耕地资源的约束和种植效益的影响,小麦、水稻等主粮品种继续增产的空间变小、难度加大。而马铃薯耐寒、耐旱、耐瘠薄,适应性广,种植起来更为容易。中国马铃薯生产配套栽培技术日趋成熟,集成了以农机为载体的双垄、覆膜、滴灌、水肥一体化等关键技术,并成功开发了马铃薯全粉占比35%以上的馒头、面条、米粉等主食产品和面包等休闲食品。

任务实施

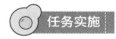

一、薯类的营养价值

薯类包括马铃薯、甘薯、木薯等,含有丰富的淀粉、膳食纤维以及多种维生素和矿物质,对保持身体健康、维持肠道正常功能、提高免疫力等具有重要作用。薯类兼有谷类和蔬菜的双重好处。甘薯既是维生素的"富矿",又是抗癌能手。就抑癌效果而言,甘薯居所有蔬菜之首。

薯类主要营养成分及组成特点如下。

❶ **蛋白质** 薯类的蛋白质含量通常在1%~2%。以鲜重进行比较时,薯类食品的蛋白质含量较谷类低;但按干重计算时,薯类食品的蛋白质含量可与粮食相媲美。例如。鲜马铃薯的粗蛋白质含量平均约为2%,相当于干重的10%,略高于大米;鲜甘薯蛋白质含量为1.4%左右,按73%的水分计算,相当于干重的5.2%,略低于大米。

从氨基酸组成来看,薯类蛋白质的质量相当于或优于粮食蛋白质。马铃薯蛋白质的氨基酸平衡良好,其中富含赖氨酸和色氨酸,可以与粮食蛋白质发生营养互补。甘薯蛋白质的质量与大米相近,而赖氨酸含量高于大米。此外,甘薯、山药和芋头中均含有黏蛋白,对提高免疫力和预防慢性病有一定作用。

② **碳水化合物**　薯类的淀粉含量达鲜重的 $8\%\sim30\%$，达干重的 85% 以上，超过粮食中的碳水化合物含量，可用作主食。薯类淀粉容易被人体消化吸收，且血糖反应较低。薯类中的膳食纤维质地细腻，对肠胃刺激小，可有效预防便秘。薯类淀粉粒颗粒大，容易分离，常用来提取淀粉或者制作各种淀粉食品。马铃薯和甘薯均为我国重要的淀粉原料。其中马铃薯淀粉中富含磷酸基团，具有良好的持水性和柔软的口感；马铃薯粉可添加于糕点、面包、肉制品等食品当中，用来改善其口感。甘薯中含有较多可溶性糖，使其具有甜味。

③ **脂类**　薯类脂肪主要由不饱和脂肪酸组成，脂肪含量通常低于 0.2%，按干重计算亦低于糙米和全麦。但经油炸的薯类加工品往往含有较高的脂肪，如炸薯条、炸薯片等。

④ **矿物质**　薯类富含矿物质，其中以钾含量最高，其次为磷、钙、镁、硫等。每 100 g 马铃薯干粉中含钾可达 1000 mg 以上，山药和芋头含钾更为丰富。薯类中的镁含量也较高。按干重计算，其铁含量与谷类相当，钙含量则高于谷类。马铃薯中磷含量较高，而甘薯中含量较低。用薯类部分替代精白米和精白面粉作为主食，有利于增加膳食中钾、镁元素的供应。

⑤ **维生素**　薯类中含有除维生素 B_{12} 之外的各种 B 族维生素以及较为丰富的维生素 C，可以在膳食中部分替代蔬菜。例如，马铃薯和甘薯中所含淀粉对维生素 C 具有一定保护作用，薯类食品烹调后，维生素 C 的损失率较低。在蔬菜不足的冬季，薯类可以成为膳食中维生素 C 的重要来源。

薯类食物中含有一定量的 B 族维生素，其中维生素 B_1 含量较高，按干重计算，可达大米的 $2\sim3$ 倍。红心甘薯中含有较丰富的胡萝卜素，是膳食中维生素 A 的补充来源之一。

二、薯类的合理利用

我国明代著名医药学家李时珍在《本草纲目》中记载，甘薯补虚乏，益气力，健脾胃，强肾阴，并指出甘薯性味甘平，有补脾胃、养心神、益气力、清热解毒等功效。甘薯对癌症和心血管疾病这两大危害人类健康的疾病均有较好的防治作用。日本科学家发现，在具有防癌保健作用的 12 种蔬菜中，甘薯的防癌功效名列榜首，被誉为"抗癌之王"。

研究发现，除了含有的抗氧化营养素维生素 C 和胡萝卜素具有防癌作用外，甘薯还具有延缓衰老、延年益寿的功效，并可有效防治结肠癌和乳腺癌。科学家还发现，甘薯含有一种黏液蛋白（多糖和蛋白质的化合物），属于胶原和黏多糖物质，它对人体的消化系统、呼吸系统和泌尿系统各器官组织的黏膜具有特殊保护作用，可保持动脉血管弹性，防止动脉粥样硬化的发生；保持关节腔里关节面的润滑；防止肝脏和肾脏中结缔组织的萎缩；还可以提高机体的免疫功能，具有很好的防癌、抗癌作用。另外，甘薯含有的纤维素和果胶，可刺激肠壁，加快消化道蠕动并吸水膨胀，有助于排便，从而预防便秘、痔疮和大肠癌的发生。

甘薯含有的能量较低而饱腹感强，微量营养素含量丰富，所以它还是一种理想的减肥食品。此外，甘薯作为一种长寿食品也风靡全球。对我国长寿之乡广西巴马、日本某些地区长寿者的饮食调查发现，老寿星们都是常年以甘薯为主食。但是甘薯不宜一次大量食用，尤其是不宜生吃。因为甘薯含有较多的糖分，会刺激胃酸的分泌，胃收缩后胃液反流至食管有烧心感。食用烤甘薯可减轻以上症状。还可将甘薯洗净，切成小块，与粳米同煮成甘薯粥，对老年人更为适宜。

马铃薯有很好的防治心血管疾病的功效，对于高血压和中风有很好的防治作用，可防止动脉粥样硬化。马铃薯块茎中含有多酚类化合物，如芥子酸、香豆酸、花青素、黄酮等，具抗氧化、抗肿瘤、降血糖、降血脂等保健作用。

中医认为，马铃薯有和胃、健脾、益气的功效，这可能与马铃薯含有大量淀粉以及蛋白质、B 族维生素、维生素 C 等，能促进脾胃的消化功能有关；可以防治胃溃疡、慢性胃炎、习惯性便秘和皮肤湿疹等疾病；还有解毒、消炎之功效。

马铃薯有着丰富的营养价值和保健作用，但是马铃薯本身也含有一些毒素，如果食用不当，会造成食物中毒。马铃薯中的龙葵碱有剧毒,主要存在于未成熟块茎的外皮中,中心的肉部含量很少,因而选择成熟的马铃薯,去皮后食用是安全的。龙葵素是马铃薯中的另一类毒素,也主要存在于外皮中,可导致溶血和神经症状。通常情况下,含量低,不会影响食用。但马铃薯储藏不当而发芽、变绿或腐烂时,龙葵素含量大幅上升,食用后会导致中毒。所以在挑选马铃薯时要注意,发绿的芽苞部位和霉烂的马铃薯不可食用。烹调时放点醋有中和龙葵素的作用。

任务四　畜禽肉的营养价值

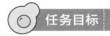 **任务目标**

1.能说出畜禽肉主要营养成分及组成特点。
2.学会合理利用畜禽肉的方法。

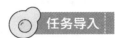 **任务导入**

高蛋白、低脂肪的肉类

肉类是优良的蛋白质来源,能弥补植物蛋白利用率不高的缺点。不过肉类质量的好坏,应根据肉类脂肪酸的含量与质量去判断。畜肉有 5%～20% 的脂肪,而且富含饱和脂肪酸。禽肉的脂肪含量比畜肉的低,主要为不饱和脂肪酸。鱼肉一般偏瘦,肥鱼则能提供高价值的多元不饱和脂肪酸。选择肉类基本上可遵循一条简单的规则:吃畜肉不如吃禽肉,吃禽肉不如吃鱼肉。

鱼肉是最佳的动物性食品,它兼具高蛋白、低脂肪、维生素和矿物质丰富的优点。鱼肉的蛋白质比例通常为 18%～24%,能提供身体所需的各种氨基酸,属于完全蛋白质,营养价值相当高;而且鱼肉的肌纤维较短,蛋白质结构松散,所以质地特别软嫩。另外,鱼肉中的可溶性胶质很多,水分含量大,消化吸收率超过 90%,尤其适合老年人食用。营养师建议:鱼的内脏尽量不要吃,因为某些会导致食物中毒。大型鱼容易有污染问题,最好选择能整条放在餐盘上的小型鱼。

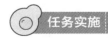 **任务实施**

一、畜禽肉的营养价值

畜禽肉包括畜肉和禽肉,畜肉指猪、牛、羊等的肌肉、内脏及其制品,禽肉指鸡、鸭、鹅等的肌肉、内脏及其制品。畜禽肉的营养价值较高,饱腹作用强,可加工烹制成各种美味佳肴,是一种食用价值很高的食物。

畜禽类食物在化学组成以及营养价值上有许多相似之处,但是营养素的分布,因动物种类、部位以及肥瘦程度不同有很大差异。

❶ **蛋白质**　畜禽肉类的蛋白质主要存在于动物肌肉组织和结缔组织中,含量占动物总重量的 10%～20%,如牛肉中蛋白质含量为 15%～20%,瘦猪肉为 10%～17%,羊肉为 9%～17%,鸡肉中含量可达 20% 以上,鸭肉中含量在 15%～18%。按照蛋白质在肌肉组织中存在的部位不同,分为肌浆蛋白质(20%～30%)、肌原纤维蛋白质(40%～60%)、间质蛋白质(10%～20%)。畜禽肉的蛋白质中含有充足的必需氨基酸,其氨基酸模式接近人体氨基酸模式,因而易于消化吸收,所以营养价值很高,是利用率高的优质蛋白质;但存在于结缔组织中的间质蛋白,主要是胶原蛋白和弹性蛋白,其必需氨基酸组成不平衡,如色氨酸、酪氨酸、蛋氨酸含量很少,蛋白质的利用率低。此外,畜禽肉中还

含有可溶于水的含氮浸出物以及肌凝蛋白原、肌肽、肌酸、肌苷、嘌呤和氨基酸等非蛋白含氮浸出物，肉类烹调时，一些浸出物溶出，使肉汤味道鲜美。

❷ 碳水化合物　畜禽肉中的碳水化合物以糖原（也称动物淀粉）形式存在于肌肉和肝脏中，含量很少，正常含量占动物体重的 5%，屠宰后的动物肉尸在保存过程中，由于酶的分解作用糖原含量会逐渐下降。

❸ 脂肪　畜禽肉中脂肪含量多少与动物种类、肥瘦程度有关，一般在 10%～36%，肥肉可高达80%。畜类脂肪以饱和脂肪酸为主，主要成分是甘油三酯，其他成分为少量卵磷脂、胆固醇和游离脂肪酸。熔点较高，不易被机体消化吸收。胆固醇多存在于动物内脏。无皮禽肉含脂肪较少，一般仅占 2.5%，不饱和脂肪酸含量相对较高，亚油酸占脂肪总量的 20%。

❹ 矿物质　畜禽肉中矿物质总含量占 0.8%～1.2%，多集中在内脏器官（如肝、肾及瘦肉）中。畜禽肉矿物质中含量较丰富的是铁、硫、磷等，其中铁以血色素铁的形式存在，不易受食物中其他因素的干扰，生物利用率高，所以是膳食铁的良好来源。畜禽肉中钙含量低，为 7.9 mg/100 g。

❺ 维生素　畜禽肉中含有丰富的 B 族维生素和脂溶性维生素，动物内脏特别是肝脏、肾脏含量更为丰富，如肝脏中富含维生素 A、核黄素。

二、畜禽肉的合理利用

（一）储存对畜禽肉营养组成的影响

肉中含有丰富的营养物质，但不宜久存，如在常温下放置时间过长，就会发生质量变化，引起腐败。肉腐败的原因主要是由微生物作用引起变化的结果。肉内的微生物在畜禽屠宰时，由血液及肠管侵入肌肉里，当温度、水分等条件适宜时，便会高速繁殖而使肉质发生腐败。肉的腐败过程使蛋白质分解成蛋白胨、多肽、氨基酸，进一步再分解成氨、硫化氢、酚、吲哚、粪臭素、胺及二氧化碳等，这些腐败产物具有浓厚的臭味，对人体健康有很大的危害。

（二）加工和烹调对畜禽肉营养组成的影响

畜禽肉蛋白质营养价值较高，含有较多赖氨酸，宜与谷类食物搭配食用，以发挥蛋白质的互补作用。为了充分发挥畜禽肉营养作用，还应注意将畜禽肉分散到每餐膳食中，不应集中食用，因畜禽肉的脂肪和胆固醇含量较高，脂肪主要由饱和脂肪酸组成，食用过多易引起肥胖和高脂血症等疾病，因此膳食中的比例不宜过多。但是禽肉的脂肪含不饱和脂肪酸较多，故老年人及心血管疾病患者宜选用禽肉。内脏含有较多的维生素、铁、锌、硒，特别是肝，维生素 B_2 和维生素 A 的含量丰富，因此宜适当食用。

任务五　水产类的营养价值

任务目标

1. 能说出水产类主要营养成分及组成特点。
2. 学会合理利用水产类的方法。

任务导入

EPA 和 DHA——血管清道夫

EPA 与 DHA 均为不饱和脂肪酸，化学名分别为二十碳五烯酸（EPA）和二十二碳六烯酸

（DHA）。人类主要从鱼类油脂中摄取 EPA 和 DHA,其中以海产肥鱼中含量最高,来源主要是鲑鱼、鲭鱼、鲱鱼、沙丁鱼、生蚝、螃蟹等。某些淡水鱼中也含有一定量的 EPA 和 DHA,其他动物性食物中含量较少。而植物性食物中不含有 EPA 和 DHA。鱼油中含有长链 Omega—3 脂肪酸(EPA 和 DHA),是一种常见的 Omega—3 补剂,有"血管清道夫"的美誉。EPA 与 DHA 分子结构极为接近,因此 EPA 极易在人体内转化为高密度脂蛋白(HDL)发挥生理功能。鱼油的开发应用已受到世界各国科学家的关注与重视,如把富含 DHA 和 EPA 的鱼油或浓缩后的 DHA 和 EPA 制成各种胶囊药剂或添加到食品。

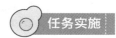 **任务实施**

一、水产类的营养价值

水产类是指由水域中人工捕捞、获取的水产资源,如鱼类、软体类、甲壳类、海兽类和藻类等动植物。其中可供人类食用的水产资源加工而成的食品,称为水产品。水产品是蛋白质、矿物质和维生素的良好来源。其中鱼可分为海水鱼(如鲱鱼、鳕鱼、狭鳕等)和淡水鱼(如鲤鱼、鲑鱼等),海水鱼又可以分为深水鱼和浅水鱼。

水产品一般都非常鲜美,这与水产品体内所含的呈味物质有关。鱼类和甲壳类的呈味物质主要是游离氨基酸、核苷酸等;软体类动物(如乌贼)的一部分呈味物质也是氨基酸,尤其是含量丰富的甘氨酸。贝类主要呈味物质为琥珀酸及其钠盐。琥珀酸在贝类中含量很高,干贝为 0.14%、螺为 0.07%、牡蛎为 0.05%。其他氨基酸(如谷氨酸、甘氨酸、精氨酸、牛磺酸)以及腺苷、钠、钾、氯等,也为呈味物质。

（一）水产类主要营养成分及组成特点

❶ 蛋白质 鱼类肌肉蛋白质含量一般为 15%~25%。肌纤维细短,间质蛋白少,组织软而细嫩,较畜禽肉更易消化,其营养价值与畜禽肉近似,属于完全蛋白质。鱼类的外骨骼发达,鱼鳞、软骨中的结缔组织主要是胶原蛋白,是鱼汤冷却后形成凝胶的主要物质。除蛋白质外,鱼还含有较多的其他含氮化合物,主要有游离氨基酸、肽、胺类、胍、季铵类化合物、嘌呤类和脲等。

❷ 脂肪 鱼类脂肪多由不饱和脂肪酸组成(占 70%~80%),熔点低,常温下为液态,消化吸收率达 95%。部分海产鱼(如沙丁鱼、金枪鱼、鲣鱼)含有长链多不饱和脂肪酸,如二十碳五烯酸(EPA)和二十二碳六烯酸(DHA),可降低血脂和胆固醇,预防动脉粥样硬化。鱼类的胆固醇含量不高,一般每 100 g 为 60~114 mg;但鱼子中含量较高,一般每 100 g 为 354~934 mg,鲳鱼子中的胆固醇含量每 100 g 高达 1070 mg。

❸ 矿物质 鱼类(尤其是海产鱼)矿物质含量较高,为 1%~2%,其中磷的含量最高,钙、钠、氯、钾、镁的含量也很丰富。鱼类钙含量较畜禽肉高,为钙的良好来源。海产鱼类含碘丰富,每 100 g 可达 500~1000 μg,而淡水鱼的碘含量每 100 g 只有 50~400 μg。

❹ 维生素 鱼类是维生素 B_2 和烟酸的良好来源,如黄鳝每 100 g 含维生素 B_2 为 2.08 mg,河蟹为 0.28 mg,海蟹为 0.39 mg。海鱼的肝是维生素 A 和维生素 D 富集的食物。少数生鱼肉中含有硫胺素酶,在存放或生吃时可破坏鱼肉中的硫胺素。加热烹调处理后,硫胺素酶即被破坏。鱼类还含有一定量的氨基乙磺酸,对胎儿和新生儿的大脑和眼睛正常发育、维持成人血压、降低胆固醇、防止视力衰退等有重要作用。

（二）甲壳和软体动物主要营养成分及组成特点

❶ 蛋白质 甲壳和软体动物主要包括虾、乌贼、牡蛎等。甲壳和软体动物蛋白质含量大多在 15%左右,其中螺蛳、河蚬等较低,为 7%左右,河蟹、对虾、章鱼等较高,在 17%以上。蛋白质中含有

全部必需氨基酸,其中酪氨酸和色氨酸含量比牛肉和鱼肉高。贝类肉中还含有丰富的牛磺酸,普遍高于鱼类,尤以海螺、毛蚶和杂色蛤较高,每 100 g 新鲜可食部中含有牛磺酸 500～900 mg。虾蟹蛋白质与鱼肉相比,缬氨酸、赖氨酸含量相对较低,但虾蟹中钙、铁含量丰富,尤其是虾皮中钙含量可达其体重的 2%。

❷ **脂肪**　脂肪和碳水化合物含量较低。脂肪含量平均为 1% 左右,其中蟹、河虾等较高,在 2% 左右,其他多在 1% 以下。

❸ **碳水化合物**　碳水化合物平均为 3.5%,其中海蜇、鲍鱼、牡蛎、螺蛳等较高,在 6%～7%,其他多数在 3% 以下。

❹ **维生素**　维生素含量与鱼类相似,有些含有较多的维生素 A、烟酸和维生素 E。在河蟹和河蚌中含有较多的维生素 A,在扇贝和贻贝中含有较多的维生素 E。维生素 B_1 的含量与鱼类相似,普遍较低。

❺ **矿物质**　矿物质含量多在 1.0%～1.5%,其中,钙、钾、钠、铁、锌、硒、铜等含量丰富。钙的含量每 100 g 多在 150 mg 以上,其中河虾高达 325 mg。钾含量每 100 g 多在 100 mg 左右,墨鱼高达 400 mg。微量元素以硒的含量最为丰富,如海虾、海蟹、牡蛎、贻贝、海参等,每 100 g 原料中,硒含量都超过了 50 μg,牡蛎中更是高达 86.64 μg。铁含量以鲍鱼、河蚌、田螺为较高,每 100 g 可达 19 mg 以上。在河蚌中还含有丰富的锰,每 100 g 高达 59.6 mg。软体动物肉含有较多的甜菜碱、琥珀酸,形成肌肉甜味和鲜味。海产软体动物的碘含量较高,微量元素含量类似肉类。牡蛎中锌的含量很高,每 100 g 牡蛎含锌高达 128 mg,是人类锌的良好来源。

二、水产类的合理利用

(一)充分利用鱼类营养资源

鱼肉富含蛋白质,其氨基酸模式与人体氨基酸模式接近,属于优质蛋白质,容易被人体消化吸收,并且饱和脂肪酸含量较少,不饱和脂肪酸含量较多,其应用价值在营养学中受到特别的重视。中国营养学会提出的《中国居民膳食指南(2016)》要求"适量吃鱼、禽、蛋、瘦肉",对于改善营养不良及预防某些慢性病的发生具有重要意义。

(二)防止腐败变质和中毒

鱼类因水分和蛋白质含量高,结缔组织少,较畜禽肉更易腐败变质。鱼类的多不饱和脂肪酸含量较高,所含的不饱和双键极易氧化破坏而产生脂质过氧化物,对人体有害。鱼类需及时保存或加工处理,防止腐败变质。有些鱼含有极强的毒素,如河豚,其卵、卵巢、肝脏和血液中含有极毒的河豚毒素,若加工处理方法不当,可引起急性中毒而死亡。

任务六　蛋乳类的营养价值

任务目标

1.熟悉蛋的结构。

2.掌握蛋类、乳类的主要营养成分及组成特点,掌握蛋类及乳类制品的营养价值。

3.了解各种蛋类加工品及乳类制品的合理利用。

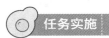

任务导入

　　牛奶对人体有较高的营养价值,然而有些人一喝牛奶就会肚子痛、拉肚子,这是因为患有"乳糖不耐受症"引起的。乳糖不耐受是由于乳糖酶分泌少,不能完全消化分解母乳或牛乳中的乳糖所引起的非感染性腹泻,又称乳糖酶缺乏症。乳糖酶缺乏是广泛存在的世界性问题,远东人群发生率高,大部分人群不出现症状,但在以乳汁为主要饮食的新生儿及婴幼儿中常发生腹泻等症状。不同国家乳糖不耐受发生的高峰年龄段不同,日本在 7～8 岁,非洲在 3～5 岁。我国北京、上海、广州和哈尔滨 4 大城市 3～13 岁 1168 名健康儿童的调查提示乳糖酶缺乏的发生率较高,87％的儿童乳糖不耐受发生在 7～8 岁。

任务实施

一、蛋类的营养价值

　　蛋类包括鸡蛋、鸭蛋、鹅蛋、鹌鹑蛋、鸽蛋、鸵鸟蛋、火鸡蛋、海鸥蛋等,蛋制品有咸蛋、松花蛋、糟蛋、冰蛋、全蛋粉、蛋白粉、蛋黄粉等。蛋类的营养不仅丰富而且质量也很好,是一类营养价值较高的食品。

　　(一) 蛋 的 结 构

　　虽然各种蛋的大小不同,但它们的结构基本相同,一般由蛋壳、壳膜、气室、蛋白、蛋黄和系带等部分组成(图 4-1)。

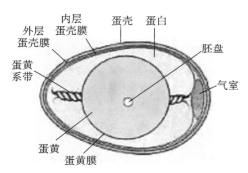

图 4-1　蛋的结构

　　❶ **蛋壳**　蛋壳包括外层蛋壳膜、石灰质蛋壳和内层蛋壳膜三部分。

　　(1)外层蛋壳膜:鲜蛋表面覆盖的一层膜,又称壳上膜,是由一种无定形结构、透明、可溶性的胶质黏液干燥后形成的膜,有封闭气孔的作用。完整的膜能阻止蛋内水分蒸发、二氧化碳逸散及外部微生物侵入,但水洗、受潮或机械摩擦均易使其脱落,因此该膜对蛋的质量仅能起短时间的保护作用。

　　(2)石灰质蛋壳:厚度约 0.3 mm,大多在 0.27～0.37 mm。蛋壳上密布气孔,气孔外大内小,为禽胚发育时与外界气体交换的通道。鲜蛋存放过程中,蛋内水分通过气孔蒸发造成失重;微生物在外层蛋壳膜脱落时,通过气孔侵入蛋内,加速蛋的腐败;加工再制蛋时,料液通过气孔浸入。

　　(3)内层蛋壳膜:又称蛋壳下膜,由两层紧紧相贴的膜组成,外层紧贴石灰质蛋壳,称为外壳膜,内层包裹蛋白称为蛋白膜或内壳膜。外壳膜结构较为疏松,微生物可以直接穿过。内壳膜较为细密,微生物不能直接通过,需用蛋白酶破坏膜后才能进入蛋白内。

　　❷ **蛋白**　蛋白亦称蛋清,是一种胶体物质,占蛋重的 45％～60％,颜色为微黄色。禽蛋内蛋白

似为一体,实分4层,由外向内的结构如下:第一层为外稀蛋白层,贴附在蛋白膜上,占整个蛋白的23.3%;第二层为外浓蛋白层(亦称中层浓厚蛋白层),约57.2%;第三层为内稀蛋白层,约占16.8%;第四层为内浓蛋白层,亦称系带膜状层,为一薄层,加上与之连为一体的两端系带,约占2.7%。

系带膜状层分为膜状部和索状部。膜状部包在蛋黄膜上,一般很难与蛋黄膜分开。索状部是系带膜状层沿蛋中轴向两端的螺旋延伸,为白色不透明胶体。系带膜状层使蛋黄固定在蛋的中央。随存放时间的延长,系带弹性降低,浓厚蛋白稀薄化,这种作用就会失去。在加工蛋制品时,要将系带索状部除去。

❸ **蛋黄** 蛋黄位于蛋的中央,呈球状。包在蛋黄外周的一层透明薄膜称为蛋黄膜,厚约0.016 mm,其韧性随存放时间的增加而减弱,稍遇震荡即破裂,成为散黄。蛋黄似为一色,实由黄卵黄层和白卵黄层交替形成深浅不同的同心圆状排列。这是由于禽昼夜代谢率不同所致,其分明程度随日粮中所含叶黄素与类胡萝卜素的含量而异。浅黄色蛋黄一般仅占全蛋黄的5%左右。

(二)蛋类的主要营养成分及组成特点

蛋的微量营养成分受到品种、饲料、季节等多方面因素的影响,但蛋中宏量营养素含量总体上基本稳定。各种蛋的营养成分有共同之处,但蛋清与蛋黄两部分营养素组成有很大的不同。禽蛋的营养成分是极其丰富的,尤其含有人体所必需的优良蛋白质、脂肪、类脂、矿物质及维生素等营养物质,而且消化吸收率非常高,堪称优质营养食品。仅从一个禽蛋能形成一个个体,即一个受精卵,在适宜条件下,靠自身的营养物质可孵出幼禽雏,就足以说明禽蛋中含有个体生长发育所必需的各种营养成分。

❶ **蛋白质** 蛋含丰富的优质蛋白质,每100 g鸡蛋含蛋白质12.7 g,两枚鸡蛋所含的蛋白质大致相当于150 g的鱼或瘦肉的蛋白质。鸡蛋蛋白质的消化率在牛奶、猪肉、牛肉和大米中也较高。蛋中含有的蛋白质分为简单蛋白质和结合蛋白质,其中蛋白质内含有较多的简单蛋白质,在蛋黄中含有较多复杂的卵黄磷蛋白和卵黄球蛋白。蛋的蛋白质不但含有人体需要的各种氨基酸,而且氨基酸组成的模式与合成人体组织蛋白质所需的模式十分相近,生物学价值达95以上,为天然食物中最理想的优质蛋白质,常作为食物蛋白质营养质量评价的参考蛋白。全蛋蛋白质几乎能被人体完全吸收利用,是食物中最理想的优质蛋白质。全蛋中蛋白和蛋黄的比例大约为65:35,蛋白含水分较多,蛋白当中所含的蛋白质占全蛋的54%左右,蛋黄的蛋白质占全蛋的46%左右。

❷ **脂肪** 蛋白中含脂肪极少,98%的脂肪存在于蛋黄当中。蛋黄中的脂肪几乎全部与蛋白质结合,以乳化形式存在,因而消化吸收率较高。蛋黄脂肪中的脂肪酸,以单不饱和脂肪酸油酸最为丰富,含量达46.2%,另外还含有棕榈酸(24.5%)、亚油酸(14.7%)、硬脂酸(6.4%)、棕榈油酸(6.6%)及少量的亚麻酸、花生四烯酸(AA)、二十二碳六烯酸(DHA)等。这些脂肪酸大多是人体所必需的。蛋黄是磷脂的极好来源,包括卵磷脂(70%)、脑磷脂(25%)及神经磷脂、糖脂质、脑苷脂等。所含卵磷脂具有降低血胆固醇的效果,并能促进脂溶性维生素的吸收。

❸ **碳水化合物** 鸡蛋中碳水化合物含量极低,大约为1%,其中一部分与蛋白质相结合而存在,含量为0.5%左右;另一部分游离存在,含量约0.4%。所含碳水化合物中98%为葡萄糖,这些微量的葡萄糖是蛋粉制作中发生褐变的原因之一,因此,蛋粉在干燥之前须采用葡萄糖氧化酶除去蛋中的葡萄糖,使其在加工储藏过程中不发生褐变。

❹ **矿物质** 蛋中的矿物质主要存在于蛋黄部分,蛋白部分含量较低。蛋黄中含矿物质1.0%～1.5%,其中磷最为丰富,达240 mg/100 g;其次为钙,达112 mg/100 g。蛋黄是多种矿物质的良好来源,包括铁、硫、镁、钾、钠等。蛋含铁量较高,但以非血红素铁形式存在。由于卵黄高磷蛋白对铁的吸收具有干扰作用,因此蛋黄中铁的生物利用率较低,仅为3%左右。蛋中的矿物质含量受饲料影响较大。通过调整饲料成分,目前市场上已有富硒蛋、富碘蛋、高锌蛋、高钙蛋等特种鸡蛋或鸭蛋销售。

❺ **水分** 鸡蛋的水分含量高于水禽蛋的水分含量。盐类、蛋白质、碳水化合物都溶解在水中,脂肪以乳浊液状态存在于水中。蛋内水分是调节蛋内氢离子浓度的重要物理化学因素之一。

❻ **维生素和其他微量活性物质** 蛋中维生素含量十分丰富,且品种较为齐全,包括所有的 B 族维生素,维生素 A、D、E、K,以及微量的维生素 C。其中绝大部分的维生素 A、D、E 及大部分维生素 B_1 都存在于蛋黄中。鸭蛋和鹅蛋的维生素含量总体而言高于鸡蛋。蛋中的维生素含量受到品种、季节和饲料的影响。禽蛋中维生素 A、维生素 B_2、维生素 B_6 和泛酸含量较高,其中较突出的是维生素 A 与维生素 B_2。一枚鸡蛋约可满足成年女子一日维生素 B_2 推荐量的 13%,维生素 A 推荐量的 22%。蛋黄的颜色与饲料中的胡萝卜素、叶黄素、玉米黄素等有关,与维生素 A 含量无关。有试验发现喂红辣椒和一些色素,可加深蛋黄颜色。每个蛋黄中的色素量是相当恒定的,有的专家认为蛋黄色泽的深浅度也是遗传决定的。

蛋黄是胆碱和甜菜碱的良好来源,甜菜碱具有降低血脂和预防动脉粥样硬化的功效。鸡蛋壳、蛋清、蛋黄、蛋白膜和蛋黄膜均含有一定量的唾液酸,该成分具有一定免疫活性,对轮状病毒有抑制作用。蛋中含有多种酶类,如蛋白酶、二肽酶、溶菌酶、α-淀粉酶、解脂酶等。鲜蛋的酶是没有活性的,当胚胎开始发育或由于储存温度过高时,酶就被激活。蛋中酶受温度的影响较大,例如溶菌酶在 37～40 ℃及 pH 7.2 时活力最强,α 淀粉酶在 63 ℃加热 3～4 min 时完全失去活性。

❼ **禽蛋的必需氨基酸组成** 禽蛋蛋白质的氨基酸组成与人体需要最接近,因此生物价也最高,达 94。蛋白质中赖氨酸和蛋氨酸含量较高,与谷物和豆类食物混合食用可弥补其赖氨酸或蛋氨酸的不足。蛋类蛋白质中还富含半胱氨酸,加热过度使半胱氨酸部分分解产生硫化氢,与蛋黄中的铁结合,可形成黑色的硫化铁。煮蛋中蛋黄表面的青黑色和鹌鹑蛋罐头的黑色物质即来源于此。

（三）蛋类加工品的营养价值

在一般的烹调加工条件下,如荷包蛋、油炸蛋、炒蛋或带壳蒸煮时,对蛋的营养价值影响很小,仅维生素 B_1 和 B_2 有少量损失(8%～15%)。有人观察在烹调中维生素 B_2 的稳定性并指出,将整蛋煮得很"老"时,也看不到维生素的损失;炒蛋时如果无强光的影响,约损失 10%;油炸可破坏 16%;荷包蛋损失 13%。煮的"嫩蛋",人体消化较快,但消化率不因烹调方法而受影响。熟蛋清要比生蛋清消化吸收和利用得更完全,而蛋黄则不论生或熟同样可被人体利用。但一般不主张吃生蛋,因为蛋类有时可被沙门菌等污染,生吃容易致病。通过烹调不但可以杀灭细菌,提高消化吸收速度,而且使胰蛋白酶抑制剂(卵黏蛋白)、抗生物素蛋白等抗营养因子失去活性。

鲜蛋经过加工制成的皮蛋、咸蛋和糟蛋等,其蛋白质的含量变化不大。但是,皮蛋由于在制作过程中加碱,从而使蛋中维生素 B_1 和维生素 B_2 受到较为严重的破坏,含硫氨基酸含量下降,镁、铁等矿物质生物利用率下降,但钠和配料中所含的矿物质含量上升。咸蛋的制作过程对蛋的营养价值影响不大,只有钠含量大幅度上升,不利于高血压、心血管疾病和肾病患者,故这些患者应注意不要经常食用咸蛋。由于盐的作用,咸蛋黄中的蛋白质发生凝固变性,并与脂类成分分离,使蛋黄中的脂肪聚集,形成出油现象。糟蛋是用鲜蛋泡在酒糟中制成的,由于酒精的作用使蛋壳中的钙盐渗透到糟蛋中,故糟蛋中钙的含量明显高于鲜蛋。

（四）蛋类的合理利用

在生鸡蛋蛋清中,含有抗生物素蛋白和胰蛋白酶抑制剂。抗生物素蛋白能与生物素在肠道内结合,影响生物素的吸收,可引起食欲不振、全身无力、毛发脱落、皮肤发黄、肌肉疼痛等生物素缺乏的症状;胰蛋白酶抑制剂能抑制胰蛋白酶的活力,妨碍蛋白质消化吸收,故不可生食蛋清。烹调加热可破坏这两种物质,消除它们的不良影响,但是蛋不宜过度加热,否则会使蛋白质过分凝固,影响食欲及消化吸收。

蛋黄中的胆固醇含量很高,大量食用会引起高脂血症,是动脉粥样硬化、冠心病等疾病的危险因素,但蛋黄中还含有大量的卵磷脂,对心血管疾病有防治作用,因此吃鸡蛋要适量。

蛋类食品常用的烹调方法有煮、煎、炒、蒸。这些烹调的加工方法，温度一般小于100 ℃，对蛋类食品的营养价值影响很小，仅有少量维生素 B_2 损失（8%～10%）。松花蛋（俗称皮蛋）制作过程中加入某些碱性物质（烧碱），碱性物质在促进蛋白质凝固变性的同时，也破坏了蛋中的维生素 B_2，但维生素 A、维生素 D 保存尚好。

二、乳类的营养价值

乳类（milk）是指动物的乳汁，为各种哺乳动物哺育其幼仔最理想的天然食物，包括人乳、牛乳、羊乳、马乳等。不同乳类在成分组成上虽有差异，但它们的营养素种类齐全，组成比例适宜，容易消化吸收，能满足初生幼仔迅速生长发育的全部需要，也是各类人群的理想食品。目前，市场上销售的主要是牛乳，其次为羊乳。乳类经浓缩、发酵等工艺可制成乳制品，如乳粉、酸乳、炼乳等。

（一）乳类主要营养成分及组成特点

乳类是由水、脂肪、蛋白质、乳糖、矿物质、维生素等组成的一种复杂乳胶体，水分含量为86%～90%。另外，乳的组成随动物的品种、饲养方式、季节变化、挤乳时间等不同而有一定的差异。波动较大的是脂肪，其次是蛋白质和乳糖，维生素和矿物质也有一定波动。

❶ **蛋白质**　牛乳中的蛋白质含量平均为3.0%，羊乳蛋白质含量为1.5%，人乳蛋白质含量为1.3%。牛乳蛋白质主要由酪蛋白、乳清蛋白和乳球蛋白组成，三者约占总蛋白的80%、15%和3%。牛乳蛋白质属于完全蛋白质，具有较高的营养价值。酪蛋白是一种含磷的复合蛋白质，对促进机体对钙的吸收有积极作用。乳清蛋白对热不稳定，加热易发生沉淀。乳球蛋白与机体免疫有关，作为新生儿被动免疫物质的来源，可增强婴儿的抗病能力。牛乳中的乳铁蛋白含量为20～200 μg/mL，具有调节铁代谢、促进生长和抗氧化等作用。人乳蛋白质适合婴儿消化，且分娩后第一天初乳蛋白质含量达5%以上。人乳蛋白质组成与牛乳有极大差异，酪蛋白、清蛋白之比为0.3∶1，而牛乳则为4∶1，在生产配方乳粉时，需通过添加乳清蛋白将二者调整到接近母乳的蛋白质比例。

❷ **脂肪**　牛乳中脂肪含量为2.8%～4.0%，与人乳大致相同。脂肪酸中饱和脂肪酸与不饱和脂肪酸比例约为2∶1，其中，油酸30%、亚油酸5.3%、亚麻酸2.1%。乳脂颗粒较小，呈高度分散状态，易消化，吸收率达8%。乳脂中的短链脂肪酸含量较高，构成了乳脂的特殊风味。另外，乳中含磷脂20～50 mg/100 mL，胆固醇13 mg/100 mL。水牛乳脂肪含量在各种乳类当中最高，达9.5%～12.5%。

❸ **碳水化合物**　乳中的碳水化合物含量为3.5%～7.5%，几乎全部为乳糖，人乳中含量最高，羊乳居中，牛乳最少。乳糖的甜度仅为蔗糖的1/6，能在人体小肠中水解成1分子葡萄糖和1分子半乳糖，有调节胃酸、促进胃肠蠕动和分泌消化液的作用，还能促进钙的吸收和促进肠道乳酸杆菌繁殖，抑制腐败菌的生长，因此对促进婴幼儿的消化具有重要意义。个别人由于消化道缺乏乳糖酶，饮用牛乳以后，乳糖不能被水解而导致腹泻、胃胀等不适应症，即乳糖不耐症，这类人群可以试喝脱乳糖的乳、乳糖酶解的乳（譬如舒化乳）或酸乳。

❹ **矿物质**　牛乳中的矿物质含量为0.70%～0.75%，富含钙、磷、钾等，其中部分与酪蛋白结合以及与酸结合形成盐类。牛乳中含钙110 mg/100 mL，且吸收率高，是人类优质钙的来源。牛乳中铁的含量仅为0.30 mg/100 mL，属缺铁食物，用牛乳喂养婴儿时应注意铁的补充，但牛初乳中铁的含量较高，可达常乳的10～17倍。此外，乳中还含有多种微量元素铜、锌、硒、碘等。母乳中矿物质含量均低于牛乳，几乎不含钾、钠和硒，钙含量为30 mg/100 mL，铁含量为0.1 mg/100 mL。婴幼儿泌尿系统的发育尚不完全，对尿液浓缩和稀释功能也不完善，排泄相同量溶质所需的水分比成年人多，摄入矿物质含量高的食物时易导致脱水或水肿。虽然母乳矿物质含量低于牛乳，但既可满足婴幼儿生长发育的需要又不增加婴儿肾脏负担。

❺ **维生素**　乳中含有人类所需的各种维生素。牛乳中的维生素含量受饲养方式和季节影响较

大,如放牧期牛乳中维生素 A、维生素 D、胡萝卜素和维生素 C 含量,较冬春季在棚内饲养明显增多。人乳含丰富的维生素 A,约为牛乳的两倍,羊乳中维生素 A 含量高于牛乳。人乳及牛乳含维生素 D 均很少,婴幼儿应注意补充。牛乳维生素 E 的含量远低于人乳,约为 0.6 mg/L。人乳维生素 K 的含量低于牛乳,初乳中几乎不含维生素 K,单纯母乳喂养的婴儿易发生维生素 K 缺乏。乳是 B 族维生素的良好来源,人乳中维生素 B_1、维生素 B_2 的含量分别为 0.02 mg/100 mL 和 0.03 mg/100 mL。乳中维生素 C 含量很低,尤其高温消毒后的牛乳其含量更低。

（二）乳制品的营养价值

❶ **消毒牛乳** 消毒牛乳为鲜牛乳经过过滤、加热杀菌后分装出售的液态乳,常见的品种有全脂乳、半脱脂乳、脱脂乳等。消毒牛乳蛋白质含量不低于 2.9%。脂肪的含量:全脂乳不低于 3.1%,半脱脂乳为 1.0%～2.0%,脱脂乳为 0.5%,特浓乳可达 3.6%～4.5%。消毒牛乳除维生素 B_1 和维生素 C 有损失外,其他营养成分与鲜牛乳差别不大。

消毒牛乳主要有两类:①巴氏杀菌乳:将生乳加热到 72～85 ℃,瞬间杀死致病微生物,保留有益菌群。优点是对牛乳营养物质破坏少,充分保持牛乳的新鲜度,缺点是只能低温保存,保存时间较短。②超高温杀菌乳:在 135～150 ℃ 下对牛乳进行瞬间杀菌处理,完全破坏其中可生长的微生物和芽孢。优点是常温下可保存较长时间,缺点是高温下易导致较多营养素损失。

❷ **乳粉** 乳粉为鲜牛乳经消毒、脱水并干燥成的粉状食品。与鲜乳相比,其最大的优点为易于运输保存,速溶乳粉冲调快速,食用方便。乳粉主要分为全脂乳粉、脱脂乳粉和调制乳粉。①全脂乳粉:鲜乳消毒后,除去 70%～80% 的水分,采用喷雾干燥法,将乳粉制成雾状微粒。产品溶解性好,对蛋白质性质、乳的色香味及其他营养成分影响很少。此产品适合于血脂正常的多数人群食用。②脱脂乳粉:其生产工艺同全脂乳粉,但原料乳经过脱脂处理。此产品中的脂肪含量降至 1.3%,脂溶性维生素损失较多,其他成分变化不大。此种乳粉适合于腹泻的婴儿及要求低脂膳食的人群食用。③调制乳粉:以牛乳为基础,调整其营养成分,再根据不同人群的营养需要,加入适量的维生素、微量元素等调制而成。各种营养素的含量、种类和比例更趋合理。其产品主要包括婴幼儿配方乳粉、孕妇乳粉、儿童乳粉、中老年乳粉等。

❸ **酸乳** 酸乳通常是将鲜乳加热消毒后接种乳酸菌,在 30 ℃ 左右培养,经 4～6 h 发酵制成。鲜乳制成酸乳后,乳糖变成了乳酸,有效地提高了钙、磷在人体中的利用率,同时也有助于提高食欲,增进消化。游离氨基酸和肽增加,提高了蛋白质的营养价值。脂肪的部分水解,形成了独特风味。叶酸含量增加 1 倍,维生素 C 含量也有所提高。酸乳中含有的乳酸杆菌和双歧杆菌为肠道益生菌,能减轻腐败菌在肠道内产生毒素,调节肠道有益菌群的水平,对人类有重要的保健功能。由于酸乳比纯乳更容易消化吸收,营养保健功能更强,可使乳糖不耐症者的症状也有所减轻,因此,酸乳几乎适合于任何人群食用。

❹ **炼乳** 炼乳由鲜牛乳加热浓缩而成,分为淡炼乳和甜炼乳。①淡炼乳:将鲜乳在低温真空条件下蒸去 2/3 的水分,经均质、灭菌制成。蛋白质的含量不低于 6.0%,脂肪含量不低于 7.5%。加工过程中,维生素特别是维生素 B_1 受到一定程度的破坏,故常用维生素予以强化。②甜炼乳:在鲜乳中添加 15% 的蔗糖后,经减压浓缩而成。蛋白质的含量不低于 6.8%,脂肪含量不低于 8.0%,含糖高达 45%。由于含糖量高,食用时需较多水分稀释,营养成分占比降低,不宜供婴儿食用。

❺ **乳酪** 乳酪是在原料乳中加入适量的乳酸菌发酵剂或凝乳酶,使蛋白质发生凝固,并加盐、压榨、去乳清之后的产品。乳酪的主要成分是酪蛋白,发酵后,产生了更多的游离氨基酸、小分子肽类以及特殊风味成分。乳酪含原料乳中的多种维生素,脂溶性维生素得到较好的保留,水溶性维生素有所损失,维生素 C 几乎全部损失。

（三）乳类的合理利用

❶ **鲜奶** 鲜奶水分含量高,营养素种类齐全,十分有利于微生物生长繁殖,因此须经严格消毒

灭菌后方可食用。消毒方法常用煮沸法和巴氏消毒法。煮沸法是将奶直接煮沸,达到消毒目的,多在家庭使用,营养成分有一定损失。巴氏消毒常用两种方法,即低温长时(63 ℃,加热 30 min)和高温短时(90 ℃,加热 1 s)。巴氏消毒对奶的组成和性质均无明显影响,但维生素 C 损失 20%～25%。

❷ **牛初乳**　母牛分娩一周内的牛乳称为初乳,黏度大,有异味和苦味,乳清蛋白含量高,乳糖含量低,矿物质含量高,含较多初生牛犊所需的各种免疫球蛋白。此后免疫球蛋白含量下降,乳糖含量上升到常态。泌乳期即将结束时分泌乳质量变劣。初乳和泌乳结束期乳不适宜作为加工原料。患病乳牛所产乳不应用于销售和加工。

❸ **乳品保存**　乳品应避光保存,以保护其中的维生素。鲜牛奶日光照射 1 min,B 族维生素和维生素 C 损失较大。即使在微弱的阳光下,经 6 h 后,B 族维生素仅剩一半,而在避光器皿中保存的牛奶,其维生素损失很少,并且还能保持牛奶特有的鲜味。

任务七　蔬果类的营养价值

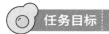

1.熟悉蔬菜的分类。

2.掌握蔬菜、水果的主要营养成分及组成特点,掌握常见的食用菌的营养价值。

3.了解蔬菜、水果的合理利用。

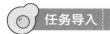

世界癌症研究基金会(WCRF)和美国国家癌症研究所(NCI)总结世界各国的研究材料认为有充分的证据表明蔬菜水果能够降低口腔、咽、食管、肺、胃、结肠、直肠、子宫颈、肝脏、前列腺等癌症的危险性。蔬菜、水果的防癌作用与它们所含的营养成分(如类胡萝卜素、维生素 C、类黄酮类化合物、异硫氰酸盐及有机硫化物、矿物质和其他活性成分)等有关。这些物质能使 DNA 免受损伤,促进其修复,减少突变。另外,蔬菜水果富含膳食纤维,可促进有害物排泄。哈佛大学的一项前沿性研究表明:每增加一份蔬菜水果的摄入,冠心病发病率可降低 4%。WHO/FAO 专家咨询委员会在《防止高血压膳食方法》的研究中指出增加蔬菜水果摄入的同时降低脂肪摄入与仅增加蔬菜水果的摄入两种膳食模式均可有效降低高血压发病风险。

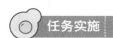

一、蔬菜的营养价值

(一)蔬菜的分类

蔬菜按其结构和可食部位不同,可分为如下几种。

(1)叶菜类:如油菜、菠菜、甘蓝、小白菜等。

(2)茎菜类:如茭白、竹笋、芹菜、藕和洋葱等。

(3)根菜类:如萝卜、胡萝卜、芥菜头、莴苣等。

(4)果菜类:又可以分为瓜果菜、浆果菜(茄果类)和荚果菜(鲜豆类)。

①瓜果菜:如黄瓜、冬瓜、南瓜、丝瓜、苦瓜、西葫芦和菜瓜等。

②浆果菜：如番茄、茄子、辣椒等。

③荚果类：如菜豆、扁豆、豇豆、刀豆、毛豆、嫩豌豆、蚕豆等。

（5）花菜类：如金针菜（黄花菜）、花椰菜（菜花）、韭菜花等。

（6）食用菌类：食用菌是一类以无毒真菌的籽实体为食用部分的蔬菜，如蘑菇、香菇、木耳、银耳等。

（二）蔬菜的主要营养成分及组成特点

蔬菜中含有大量的水分，通常为70％～96％，此外便是数量很少的蛋白质、脂肪、碳水化合物、维生素、矿物质及纤维素。蔬菜含有多种矿物质、维生素和膳食纤维，在人体的生理活动中起重要作用。

❶ 维生素 几乎所有的蔬菜均含有维生素C，以叶菜类较为丰富，含量可达20～50 mg/100 g，苜蓿的维生素C含量最高，每100 g含118 mg。瓜茄类蔬菜以辣椒中含量最高，每100 g可含144 mg，其次为苦瓜，每100 g含56 mg维生素C。番茄中的维生素C含量虽然不是很高，但有有机酸的保护，不损失，也是维生素C的良好来源。根据中国营养学会制定的中国居民膳食营养素参考摄入量，成人每日应摄入100 mg维生素C，如果每人每天能食用400～500 g各种不同的新鲜蔬菜，就完全可以满足人体对维生素C的需要。

蔬菜中的第二大维生素是胡萝卜素。胡萝卜素属于植物来源的维生素A，在体内可转化成维生素A。我国居民普遍存在维生素A摄入不足的问题，而我们的膳食结构又是以植物性食物为主，因此胡萝卜素就成为我国居民维生素A的重要来源。深色的黄、绿色蔬菜均含有丰富的胡萝卜素，如菠菜、苋菜、胡萝卜、南瓜、辣椒等，含量都在1000 μg/100 g以上。而颜色浅的蔬菜如白萝卜、冬瓜、茄子等则含量较低。

蔬菜也含有一定量的B族维生素（如维生素B_1、维生素B_2、叶酸和烟酸），尤其是维生素B_2。虽然其含量不如粮谷、肉、蛋类，但由于我国居民以植物性食物为主，并且膳食中普遍缺少维生素B_2，所以蔬菜中的维生素B_2在膳食中占有一定的地位。一般来说，深色的黄、绿色蔬菜如菠菜、油菜、芹菜叶、苋菜、雪里蕻、香椿以及鲜豆类（如四季豆、毛豆、鲜蚕豆）维生素B_2含量比较丰富，均在0.1 mg/100 g以上。绿叶蔬菜也是膳食叶酸的主要来源。如绿苋菜叶酸含量高达330.6 μg/100 g。叶酸在体内作为一碳单位的转运体，参与重要的生理生化反应和物质合成过程，对于细胞分裂、组织生长和预防胎儿神经管畸形具有重要作用。每人每天需要400 μg的叶酸，摄入足够的蔬菜可以满足需要。

❷ 矿物质 蔬菜中含有丰富的钠、钾、钙、磷、镁等常量元素以及铁、锌、硒、钼等微量元素。尤以钾的含量最高，多在100～300 mg/100 g。钾具有多种生理功能，可维持心肌正常功能，并有降低血压的作用。蔬菜也是我国居民膳食中钙和铁的良好来源，如绿叶蔬菜苜蓿、苋菜、油菜和雪里蕻的钙含量都在100 mg/100 g以上。铁含量以鲜豆类含量较高，如蚕豆、毛豆，每100 g中含量在3 mg以上。但是，由于蔬菜含有较多的草酸、植酸和膳食纤维，抑制了钙和铁在肠道的吸收，所以蔬菜中钙和铁的生物利用率并不高。锌、硒等矿物质在根茎类蔬菜如大蒜芋头以及鲜豆类如蚕豆、豌豆、豆角中含量较高。

❸ 膳食纤维 膳食纤维是指不能被人体的消化酶所消化分解的非淀粉多糖，因具有重要的生理功能，故又称其为"第七营养素"。蔬菜和水果是膳食中膳食纤维的重要来源。鲜豆类含有较多的纤维（1％～3％）。按照溶解性的不同，膳食纤维又分为可溶性纤维和不溶性纤维。不溶性纤维具有吸水膨胀的特性，可增加食物的体积，增强就餐时的饱腹感而减少能量的摄入，并可延缓葡萄糖的吸收，可达到减肥的目的。同时，膳食纤维可增加粪便的体积和重量，刺激肠道的蠕动，可起到润肠通便的作用。中国居民膳食纤维的适宜摄入量：低能量膳食为每日25 g，中等能量膳食为每日30 g，高能量膳食为每日35 g。

❹ 三大营养物质和能量 蔬菜中的三大产热营养素含量较低。蛋白质多在1％～3％，鲜豆类

含量较高,为 2%~14%,平均 4%左右。蔬菜中的脂类含量在 1%以下。碳水化合物含量因品种而异,叶菜和瓜茄类多在 5%以下,根茎类在 5%~20%之间,藕、山药的碳水化合物含量较高,可替代部分主食。蔬菜中的碳水化合物主要是淀粉、果糖和葡萄糖。由于产热营养素含量不高,所以蔬菜是一种低能量的食物,叶菜瓜茄类发热量在 10~40 kcal/100 g,根茎类稍高一些,可达 80 kcal/100 g 以上。

❺ **色素、芳香物质、有机酸以及其他生理活性物质** 蔬菜种类繁多,色彩纷呈,含有丰富的色素,如胡萝卜素、番茄红素、花青素等。从蔬菜提取的天然食用色素,具有较高的安全性。近几年的研究发现,这些天然的色素可清除自由基,具有很强的抗氧化活性,在防治与氧化应激有关的慢性病如冠心病、糖尿病、癌症以及延缓衰老方面具有重要作用。科学家通过对多种蔬菜营养成分的分析,发现蔬菜的营养价值与蔬菜的颜色密切相关。颜色深的营养价值高,颜色浅的营养价值低,其排列顺序是:绿蔬菜>黄色蔬菜、红色蔬菜>无色蔬菜。科学家还发现,同类蔬菜由于颜色不同,营养价值也不同。黄色胡萝卜比红色胡萝卜营养价值高,其中除含大量胡萝卜素外,还含有强烈抑癌作用的黄碱素,有预防癌症的功能。此外,同一株菜的不同部位,由于颜色不同,其营养价值也不同。大葱的葱绿部分比葱白部分营养价值要高得多。每 100 g 葱白所含维生素 B_1 及维生素 C 的含量也不及葱绿部分的一半。颜色较绿的芹菜叶比颜色较浅的芹菜叶和茎含的胡萝卜素多 6 倍,维生素 D 多 4 倍。

蔬菜的风味是由其含有的不同芳香物质所决定的。蔬菜中的芳香物质是由不同挥发性物质组成的混合物,主要包括醇类、醛类、酮类、萜类和酯类,而葱、蒜中则是一些含硫的化合物。蔬菜中含有多种有机酸,例如番茄中有柠檬酸和少量苹果酸、琥珀酸等,能刺激胃肠蠕动和消化液的分泌,有促进食欲和帮助消化的作用,同时也有利于维生素 C 的稳定。蔬菜中有一些酶类、杀菌物质和具有特殊功能的生理活性物质成分,如萝卜中的淀粉酶生食时可帮助消化,大蒜中的植物杀菌素和含硫化合物,具有抗菌消炎、降低血清胆固醇的作用;洋葱、甘蓝、番茄中含有生物类黄酮,是天然抗氧化剂,能维持微血管的正常功能,保护维生素 C、维生素 A、维生素 E 等不被氧化破坏。

❻ **食用菌类食物的营养成分及组成特点** 食用菌是一类低能量,蛋白质、膳食纤维、维生素和微量元素含量丰富的食物。食用菌类食物中蛋白质的含量高达 20%以上,如蘑菇每百克中含蛋白质 21.0 g,香菇含 20.0 g,与动物性食品瘦猪肉、牛肉的蛋白质含量相当。并且,食用菌类食物中蛋白质氨基酸的组成亦较合理,必需氨基酸含量占 60%以上,是我们膳食中植物蛋白的良好补充。其碳水化合物的含量为 20%~35%;膳食纤维丰富,如香菇每百克中的含量高达 31.6 g,银耳 30.4 g,黑木耳含 29.9 g;还有部分的碳水化合物为植物多糖,具有很好的保健作用;脂肪含量很低,约为 1.0%。

食用菌类食物中 B 族维生素如维生素 B_1、维生素 B_2 和烟酸含量丰富,尤其是维生素 B_2。蘑菇每百克中含维生素 B_2 1.10 mg,香菇含 1.26 mg,比其他植物性食物都高。对于以植物性食物为主的膳食结构,同时维生素 B_2 容易缺乏的中国人的膳食来说,食用菌类食物也是维生素 B_2 良好的食物来源。某些食用菌中脂溶性维生素如维生素 E 含量丰富,如蘑菇每百克中含维生素 E 6.18 mg,黑木耳含 11.34 mg。胡萝卜素含量差别较大,蘑菇中每百克含量高达 1 mg 以上。食用菌中较低菌藻类食物中微量元素含量丰富,尤其是铁、锌和硒,其含量是其他食物的数倍甚至十几倍。黑木耳含铁丰富,可达 97.4 mg/100 g,紫菜含 54.9 mg/100 g,发菜含 9.3 mg/100 g,所以菌藻类食物是良好的补铁食品。菌藻类食物含锌也很丰富,例如香菇每百克中含锌 57 mg,蘑菇含 6.29 mg,黑木耳含 3.18 mg。尤其值得提出的是,菌藻类食物还含有较多的硒,如蘑菇的硒含量高达 39.2 mg/100 g。

（三）常见的食用菌类食物的营养价值

❶ **香菇** 香菇味道鲜美,香气沁人,营养丰富,素有"植物皇后"的美誉。香菇蛋白质含量高达 20%以上,远远超过一般植物性食物的蛋白质含量,它还含有多碳水化合物、维生素 B_1、维生素 B_2,

维生素C等。干香菇的水浸物中有组氨酸、丙氨酸、苯丙氨酸、亮氨酸、天门冬氨酸、胆碱、腺嘌呤等成分,它们不仅是营养物质,有些还具有降低血脂等功效。香菇中的β-1,3-葡萄糖苷具有明显的抗癌作用。香菇多糖有增强机体免疫力的功能。

❷ **平菇**　平菇营养丰富,肉质肥厚,风味独特,是人们喜食的食用菌之一。平菇含有较多的多糖和微量元素硒,能提高机体的免疫力,对肿瘤细胞有很强的抑制作用。平菇中含有侧耳毒素和蘑菇核糖核酸,具有抗病毒作用,能抑制病毒的合成和繁殖。平菇基本不含淀粉,脂肪含量少,是糖尿病和肥胖症患者的理想食品。常吃平菇还具有降低血压和血胆固醇的作用,可预防老年心血管疾病和肥胖症。中医认为,平菇性微温、味甘,具有滋养、补脾胃、降温邪、驱风、散寒、舒筋活络的功效。

❸ **茶树菇**　茶树菇又名茶菇、茶薪菇、仙菇、神菇等,被人们称为"山中珍品"。茶树菇是集营养、保健和辅助医疗作用于一体的食用菌。其蛋白质含量为23%,纤维素为14%,多糖为10%,也含有丰富的B族维生素,以及钾、钠、钙、镁、锌、铁等十多种矿物质,还具有超氧化物歧化酶活性。中医用于利尿、健脾、止泻,民间用于治疗腰膝酸痛。经常食用,能增强记忆力,延缓衰老以及防癌抗癌。

❹ **木耳**　木耳有黑木耳、银耳、黄耳三种。黑木耳含铁丰富,达 97.4 mg/100 g,具有补血、强精、镇静的作用。木耳胶体有巨大的吸附力,食后能洗肠胃,是矿山、冶金、纺织、理发等工人的保健食品。银耳为著名的滋补药用菌,含有丰富的麦角固醇、甘露醇、海藻糖等,食后具有补血、健脑、滋阴、补肾、润肺、强身的功效,尤其适用于高血压、血管硬化患者。黄木耳是我国西南地区著名的药用食用菌,主治癖饮、积聚、腹痛、金疮。

（四）蔬菜的合理利用

蔬菜虽含有丰富的维生素和矿物质,但烹调加工不合理,可造成这些营养素的大量损失。任何烹调加工方式都会造成蔬菜中营养素的损失,所以对于番茄、黄瓜等蔬菜,可采用生吃和凉拌的方式。水溶性维生素如维生素C和B族维生素以及矿物质易溶于水,所以蔬菜宜先洗后切,避免损失。洗好后的蔬菜,放置时间也不宜过长,以避免维生素被氧化破坏,尤其要避免将切碎的蔬菜长时间浸泡在水中。烹调时,应旺火、热油、快炒。绿色蔬菜（如油菜、黄瓜、芹菜、蒜苗等）主要由叶绿素构成,叶绿素是一种不稳定的植物色素,若加温时间过长,叶绿素就会变成脱镁叶绿素,吃起来既不脆嫩可口,也会损失很多维生素。有研究证明,蔬菜煮 3 min,其中维生素C损失5%,10 min 达30%。为了减少维生素的损失,烹调时,加入少量醋和淀粉,可以保护维生素C不被破坏。有些蔬菜如菠菜等,为减少草酸对钙吸收的影响,在烹调时,可先将蔬菜放在开水中焯或烫一下后捞出,使其中的草酸大部分溶留在水中。随着现代加工工艺的发展,蔬菜也可加工成不同的产品,如脱水蔬菜、速冻蔬菜、泡菜、腌菜等,以满足不同地区不同口味的需要。经过加工,蔬菜中的营养素尤其是维生素均有不同程度的损失,而且某些蔬菜如腌菜中的亚硝酸盐的含量也会增加,所以尽量选用新鲜蔬菜,少吃蔬菜制品。

二、水果的营养价值

水果可分为鲜果类和干果类。鲜果种类很多,有苹果、橘子、桃、梨、杏、葡萄、香蕉、菠萝等;干果是新鲜水果经加工制成的果干,如葡萄干、杏干、蜜枣和柿饼等。

（一）水果的主要营养成分及组成特点

虽然水果的营养价值与蔬菜相近,但水果有其自身特点。水果中可食部的主要成分是水、碳水化合物、矿物质和维生素,以及少量的含氮物和微量的脂肪。此外,还含有有机酸、多酚类物质、芳香物质、天然色素等成分。但从营养素整体含量和总抗氧化能力来说,水果不如蔬菜。

❶ **蛋白质、水、脂类**　水果中水分的含量为79%～90%。蛋白质含量少,多在 0.5%～1.0%之间,水果不是含氮物质的良好来源,因此不宜作为主食。水果的脂类物质含量很低,多在 0.1%～0.5%之间,但水果富含磷脂和不饱和脂肪酸,例如苹果中 50%的脂类为磷脂。

❷ **碳水化合物**　碳水化合物主要是糖、淀粉、膳食纤维。仁果类如苹果、梨以果糖为主,葡萄糖和蔗糖次之;浆果类如葡萄、草莓、猕猴桃等主要含葡萄糖、果糖;核果类如桃、杏以蔗糖为主。水果未成熟时,碳水化合物多以淀粉为主,这些淀粉随着水果的逐步成熟而逐渐转化为单糖。随着单糖含量的上升,水果中糖与酸(有机酸)比例也发生改变。因此,成熟的水果,其酸度常较低,而甜度较高。

水果中的主要膳食纤维成分是纤维素、半纤维素和果胶,其中较为重要的是果胶,它使水果制品形成胶冻或黏稠悬浮液,带来特殊的质地与口感。富含果胶的水果可以制成果酱,如山楂、苹果、柑橘、猕猴桃等。山楂糕中的凝胶物质即为山楂中天然存在的果胶。

❸ **矿物质**　水果中含有多种矿物质,其中在膳食中最为重要的矿物质是钾,而钠的含量较低。但不同种水果间矿物质含量差别很大,如橄榄、山楂、柑橘中含钙较多,葡萄、杏、草莓等含铁较多,香蕉含磷较多。正常人血液的 pH 值为 7.35～7.4。人类膳食中许多食物如粮谷类、肉类、蛋类、鱼类等富含蛋白质、碳水化合物、脂肪,这些物质中含硫、磷、氯等元素较多,在人体内经过代谢后最终产物呈酸性,故称为酸性食品。而蔬菜和水果中由于含有较多的钾、钠、钙、镁等金属元素,在人体内经过代谢后,最终产物呈碱性,故称为碱性食品。膳食中酸性食品和碱性食品之间必须保持一定的比例,才能维持人体正常的 pH 值,达到酸碱平衡,所以水果对维持人体正常的酸碱平衡十分重要。

❹ **维生素**　水果中含有除维生素 D 和维生素 B_2 之外的几乎各种维生素,但 B 族维生素含量普遍较低。在膳食中具有重要意义的维生素是维生素 C 和胡萝卜素。香蕉中含叶酸和维生素 B_6 较为丰富。柑橘类、草莓、山楂、酸枣、鲜枣、猕猴桃、龙眼等是维生素 C 的理想来源。新鲜大枣维生素 C 的含量高达 540 mg/100 g,是一般蔬菜和其他水果含量的 30～100 倍;酸枣的含量更高,达 830～1170 mg/100 g。水果一般不需要经过烹调加工,可以生吃,所含的维生素 C 可以毫无损失地进入人体;其在人体内的利用率也高,平均达 86.3%。黄色和橙色的水果可提供类胡萝卜素,如每 100 g 中,芒果含 8050 g 的 RE(视黄醇当量),柑橘类含 800～5140 g 的 RE,枇杷含 700 g 的 RE,杏含 450 g 的 RE,柿子含 440 g 的 RE;有些水果则含量很低,如苹果、梨、桃子、葡萄与荔枝等。在我国,因动物性食品摄入不足,居民的饮食中,蔬菜和水果中的胡萝卜素就成了膳食维生素 A 的主要来源。

❺ **芳香物质、色素和有机酸等物质**　水果中含有各种有机酸,主要有苹果酸、柠檬酸和酒石酸等,这些成分一方面可使食物具有一定的酸味,可刺激消化液的分泌,有助于食物的消化;另一方面,使食物保持一定的酸度,对维生素 C 的稳定性具有保护作用。

水果中存在的油状挥发性化合物中含有醇、酯、醛、酮等物质,构成了水果独特的香气,使水果具有诱人的香味,可刺激食欲,有助于水果的消化吸收。水果的品种很多,其色、香、味都能给人们愉快感,对丰富人类生活,充实膳食内容,增进食欲等方面,都有独特的作用。水果所含的酚类物质包括酚酸类、类黄酮、花青素类、原花青素类等,不仅对果品的色泽和风味有很大的影响,并且这些植物化学物质对机体具有特殊的保健作用,如抗氧化功能、防癌抗癌功效、防治心血管疾病。近些年来,野果的营养价值越来越被人们所重视,如沙棘、金樱子、猕猴桃、番石榴等,它们均含有丰富的维生素 C、胡萝卜素、维生素 E、有机酸和植物化学物质等,经过加工可以酿酒和制成果酱、果脯及罐头等,对人们的身体健康大有益处。干果是由新鲜水果加工干制而成,风味独特又便于保存运输,又因其有特殊风味,故而是人们非常喜欢的食品之一。人们常食用的有杏干、柿饼、葡萄干、荔枝干、桂圆、红枣干、香蕉干等。在干果中,因加工处理,维生素含量明显降低,而蛋白质、碳水化合物和矿物质类因加工使水分减少,含量相对增加。如鲜葡萄中蛋白质含量为 0.7%,碳水化合物为 11.5%,钙为 19 mg/100 g;而加工成葡萄干后,分别增加到 4.1%、78.7% 和 101 mg/100 g。加工后的干果,虽失去某些鲜果的营养特点,但易于运输和储存,有利于食物的调配,使饮食多样化,故干果类仍有一定的食用价值。

(二)水果的合理利用

在日常生活中,水果的营养价值可因加工、烹调、储存条件的影响发生较大的变化。水果收获后,仍是一个有机体,在储存过程中,继续进行呼吸作用,分解产生的代谢产物蓄积可导致水果变色、腐烂。水果除含有丰富的维生素和矿物质外,还含有大量的非营养素生物活性物质,可以防病治病,也可致病。因此,在人们的日常生活中食用水果时应注意食用卫生及科学地吃水果。

❶ 卫生问题 当前水果栽培所用的肥料污染严重,肠道致病菌和寄生虫卵污染严重。为了安全食用水果,最好的办法就是先用水彻底洗净水果,然后在沸水中以极短的时间进行热烫,再烹调。生吃水果更应注意卫生。与蔬菜加工、储藏、运输过程问题相似,水果主要的卫生问题有表皮破损的水果易受大肠杆菌的影响;果皮上可能会残留农药。因此,在食用水果之前,必须彻底洗净,或用开水烫一下,或用消毒水洗后削皮再吃。不要食用开始腐烂的水果以及无防尘、防蝇设备又没彻底洗净消毒的果品,如草莓、桑葚、剖片的西瓜等,否则容易发生痢疾、伤寒、急性胃肠炎等消化道传染病。吃水果尽量要削皮的原因:水果发生病虫害时往往用农药喷杀,农药会浸透并残留在果皮蜡质中,因而果皮中的农药残留量比果肉中高得多。

❷ 吃水果的正确时间 吃水果的正确时间是饭前 1 h 和饭后 2 h 左右(除了柿子等不宜在饭前吃的水果之外)。饭前吃水果,有很多好处。首先,水果中许多成分均是水溶性的,饭前吃有利于身体必需营养素的吸收;其次,水果是低能量食物,其平均能量仅为同等重量面食的 1/4、同等重量猪肉等肉食的 1/10,先吃低能量食物,比较容易把握一顿饭里总的能量摄入;第三,许多水果本身容易被氧化、腐败,先吃水果可缩短它在胃中的停留时间,降低其氧化、腐败程度,减少可能对身体造成的不利影响。饭后立即吃水果,不但不会助消化,反而会造成胀气和便秘。

❸ 忌食过多水果 过量食用水果,会使人体缺铜,从而导致血液中胆固醇增高,引起冠心病,因此不宜在短时间内进食过多水果。

❹ 合理科学地吃水果 吃水果虽然有益于健康,但食用不当也会影响人体的健康。根据自身情况,科学地选择和食用水果。如梨有清热降火、润肺去燥等功能,对于肺结核、急性或慢性气管炎和上呼吸道感染患者出现的咽干、喉痛、痰多而稠等有辅助疗效,但产妇、胃寒及脾虚泄泻者不宜食用。又如红枣,可增加机体抵抗力,对体虚乏力,贫血者适用,但龋齿疼痛、下腹胀满、大便秘结者不宜食用。糖尿病患者适宜吃菠萝、杨梅、樱桃等水果,它能改善胰岛素的分泌,有降糖的作用。冠心病患者应多吃桃、李、杏、草莓和鲜枣等,这些水果含丰富的烟酸和维生素 C,有降血脂和降胆固醇的作用。心肌梗死患者应多吃香蕉、橘子。心力衰竭或水肿患者不宜食用含水较多的水果。

任务八 油脂及调味品的营养价值

任务目标

1.掌握油脂的主要营养成分及组成特点。
2.掌握油脂及常见调味品的营养价值及特点。

任务导入

油茶是中国特有的油料树种,其果实可提炼重要的天然绿色有机保健食用油——茶油。据《山海经》记载,中国栽培油茶已有 2300 多年的历史。中国疾病预防控制中心营养与食品安全所对茶油和橄榄油进行的对比研究表明,茶油与橄榄油的成分尽管有相似之处,但茶油的食疗双重功能实际上优于橄榄油,也优于其他任何油脂。橄榄油含不饱和脂肪酸达 75%~90%,茶油中的不饱和脂肪酸则高达 85%~97%,为各种食用油之冠。茶油中含有橄榄油所没有的特定生理活性物质茶多酚和

不宜空腹
吃的水果

Note

山茶甙,能有效改善心脑血管疾病、降低胆固醇和空腹血糖、抑制甘油三酯的升高,对抑制癌细胞也有明显的功效。茶油原汁的高贵品质,又符合人们崇尚自然、提高生活质量的要求,为当今食用油中的精品。

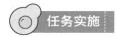 **任务实施**

一、食用油脂的营养价值

食用油是人类能量的一大来源,通常分为植物油和动物油两种。常见的植物油包括豆油、花生油、菜籽油、芝麻油、玉米油、葵花子油、茶油等,常见的动物油包括猪油、牛油、羊油等。

(一)食用油脂的主要营养成分及组成特点

油脂是由甘油和不同脂肪酸组成的酯。植物油含不饱和脂肪酸多,熔点低,常温下呈液态,通常叫作油,消化吸收率高。不同的植物油,其不饱和脂肪酸的组成各异。动物油以饱和脂肪酸为主,熔点较高,常温下一般呈固态,又叫作脂,消化吸收率不如植物油高。油脂的主要营养价值如下。

❶ 提供能量　油脂是高能量食物,人体每天由油脂提供的能量占总能量的 20%～30%。食用过多油脂,容易导致能量过剩而产生肥胖;摄入太少,则需要利用蛋白质来提供能量,不利于节约蛋白质和有效地利用碳水化合物。食用油脂是每天膳食脂肪的主要来源,每天膳食烹调用油以不超过25 g 为宜。

❷ 提供脂溶性维生素并有助于脂溶性维生素的吸收　维生素 A、维生素 D、维生素 E、维生素 K 等脂溶性维生素只有溶解在脂肪中才能被人体消化吸收,油脂是各种脂溶性维生素的载体,可促进这些维生素的消化吸收。植物油中豆油、玉米胚芽油、葵花子油和米糠油含有丰富的维生素 E,具有较好的氧化稳定性,利于保存。部分植物油还含少量的胡萝卜素和维生素 D。黄油、奶油中含有一定量的维生素 A 和维生素 D,是其他动植物油脂所欠缺的。

❸ 改善食物的感官性状,增强饱腹感　油煎、炒、烹、炸能提高食物的色、香、味、形,可起到增强食欲、促进消化的作用。食物脂肪可减缓食物由胃进入十二指肠的速度,延长胃排空的时间,增强饱腹感。这就是人体摄入脂肪含量高的食物后不易饥饿的原因。

(二)常见食用油脂的营养价值

❶ 豆油　豆油是中国人的主要食用油之一,生产量和消费量都很高。豆油的营养价值较高,含有丰富的不饱和脂肪酸,尤其是亚油酸含量高达 50%～55%。其他脂肪酸构成为:油酸 22%～25%,亚麻酸 7%～9%,棕榈酸 10%～12%。豆油的脂肪酸构成较为合理,有显著地降低血清胆固醇含量、预防心血管疾病的功效。大豆中还含有大量的维生素 E、维生素 D 以及丰富的卵磷脂,对人体健康均非常有益。另外,大豆油的人体消化吸收率高达 98%,所以大豆油是一种营养价值很高的优良食用油。但是,豆油具有特殊的豆腥味;热稳定性较差,加热时会产生较多的泡沫;大豆油含有较多的亚麻酸,较易氧化变质并产生"豆臭味";经过精炼和除臭处理后,豆油中维生素 E 含量降低,不饱和脂肪酸含量上升,容易氧化酸败,可添加抗氧化剂来延长储存期。

❷ 花生油　花生油淡黄透明,色泽清亮,具有独特的花生气味和风味,气味芬芳,滋味可口。花生油含不饱和脂肪酸 80% 以上(其中含油酸 41.2%,亚油酸 37.6%)。另外还含有软脂酸、硬脂酸、花生酸等饱和脂肪酸 19.9%。其脂肪酸构成合理,易于人体消化吸收。另外,花生油中还含有甾醇、麦胚酚、磷脂、维生素 E、胆碱等对人体有益的物质,可以防止皮肤皲裂老化,保护血管壁,防止血栓形成,有助于预防动脉粥样硬化和冠心病。花生油具有良好的氧化稳定性,是使用性能良好的煎炸油,并因脂肪酸组成合理可与其他植物油调配后制成营养调和油。食用花生油要提防生产者因选料不细而造成的黄曲霉毒素污染。

❸ **菜籽油** 菜籽油一般呈深黄色或棕色,在我国农村的消费量比较大。其脂肪酸组成:棕榈酸2%～5%,脂酸1%～2%,油酸10%～35%,亚油酸10%～20%,亚麻酸5%～15%,芥酸25%～55%,花生四烯酸7%～14%。由于亚油酸等必需脂肪酸的含量较其他植物油低,所以营养价值比一般植物油低。如能在食用时与富含亚油酸的优良食用油配合食用,其营养价值将得到提高。另外,菜籽油中含有大量芥酸和芥子甙等物质,一般认为这些物质对人体的生长发育不利,但现在改良的双低菜籽油,可有效降低芥酸和芥子甙的含量。

❹ **芝麻油** 芝麻油是我国古老的食用油之一,有普通芝麻油和小磨香油之分,它们都是以芝麻为原料所制取的油品。从芝麻中提取出的油脂,无论是普通芝麻油还是小磨香油,均含油酸35.0%～49.4%,亚油酸37.7%～48.4%。芝麻油的消化吸收率高达98%。芝麻油中不含对人体有害的成分,含有特别丰富的维生素E和比较丰富的亚油酸,同时还含有1%左右的芝麻酚、芝麻素等天然抗氧化剂,稳定性很高。经常食用芝麻油,可调节毛细血管的渗透作用,加强人体组织对氧的吸收能力,改善血液循环,促进性腺发育,延缓衰老保持青春。所以,芝麻油是食用品质好、营养价值高的优良食用油。

❺ **茶油** 茶油又称茶籽油、茶树油,是茶籽仁经过压榨或浸出生产所得的油脂。茶油的脂肪酸构成与橄榄油有类似之处,其中不饱和脂肪酸高达90%以上,主要是单不饱和脂肪酸——油酸,占73%,而亚油酸含量仅为16%,加之油脂稳定性强,不易氧化,有"东方橄榄油"的美誉。对于食用油,饱和脂肪酸比例过高,有升高血脂的危险;多不饱和脂肪酸比例过高,有增加氧化损伤的风险;而单不饱和脂肪酸在降低血脂的同时也更为安全。茶油富含油酸,在降低LDL-C的同时,不会降低HDL-C的水平,对预防心血管疾病有益。精炼茶油的风味良好,耐储存,耐高温,适合作煎炸油。

❻ **棕榈油** 棕榈油盛产于马来西亚、印度尼西亚和非洲的某些地区。棕榈油的脂肪酸组成中,饱和脂肪酸和不饱和脂肪酸几乎各占一半,具体组成:棕榈酸44%,油酸39.2%,亚油酸10%,硬脂酸4.5%,豆蔻酸1.1%,亚麻酸0.4%,月桂酸0.2%,棕榈烯酸0.1%。虽然棕榈油中饱和脂肪酸所占比例较大,但以软脂酸(棕榈酸)为主,所以熔点低于大多数的动物性脂肪,在常温下呈半液态。目前市售的棕榈油多为分提后的产品,有硬脂、软脂和中间部分。硬脂适合作酥油、人造奶油的原料;软脂是极好的煎炸用油。精炼棕榈油中含有较多的维生素E,不易氧化酸败,性能比较稳定。

❼ **猪油** 猪油是我国食用量最大的一种动物油脂。猪油具有独特的香味,主要用于烹调使用。猪油中含有较多的胆固醇(100 mg/100 g左右),饱和脂肪酸含量较高,可配以含亚油酸较高的植物油共同食用,以达到脂肪酸合适的比例和降低胆固醇的不利影响。猪油中天然抗氧化剂维生素E的含量较低,保质期短,需要添加抗氧化剂来延长储存期。

❽ **奶油和人造黄油**

(1)奶油:由牛奶脂肪分离搅拌而成的,具有独特的奶油香味,但饱和脂肪酸含量较高,不宜过多食用。

(2)人造黄油:也称氢化油,是用植物油进行氢化反应制成的。半固体的人造黄油,制作和储藏起来都很方便,在人们的日常食品中得到了广泛的应用。

❾ **色拉油和调和油** 色拉油和调和油两者都不是直接从油料种子中提取的植物油,而是加工后的油脂。

(1)色拉油(salad oil):色拉油一词源于西方,西方人以生蔬菜为主料,辅以各种调味品,为了增加营养,需要在上面涂上油状涂布物,这就是色拉油。为了保持蔬菜固有的色泽和味道,这种油需要无色无味;又因凉菜做好之后常常需要冷藏,因此,低温时不能出现凝浊现象,4.4 ℃须维持透明液体状态。色拉油就是为了达到这些要求,通过脱酸、脱溶、脱臭、脱水、脱色、脱胶、脱蜡、脱杂这样八道工序,把食物中所含的杂质和有害物质逐步去除后所得的精炼油。色拉油通常用于凉拌菜,如作烹调用油,可保持菜肴的本色本味,高温烹调时无油烟,减少了油烟对人及厨房的污染。但是色拉油经过精炼后,营养素如胡萝卜素、维生素 E 等有一些损失。

(2)调和油:根据使用需要,将两种以上经精炼的油脂(香味油除外)按脂肪酸合理构成比例调配制成的食用油。常吃单一的某种油,会导致某种或几种脂肪酸的摄入不平衡。一般认为,膳食脂肪酸的构成,以饱和脂肪酸:单不饱和脂肪酸:多不饱和脂肪酸为 1:1:1 的比例有利于人体健康。但是,不同的食用油含有的脂肪酸各不相同,所以就根据食用油的化学成分,以大宗高级食用油为基质油,加入另一种或一种以上具有功能特性的食用油,经科学调配后具有增进营养功效的作用。目前,国内市场销售的营养调和油多选用大豆色拉油、菜籽色拉油为基质油,加入另一种或一种以上的高油酸型油(如杏仁油)、高亚油酸型油(如红花籽油、番茄籽油、麦胚油)、高亚麻酸型油(如核桃仁油)、高维生素 E 型油(麦胚油),形成脂肪酸配比合理、营养价值高的调和油,此类油有着良好的发展前景。

除了以上常见的油脂外,近来市场上也出现了一些新的油脂。如橄榄油、亚麻油、红花油、紫苏油、核桃仁油、沙棘油、米糠油、玉米油以及小麦胚油等,这些油脂多含有较多的必需脂肪酸和其他有利于人体健康的生物活性物质,有着很高的营养价值和保健作用,但价格也较高。

二、调味品的营养价值

调味品是指能调节食物色、香、味的一些食品,也称调料或作料。调味品的种类繁多,日常生活中常用的有盐、酱油、酱、醋、糖、味精、姜、辣椒、胡椒等。

(一)酱油和酱类

小麦、大豆及其制品为主要原料,经发酵调制而成,其营养素种类和含量与其原料有很大的关系。以大豆为原料制作的酱油中蛋白质含量较高,以大米为主料的日本酱的碳水化合物含量可达 19% 左右。酱油含有多种营养成分,如谷氨酸、天冬氨酸等氨基酸,维生素 B_1(0.01 mg/100 g)、维生素 B_2(0.05~0.20 mg/100 g)、尼克酸(1.0 mg/100 g)等 B 族维生素,氯化钠(含量占 12%~14%)等矿物质,还有有机酸、芳香物质等。

(二)醋类

醋按照原料可分为粮食醋、水果醋,按生产工艺可分为酿造醋、配制醋、调味醋。醋含有丰富的营养物质,并能促进胃液分泌,有助于消化。炒菜时加醋,可减少维生素 C 的损失;凉拌菜时放醋,可起调味和杀菌的作用;烧鱼炖肉时放醋,不仅能解除鱼腥,还能促进食物中的钙溶解。食醋还具有防病的保健作用。

(三)味精和鸡精

味精是人们日常生活中广泛使用的鲜味剂,在菜或汤中加一点味精,吃起来就觉得格外鲜美。味精的化学名称叫谷氨酸钠。味精进入人体后,很快被吸收分解出谷氨酸。谷氨酸在人体代谢中有着重要的功能,有助于其他氨基酸的吸收,合成人体所需的蛋白质。使用味精应适量,若过量使用或使用方法不当也会损害健康。复合鲜味调味品(鸡精),含有味精、鲜味核苷酸、糖、盐、肉类提取物、蛋类提取物、香辛料,宜在食物加热完成后加入。

(四)盐

盐分为海盐、井盐、矿盐、池盐、粗盐、细盐、加碘盐。盐对维持人体酸碱平衡及其他正常生理机能起着重要作用。盐还可杀菌消炎,用盐水漱口,清洗伤口,可对炎症及创伤起到辅助治疗作用。盐汽水具有防暑降温作用。但是,流行病学调查表明,钠的摄入量与高血压的发病呈正相关。世界卫生组织建议:每人每天食盐用量以不超过 6 g 为宜,吃清淡少盐的膳食,应从幼年开始养成良好的习惯。膳食钠的来源除食盐外,还包括酱油、咸菜、味精、罐头等高钠食品及含钠的加工食品等。

(五)糖和甜味剂

不同的糖有着不同的甜度。常见几种糖的甜味依次递降排列为果糖、蔗糖、乳糖。蔗糖由一分子葡萄糖和一分子果糖缩合脱水而成。木糖醇、山梨糖醇、甘露醇等由人工制成,为保健型甜味剂。作为调味料食用的主要有蔗糖、饴糖、蜂蜜等。食用蔗糖主要分为白糖和红糖两大类。白糖含 99% 的碳水化合物,只提供能量,缺乏其他营养素。红糖未经精炼,碳水化合物约 94%,还含有铁、锰、锌等成分。红糖中钙的含量为白糖的 7.8 倍,钾含量为白糖的 48 倍,铁含量是白糖的 3.7 倍。饴糖又称糖稀、麦芽糖,是将大米、小麦等粮食经过发酵糖化而制成的浓稠的糖浆,色黄褐,主要成分为麦芽糖、葡萄糖、糊精等,甜度只有食糖的 1/3,有软、硬两种。饴糖主要用于增加菜肴色泽。饴糖的吸湿力强,在糕点中使用可使糕点松软。

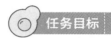 任务九 | 酒类的营养价值

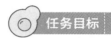 **任务目标**

1. 了解酒的分类和命名。
2. 熟悉酒中的主要营养成分及组成特点。

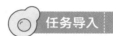 **任务导入**

黄酒是世界上古老的酒类之一,酵母曲种质量决定酒质。源于中国,且唯中国有之,与啤酒、葡萄酒并称世界三大古酒。约在三千年前,商周时代,中国人独创酒曲复式发酵法,开始大量酿制黄酒。南方以糯米,北方以黍米、粟为原料制造黄酒,一般酒精含量为 14%～20%,属于低度酿造酒。黄酒含有丰富的营养,含有 21 种氨基酸,其中包括数种未知氨基酸,而人体自身不能合成必须依靠食物摄取的 8 种必需氨基酸黄酒都具备,故被誉为"液体蛋糕"。黄酒是中国的汉族特产,属于酿造酒,在世界三大酿造酒(黄酒、葡萄酒和啤酒)中占有重要的一席。酿酒技术独树一帜,成为东方酿造界的典型代表和楷模。

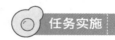 **任务实施**

一、酒的分类和命名

酒类品种繁多,分类方法也不一致,一般按酿造方法、酒度、原料、总糖含量、香型、色泽、曲种等进行分类。

(一)按酿造方法分类

按酿造方法分类,酒可分为发酵酒、蒸馏酒和配制酒,此分类法得到了学术界大多数人的认同。

(二)按酒度分类

酒饮料中酒精含量称作"酒度"。酒度有 3 种表示法。

(1)容积百分比:以 %(V/V)为酒度,即每 100 mL 酒中含有纯酒精毫升数。

(2)质量百分数:以 %(m/m)为酒度,即每 100 g 酒中含有纯酒精的克数。

(3)标准酒度:欧美常用此表示蒸馏酒中酒精含量。通常规定 50°(F/F)作为标准酒度 100°,对优质伏特加常把容积百分数乘以 2 作为标准酒度。

按酒度,酒可分低度酒、中度酒和高度酒,其酒精含量分别为 20%(V/V)以下、20%～40%(V/V)、40%(V/V)以上。

（三）按原料分类

按原料,酒可分为白酒、黄酒和果酒。

（1）白酒:粮食白酒是以粮食(如高粱、玉米、稻米等)为原料制造的白酒,薯干白酒是以薯干或鲜薯为原料制造的白酒,代粮白酒是以非粮食原料,如麸皮、米糠、高粱糠及野生淀粉质原料等酿造的白酒。

（2）黄酒:稻米黄酒是以稻米为原料的黄酒,玉米黄酒是以玉米为原料的黄酒,小米(黍米)黄酒是以黍、粟等为原料的黄酒。

（3）果酒:根据水果原料的不同,可分为葡萄酒、梨酒、苹果酒、猕猴桃酒、山楂酒等。

（四）按总糖含量分类

按总糖含量分类是葡萄酒、黄酒、果酒等发酵酒的一种分类方法。通常总糖含量以葡萄糖计,可分为干型、半干型、半甜型、甜型、浓甜型(如蜜酒)。

（五）按香型分类

酒香和酒色通常也是酒亚类和等级的区分依据。中国白酒评比以香型分类,有 4 种基本香型:茅香型(又称酱香型)、泸香型(又称浓香型)、汾香型(又称清香型)、米香型等。

二、酒中的主要营养成分及组成特点

酒都含有不同量的酒精、糖和微量肽类或氨基酸,这些都是酒的能量来源。每克酒精可提供 29.2 kJ(7 kcal)的能量,远高于同质量的碳水化合物和蛋白质的能量值。酒提供能量主要取决于酒所含酒精的量。

糖是发酵酒类的主要营养成分。酒中的糖不仅具有营养作用,也影响和决定酒的口味。酒中的蛋白质主要以其降解产物如氨基酸和短肽的形式存在,由于酒的配料和酿造方法不同,含量相差较大。黄酒、葡萄酒、啤酒等发酵酒类中,氨基酸和短肽的含量较多;而在葡萄酒等果酒中含量则较少。矿物质的含量与酿酒的原料、水质和工艺有着密切的关系。葡萄酒、黄酒和啤酒中矿物质元素含量最多,其中钾的含量较为丰富,一般含量为 $0.3\sim0.8$ g/L;其他矿物质元素,如钠、镁、钙、锌等都以不同含量存在。啤酒和葡萄酒内含有多种 B 族维生素,如维生素 B_1、维生素 B_2、维生素 B_6、维生素 B_{12}、烟酸、泛酸、叶酸、生物素及维生素 C 等。蒸馏酒的主要成分是酒精和水,其他物质含量较少。

酒类除了上述常见营养成分外,还有很多其他非营养化学成分,包括有机酸、醛、酮类等,虽然含量较少,但这些成分一方面直接或间接赋予酒的色泽、香型、风味、口感等各种品质特性,从而决定着酒类的种类、档次和质量;另一方面,也影响和决定着酒的营养作用、保健作用或其他生理作用。

红葡萄酒中含有生物活性物质,包括多酚类化合物,如酚酸类、类黄酮类、花色苷类、原花青素、白藜芦醇。红葡萄酒中的多酚类物质预防 LDL 氧化的能力比维生素高 2 倍。现已公认,LDL 中胆固醇的氧化是最初导致动脉硬化的主要原因。红葡萄酒能抑制血小板的凝集作用,减少血栓,红葡萄酒抑制血小板聚集的效果比白葡萄酒高出 10 倍。红葡萄酒还可以调节脂质代谢,具有松弛血管及保护心脏等功能。

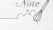

合 理 烹 饪

扫码看课件

项目描述

　　烹饪过程包括烹饪原料的选料、运输、加工、储藏和烹调等。由于受到各种因素的影响,烹饪原料可发生一系列物理、化学变化。这些变化可以提高食物的消化吸收率及营养价值,破坏、杀灭原料中的有毒成分及微生物和寄生虫卵,有利于人体的健康;但同时,原料中的部分营养素也会受到破坏和损失,而导致原料的营养价值降低,有些原料在特殊的烹调加工过程中,还可产生对人体健康有害的物质。

项目目标

　　1.了解营养素在烹饪中的变化。
　　2.了解合理烹饪的含义及学习合理烹饪的意义。
　　3.认识烹饪原料中营养素在烹饪过程中理化性质的改变。
　　4.掌握科学合理的烹饪加工方法和相关措施,减少原料中营养素的损失。

任务一　营养素在储藏过程中的变化与保护

任务目标

　　1.掌握常用的储藏方法。
　　2.掌握常用储藏方法对原料营养素的影响。
　　3.在实际生活中能选用正确的储藏方法储藏不同原料。

任务导入

　　随着生活节奏的加快,很多家庭往往一次性采购数天的原料。从家庭储藏条件的角度分析:一次性大量采购在储藏中会带来营养素的损失吗?

任务实施

　　烹饪原料的储藏一般分为常温、冷藏、冷冻、罐装储藏等方法。

一、常温储藏对营养素的影响

新鲜食物在储藏期间,营养素很容易发生变化,如植物性原料的呼吸作用会导致碳水化合物的损失,增加粗纤维含量。储存方式不当还会造成营养素的蒸发流失。有些营养素特别是维生素 C,遇到空气容易被氧化而损失。

谷物储藏温度应在 15 ℃以下,如果温度高于 20 ℃,呼吸热会使谷物温度升高,导致霉变、腐败。鲜牛奶在室内光线条件下,保存 1 天,维生素 B_2 损失 30%,维生素 B_6 损失 20%。菠菜在 20 ℃室温条件下存放 4 天后,叶酸的水平可下降 50%。蛋在长期储藏中苏氨酸和维生素 A 损失较多。还有一部分营养素对氧敏感,在储藏、运输过程中容易损失。

许多营养素对光敏感,受日光直接照射时会被破坏,在室内光线条件下也会慢慢地受到破坏,其破坏的程度取决于光波的种类和照射的时间与面积。如脂肪在日光照射下会加速其酸败,自动氧化主要发生在油脂的储藏中。有些原料会褪色或变色,造成营养素受损或味道受到影响。所以,烹饪原料应避光储藏于低温或阴凉处。

二、冷藏储藏对营养素的影响

嗜低温细菌可以在 0～5 ℃甚至更低温度的环境下存活,冷藏只能抑制细菌的繁殖速度,不能起到"灭菌"的作用,冷藏时间过长也会导致原料的霉变、腐败,从而降低原料的营养价值。随着冷藏时间的增加,新鲜水果损失的维生素 C 就越多。如桃子在 7.7 ℃中存放 1 天,维生素 C 含量存留 90%,存放 5 天后维生素 C 含量下降为 70%,存放 7 天后维生素 C 损失近 50%;如放置在 2～5 ℃时,所含维生素 C 的保存明显比 7.7 ℃时高。但是,如果冷藏温度低于 0 ℃,引起水果冷冻,形成冰晶,冰晶解冻时产生水分丢失,从而对维生素和矿物质产生影响。将菠菜放入 4 ℃左右的冰箱内,8天后叶酸会下降 50%。

三、冷冻储藏对营养素的影响

冷冻过程包括预冷处理、冷冻、冷冻储藏和解冻。从感官性能和营养素的保存率来看,这种长期保存食品的方法一般被认为优于罐藏和干制。食品在冷冻储藏过程中维生素会大量损失,损失的多少取决于产品种类、预冷处理(尤其是热烫)、包装材料、包装方法(如是否加糖)以及储藏的条件等。

(一)预冷处理对营养素的影响

在冷冻之前,大多数蔬菜需要热烫以钝化酶类,否则在冻结储藏的过程中,感官特性和营养成分将发生很大变化,但热烫时水溶性维生素会有很大损失。

(二)冷冻对营养素的影响

除了猪肉和抱子甘蓝以外,冷冻对蔬菜、水果和动物组织中的维生素含量一般没有明显的影响。

(三)解冻过程对营养素的影响

原料解冻的渗出液中含有水溶性维生素和矿物质,这类营养素的损失将与解冻渗出液的量成正比。在解冻过程中,有人喜欢用热水加快解冻速度,且大块肉解冻之后,仍放回冰箱冷冻,这样做会加大肉中的营养物质流失且造成卫生问题,所以肉类解冻时应坚持低温缓慢化冻(4 ℃左右)的原则。

四、罐装储藏对营养素的影响

罐装储藏能够有效地保存大部分营养素,如蛋白质、碳水化合物、脂肪及部分维生素(如维生素 B_1 和维生素 C),矿物质一般不受罐装储藏的影响。

胡萝卜素和番茄红素都对热非常稳定,因此不会损失。而且加热煮熟后,它们的吸收率会大大增加。制作罐头的过程还会起到"浓缩"的作用,所以,胡萝卜素、番茄红素等不仅不会损失,反而还会增加。研究表明,胡萝卜罐头中的胡萝卜素含量比鲜胡萝卜高 50%,番茄罐头中的番茄红素含量比新鲜番茄高 1 倍。除了铁以外,矿物质也不会受到影响,有时还会增加。如鱼罐头在制作过程中,

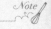

鱼骨变酥变软后会溶出部分钙,所以鱼罐头中的钙含量是鲜鱼的 2 倍。蛋白质和膳食纤维等不会损失。罐头的加热温度一般不超过 120 ℃,所以蛋白质、矿物质、膳食纤维等营养都能完好保留。

罐装食品会导致一些维生素受到损失,特别是维生素 C 和叶酸。不过,不同罐装食品的营养损失是不一样的,如番茄损失比较小,豌豆和菠菜损失较大,肉类则主要损失硫胺素。

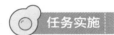

任务二　营养素在烹饪加工中的变化与保护

任务目标

1. 了解常用烹调方法的种类。
2. 了解常用烹调方法对营养素的影响。
3. 充分认识各种营养素在烹饪过程中的变化。
4. 能正确地选用烹调方法,加强对营养素的保护。

任务导入

烹饪工艺是一个复杂的过程,烹饪原料在加工烹调过程中,由于受各种因素的影响,可发生一系列物理、化学变化。

任务实施

一、蛋白质

(一)蛋白质的变性

蛋白质变性是在某些理化因素下,蛋白质分子内部原有的高度规则的排列发生变化,原来在分子内部的一些极性基团暴露到分子的表面,而引起蛋白质理化性质变化的现象。引起蛋白质变性的因素有温度、酸、碱、有机溶剂、紫外线照射、机械刺激等。

蛋白质受热变性是最常见的变性现象,并在烹饪工艺中被广泛应用。蛋白质受热变性时,疏水基团暴露使蛋白质发生凝集而产生凝固现象,如蛋清在加热时凝固、瘦肉在烹调加工时收缩变硬,都是由蛋白质遇热后变性而引起的。

原料中蛋白质遇热变性的温度从 45～50 ℃开始,随着温度升高,变性的速度加快,当温度升高到 80 ℃以上时,一些保持蛋白质空间构象的氢键等次级键发生断裂,破坏了肽链分子间的特定排列,原来在分子内部的一些非极性基团暴露到分子的表面,降低了蛋白质的溶解度,促进了蛋白质分子间或蛋白质与其他物质结合,而发生凝结、沉淀,即蛋白质发生变性。变性后的蛋白质持水性减弱,水分从食物中脱出,食物的体积缩小,重量减轻。

蛋白质的这种受热变性的现象在烹调加工工艺过程中广泛存在。若用冷水煮肉,因温度逐渐增加,表面的蛋白质凝固较慢,肌肉中的一些蛋白质如含氮浸出物徐徐溶于汤中,增加了汤液的鲜味,但肌肉本身的鲜味下降;若用沸水煮肉,肉块表面蛋白质迅速凝固,可保护肌肉内容物不溶出,则肉味鲜,而汤鲜味较差。油炸肉块可以使肉表面温度很快上升至 45～120 ℃,使肉表面的蛋白质迅速凝固,形成一层结实的膜,因此,肉中的可溶性物质损失较少。但是,当蛋白质受热温度过高或加热时间过长时,食物会发生严重脱水,菜肴质地会变得又老又硬,严重者可使蛋白质分子发生断裂或降解,蛋白质中部分赖氨酸、色氨酸、精氨酸和组氨酸脱去氨基而被破坏,而脱去氨基的氨基酸还会与葡萄糖分子的羰基结合,形成色素复合物,发生非酶褐变。在褐变反应中最容易损失的是赖氨酸,因此,加热过度不仅降低了食物蛋白质的营养价值,还可能产生对人体有害的物质。

（二）蛋白质的水解

凝固变性的蛋白质若在水中继续加热,将有一部分逐渐水解,生成蛋白胨、蛋白胨、缩氨酸、肽等中间产物,这些多肽类物质进一步水解,最后分解成各种氨基酸。在烹饪中,长时间加热牛肉（如煮、炖）,会由于肌肉蛋白质水解,产生肌肽（丙氨酸-组氨酸）、鹅肌肽、低聚肽,形成牛肉汁特有的风味。若用中火或小火炖肉或制汤,肉质及汤汁格外鲜美,就是这个道理。

结缔组织中的蛋白质主要是胶原蛋白和弹性蛋白。在一般加热条件下,弹性蛋白在化学上几乎不发生变化,而胶原蛋白的变化较大。胶原蛋白在水中受热变性,其蛋白质纤维束分离,水解成结构比较简单的可溶性白明胶,且失去其强度,胶原蛋白的分解能使肉质嫩化。明胶是胶原蛋白受热水解的产物,由长短不等的多肽组成,可溶于热水中,冷却时因多肽间生成大量氢键而结成网状结构,并凝固成富有弹性的凝胶,因此,明胶凝胶体具有热可逆性,即加热时熔化,冷却时凝固。这一特性在制作肉皮冻等食品中得到应用。在烹制含有蹄筋等结缔组织较多的原料时,由于这些原料中含有较多的胶原蛋白,所以,需要长时间加热,使胶原蛋白尽可能水解为明胶,才能使烹制出的菜肴柔软、爽滑,便于人体吸收,否则胶原蛋白是很难被人体利用的。但是过度加热可使蛋白质分解产生有害物质,甚至产生致癌物质,危害人体健康。

（三）加热对氨基酸的影响

食物蛋白质加热后发生变性、凝固等现象,一方面,这些变化增加了人体对蛋白质的利用,有利于人体内消化酶对蛋白质的分解,可促进消化吸收;另一方面,加热可使有害的蛋白质失去活性,如蛋清中的抗生物素蛋白质,大豆中的胰蛋白酶抑制剂、血细胞凝集素等,加热后蛋白质因变性作用而失去活性,从而提高了食物蛋白质的安全性和营养价值。但是,如果加热的温度过高,不仅对蛋白质的结构产生影响,也会使氨基酸的结构发生变化。

❶ **氨基酸热分解与氧化**　加热温度过高,尤其在无水情况下,蛋白质中的色氨酸、精氨酸、蛋氨酸等将被分解而破坏。丝氨酸和苏氨酸发生脱水作用,半胱氨酸发生脱硫作用,谷氨酸、天门冬氨酸会发生环化作用。在有氧条件下,还会发生氧化分解作用,尤其是胱氨酸、半胱氨酸、蛋氨酸等,更易被氧化而破坏。

❷ **酰胺键的形成**　在加热过程中,蛋白质的赖氨酸分子中—NH_2容易与天门冬氨酸或谷氨酸的羧基（—COOH）发生反应形成酰胺键,这种键很难被人体蛋白消化酶水解,因而也很难被人体消化吸收。牛奶中的蛋白质含谷氨酸、天门冬氨酸较多,在过度加热后,易与赖氨酸发生反应,形成新的酰胺键,使牛奶的营养价值降低。米面制品在加工中如经过膨化或焙烤,蛋白质营养价值也会遭到一定程度的破坏,尤其是制品的表面层,赖氨酸被破坏,难以消化的程度远远高于内部。

❸ **羰氨反应**　在有碳水化合物存在的情况下,如果食品加热过度,蛋白质分子中的氨基与碳水化合物分子中的羰基会发生羰氨反应,引起制品的褐变和营养成分的破坏,赖氨酸的损失较大,从而降低了蛋白质的营养价值,反应还生成一些不利于人体健康的物质,如丙烯酰胺等。

二、油脂

（一）油脂的水解

中性脂肪在热、酸、碱、酶的作用下都可发生水解反应。在普通烹饪温度下,有部分中性脂肪在水中发生水解反应,生成脂肪酸和甘油。油脂水解速度与油脂中游离脂肪酸的含量有关。水解反应开始时,油脂中脂肪酸含量很低,其水解速度很缓慢;而当油脂中的游离脂肪酸含量达到 0.5%～

1.0%时,水解速度急剧加快,游离脂肪酸的含量也急剧增加。

油脂中游离脂肪酸含量的变化还影响着油脂的发烟温度。纯净油脂的发烟温度较高,随游离脂肪酸含量的增加,其发烟温度随之降低。一般新鲜油脂的发烟温度为220~230 ℃,若游离脂肪酸的含量达到0.6%时,其油脂的发烟温度降至148 ℃。

发烟点除了与温度、游离脂肪酸的含量有关外,还与油脂的纯净度有密切的关系。油脂中含的杂质越多,酸败程度越严重,油脂中所含溶解物就越多,发烟点下降的幅度就越大。油脂发烟点的变化对菜点有较大的影响。发烟点降低明显的油脂,在烹饪过程中很容易冒烟,影响菜点的色泽和风味。此外,油烟逸出油面,会污染环境,刺激人的眼、鼻、咽喉,有碍人体健康。在烹饪过程中最好选择发烟温度高、煎炸过程中烟点变化缓慢的油脂。

（二）脂肪的热分解

油脂在加热没有达到其沸点之前就会发生分解作用。在加热的分解产物中含有一定量的丙烯醛,它是一种具有挥发性和强烈辛辣气味的物质,对人的鼻腔、眼睛有较强的刺激作用,所以有刺鼻催泪的作用,还可以产生肉眼可见的蓝色烟雾。

油脂热分解的程度与加热的温度有关。在加热到150 ℃以下,热分解程度轻,分解产物也少;当温度升到300 ℃以上时,分子间开始脱水缩合成相对分子质量较大的醚型化合物;当温度达到350~360 ℃时,则可分解成酮类和醛类物质,同时生成多种形式的聚合物,如己二烯环状单聚体、二聚体、三聚体和多聚体。其中环状单聚体能被机体吸收,毒性较强;二聚体是由二分子不饱和脂肪酸聚合而成,也具有毒性;而三聚体和多聚体因相对分子质量较大,不易被人体吸收,毒性较小。此外,油烟中还含有有机物燃烧不完全产生的3,4-苯并芘,这是一种强烈的致癌物质,长期进行油炸食物的制作和食用油炸食品对人体的健康会产生极大的影响。

食用油高温加热,不仅油脂本身的化学结构发生变化,影响人体对它的消化吸收,而且油脂中的其他营养素,特别是脂溶性维生素A、维生素D和必需脂肪酸都可被氧化破坏,使油脂的营养价值降低。因此,在使用油脂时,应尽量避免持续性过高的温度。用于油炸菜点的油脂,温度最好控制在180~220 ℃,以减少有害物质的生成,对于专门油炸食物的油脂,必须经常按期更换新油,对已变色、变味、变黏、变稠的油脂,不能再食用。

（三）油脂的热氧化聚合作用

油脂的氧化主要是油脂与空气接触,由空气中的分子态氧引起的。根据油脂氧化的条件不同,可分为在常温下引起的自动氧化和在加热条件下引起的热氧化两种,但实质都属于自由基反应,即由于空气中分子态的氧引起的油脂中脂肪酸产生自由基造成的。油脂中自动氧化反应多发生在油脂储存中,反应速度相对比较缓慢;而油脂的热氧化则发生在加热的条件下,反应速度快,而且随着加热时间的延长,还容易分解,其分解产物还会继续发生氧化聚合,并产生聚合物。热聚合物的增加,不但使油脂增稠,还会引起油脂起泡,并附着在煎炸食物的表面,这些都是油脂发生热氧化聚合反应的结果。

金属尤其是铁、铜等能促进油脂热氧化聚合,即使只有1 μg/g的含量也能促进油脂的热氧化聚合反应的进行。所以,油炸锅最好用不锈钢制的,如用一般铁锅,在油炸后,不宜用力洗刷,只需用布擦去表面附着物即可。此外,烹饪中火力越大,时间越长,氧化聚合反应就越剧烈。那种带着火苗烹炒的做法并不可取,应避免采用这种做法。

（四）油脂的老化

高温炸制过食品的油,色泽变深,黏度变稠,泡沫增加,发烟点下降,这种现象称为油脂的老化现象。色变暗的原因除了因炸制食品中淀粉糊化、焦糖化和美拉德反应产生类黑素外,更主要的是由于油脂的热聚合反应以及油脂中磷脂的分解反应所生成的产物使油脂颜色变暗。油脂在高温下发生热氧化聚合以及热水解产物的脱水缩合反应,均能生成相对分子质量更大的产物,使油脂黏度增大,由稀变稠。而油脂热分解的产物丙烯醛沸点低,仅为52 ℃,油温稍高,就会产生烟状物;油脂的氧化产物,如醛类、酮类等化合物沸点都较低,故随着油脂老化程度不断加深,油脂氧化分解的产物不断增多,发烟点越来越低。因此,油脂老化不仅使油脂味感变劣,营养价值降低,而且也使制品的风味品质降低,更重要的是对人健康不利。所以,在炸制食品时应避免油温升得过高,防止油脂老化,采用含磷脂成分少的食用油脂,并定期更换炸制用油,可以预防和延缓油脂的老化。

（五）油脂的氧化酸败

油脂或富含油脂的食品储藏期间,在空气中的氧气、日光、微生物及酶的作用下,产生酸臭和口味变苦涩,甚至产生有毒物质的现象,称为油脂的氧化酸败。

油脂对空气中的氧极为敏感,尤其是不饱和脂肪酸,能自动氧化生成具有不良气味的醛类、酮类和低分子有机酸类,这些物质是油脂哈喇味的主要来源。用这种油脂烹、炒、煎、炸菜肴或制作糕点,不仅会失去芳香,而且会使食物带有不愉快的气味。

油脂的酸败对油脂的质量影响极大。由于不饱和脂肪酸的氧化分解,油脂中的必需脂肪酸及脂溶性维生素也遭到不同程度的破坏。因此,氧化酸败的油脂营养价值极低,并且产生对人体有害的物质。长期食用酸败的油脂,轻者引起呕吐、腹泻;重者引起肝肿大,易造成B族维生素的缺乏,从而引起各种炎症。食用氧化酸败的油脂,还会造成生物氧化体系的某些酶,如细胞色素氧化酶、琥珀酸脱氢酶受到破坏,影响人体的代谢。因此,防止油脂酸败十分重要。

三、碳水化合物

（一）蔗糖

在烹调中,蔗糖常用作甜味剂、防腐剂及天然食用色素。蔗糖在150 ℃的时候开始熔融,随着温度的升高,开始逐渐出现淡黄色,成为一种黏稠、透明的液体,具有韧性,若使其迅速冷却,就会形成一种无规则排列、无定型的糖,脆硬而透明。烹调中制作"拔丝"类菜即是利用了蔗糖的这个性质。

当蔗糖加热温度超过其熔点时,糖被分解而发生降解作用,产生小分子的物质,经过聚合、缩合后生成褐红色的焦糖色素,这就是糖的焦糖化反应。在烘烤、油炸食品时,焦糖化反应控制得当,可以使食品有悦人的色泽和风味。如果加热过度,不仅会造成蔗糖的损失,而且会产生有毒物质。

当蔗糖或其他碳水化合物与含有蛋白质等氨基酸化合物的原料一起烹调时,特别是当温度过高时,则发生羰氨反应,形成褐色的"类黑色素"。因其在消化道不能水解,故无营养价值。如果再继续加热,则部分碳水化合物变黄或变焦黑,成为具有苦味的碳。食品中发生羰氨反应时会损失一定的氨基酸,因此要适当控制,不要过度。

（二）饴糖

饴糖的主要成分是麦芽糖和糊精,麦芽糖占1/3。麦芽糖的熔点在102～108 ℃。在温度升高时,容易发生缩合,形成焦糖色素,在相应的温度下易与氨基酸发生聚合、缩合反应,形成类黑色素,其色泽也会随着加热温度的不断升高而发生浅黄—红黄—酱红—焦黑的变化。同时,麦芽糖与氨基酸在高温下也可发生降解反应,生成呈香味物质,清除了鹅、鸭的腥味,使成品形成独特的风味。因此麦芽糖用于烘烤食品时,能起呈色、提香和保湿的作用。烹调中利用麦芽糖的这一特性给烤鹅、烤鸭的表皮上糖色。表皮涂抹一层饴糖后,由于麦芽糖分子不含果糖,烤制后食物的相对吸湿性较差,因此耐脆度更好。同时,由于饴糖中糊精黏度较大,可以紧紧裹在原料的表面,经过烧、烤后,发生糊化脱水,形成硬壳,防止脂肪及内部水分外溢,使菜肴的滋味更加浓郁,风味突出。

（三）淀粉的糊化

淀粉是由葡萄糖分子构成的,分为直链淀粉和支链淀粉两种,它们在水中都不溶解。当把淀粉放入水中加热,达到一定温度后,则淀粉粒溶胀、崩溃,形成黏稠的均匀的糊状物,这种变化称为淀粉的糊化。

烹饪中使用淀粉挂糊、上浆、勾芡及煮饭、蒸馒头、烤面包等加工过程,都是利用淀粉的糊化作用。糊化后的淀粉更可口,更有利于消化吸收,即更易被淀粉酶水解,未糊化的淀粉则较难消化。淀粉的糊化作用常用于菜肴的浆和糊,用于爆、炒、熘、炸等烹调技法。烹制菜肴时,对某些主料需要上浆或挂糊后,方可烹调。因上浆或挂糊后的原料,经过加热后,淀粉发生糊化,形成具有黏性的透明的胶体,紧紧裹在原料的表面,制成的菜肴鲜嫩、饱满、晶莹透亮或使汤羹等具有一种似透非透的朦胧感。因此,要求淀粉糊化速度快,糊化中的黏度很快达到最高点,并且有较好的透明度。马铃薯淀粉颗粒大,吸水力强,糊化温度低,而且淀粉的黏度高,透明度好。

不论在少量水中还是在大量水中加热,淀粉糊化都能结合大量的水。尤其是在少量水中形成淀粉凝胶,不仅淀粉分子结合水,而且凝胶的立体网络也阻水,使水不能自由流动,具有很强的持水性。调制肉糜、鱼蓉时加入淀粉,就是利用糊化淀粉持水性强这一特点,把蛋白质变性释放的水分,牢牢保持在肉糜和鱼蓉制品的组织中,以提高制品的嫩度。

(四)淀粉的老化

糊化的淀粉在室温或低温下放置时,或淀粉凝胶经长时间放置,会变成不透明状甚至产生沉淀现象,这种现象为淀粉的老化。如馒头、面包放置时间长会变硬、干缩,主要是淀粉老化的结果。淀粉的老化实际上是已经断裂了的 α-淀粉分子间的氢键,又重新排列形成新的氢键的过程,也就是复结晶过程。老化的淀粉不同于天然淀粉,它比天然淀粉的晶化程度要低一些。利用淀粉加热糊化、冷却又老化的特点可制作出粉皮、粉丝等。

老化淀粉其黏度降低,使食品外形干瘪,口感由松软变为发硬,俗称回生。老化淀粉不仅口感变差,而且消化率也随之降低。因淀粉老化,酶的水解作用受到阻碍,从而影响其消化率。但食品工业正是利用这一特性,在加工过程中添加了一些老化的淀粉,从而使产品的碳水化合物消化吸收率减慢,食物的血糖指数下降,用于特殊人群的膳食。

(五)膳食纤维

食物所含的纤维素、半纤维素、果胶等膳食纤维,因人体缺少分解它们的酶,不能被人体分解消化吸收。食物经烹调加工后,可使部分半纤维变成可溶性状态,如果胶变成可溶性果胶,增加体内消化酶与植物性食物中营养素接触的机会,从而提高其消化率。

四、维生素

在加热过程中,维生素虽然没有像蛋白质变性、脂肪水解、碳水化合物糊化等那样复杂的理化改变,但都会随着这些高分子营养素的复杂变化而被游离出来,受到高温、氧化、光照等不同因素的作用,而造成破坏损失。烹饪原料在加工过程中,损失最大的营养素就是维生素,其中又以维生素 C 损失最大。

(一)溶解性

(1)水溶性维生素:如维生素 B_1、维生素 B_2、烟酸、叶酸、维生素 C 等溶于水中,易通过扩散或渗透过程从原料中浸析出来。因此,当原料表面积增大,所处环境水流速度加快、水量大和水温高等可使原料中的水溶性维生素由于浸出而损失增加,尤其对叶菜影响更大。维生素 C 会通过表面积较大的叶子损失,如将切好的叶菜完全浸在水中,烹制后可损失 80% 以上。

水溶性维生素在烹制过程中也可因加水或汤汁溢出,而溶于菜肴汤汁中。维生素在汤汁中溢出程度与烹调方法有关,一般采用蒸、煮、炖、烧等烹制方法,汤汁溢出量可达 50%,因此,水溶性维生素在汤汁中含量较高;采用炒、滑、熘等烹调方法,成菜时间短,尤其是原料经勾芡后再烹调汤汁溢出不多,因此,水溶性维生素从菜肴原料中析出量也不多。

(2)脂溶性维生素:如维生素 A、维生素 D、维生素 E、维生素 K 等只能溶解于脂肪中,因此,用水冲洗原料过程中和以水作传热介质烹制时，脂溶性维生素不会流失，但用脂肪作传热介质时，部分脂溶性维生素会溶于油脂中。所以，通常在烹调中，无论是维生素 A 还是维生素 A 原均较为稳定，几乎没有损失，当加水加热时，一般损失最多为 30%。短时间烹调食物，看馔中的维生素 A 损失不超过 10%。由于维生素 A 易溶于脂肪中，因而，当油炸食物时，可使部分维生素 A 溶解于油而损失，然而，与脂肪一起烹调却可大大提高维生素 A 和维生素 A 原的吸收利用率。凉拌菜中，加入食用油不但可以增加其风味，还能增加人体对凉拌菜中脂溶性维生素的吸收。

（二）氧化反应

对氧敏感的维生素有维生素 A、维生素 E、维生素 K、维生素 B_1、维生素 B_2、维生素 B_{12}、维生素 C 等，它们在食物的储存和烹调加工过程中，特别容易被氧化破坏。

（1）维生素 A：具有高度不饱和性，因此，对氧和光很敏感，尤其在高温、紫外线、金属存在下，可促进其氧化。油脂发生氧化酸败时，溶于油脂中的维生素 A 和维生素 A 原也将受到氧化破坏。多数维生素 A 都是以酯的形式存在于食物中，酯型维生素 A 对氧化较为稳定，因此，菜肴在烹饪制作过程中，维生素 A 或维生素 A 原不易氧化而被破坏。

（2）维生素 E：对氧敏感，特别在碱性条件下加热，可使其完全破坏。在大量油脂中烹调食物，脂肪中所含的维生素 E 有 70%～90% 被破坏。在烹调中即使使用很少量的酸败油脂（酸败的程度甚至不能被品尝出来），也足以破坏正常油脂中或食物中大部分的维生素 E。

（3）维生素 C：对氧化很不稳定，尤其在水溶液中更易被氧化，氧化速度与温度、pH 值有关。在酸性溶液中，维生素 C 比较稳定，但在碱性溶液中易被氧化。温度、光线等因素对维生素 C 的氧化都有促进作用。金属离子可加速对维生素 C 的氧化，尤其是铜离子；金属对维生素 C 氧化催化作用的能力排序为铜＞铁＞铝。用铜锅炒菜对维生素 C 的破坏要比用铁锅或铝锅炒菜高 2～6 倍。

（三）热分解作用

一般脂溶性维生素对热较稳定，但易氧化的维生素例外，如果把含有维生素 A 的食物隔绝空气进行加热，则在高温下也比较稳定。在 144 ℃ 下烘烤食物，维生素 A 的破坏也较少。但在空气中长时间加热，其破坏程度会随加热时间延长而增加，尤其是油炸食物，因油温较高，会加速维生素 A 的氧化分解。

维生素 B_1 的水溶液在酸性溶液中对热较稳定，如 pH 值为 3 时，即使高压加热到 120 ℃ 并持续 1 h，仍可保持其生理活性。但在碱性溶液中极不稳定，pH＞7 时，加热能使大部分或全部维生素 B_1 破坏。因此，在烹煮豆类、稀饭和制作馒头时添加碱，尤其加碱过量时，可使大部分维生素 B_1 分解。高温油炸或长时间烘烤都会破坏食物中的维生素 B_1。

维生素 C 是维生素中最不稳定的一种，不耐热，高温可加速维生素 C 的氧化作用及增大其水溶性。因此，对富含维生素 C 的原料，加热时间不宜过长，否则几乎全部维生素 C 都会遭到破坏。如蔬菜加热 5～10 min，维生素 C 的损失率可达 70%～90%，如果挤去原汁再浸泡 1 h 以上，维生素 C 损失达 90% 以上。

（四）光分解作用

光对维生素的稳定性也有影响，因为光能促使维生素氧化和分解。对光敏感的维生素有维生素 A、维生素 E、维生素 B_1、维生素 B_2、维生素 B_6、维生素 B_{12}、维生素 C 等。维生素 B_2 对热比较稳定，水煮、烘烤、冷冻时损失都不大，在水溶液中短时高压加热也不会被破坏。在 120 ℃ 下加热 6 h 仅有少量破坏，但在碱性条件下，阳光照射易被破坏。如夏季，牛奶在日光下暴露 2 h，其 B 族维生素损失可达 90%，阴天损失率为 45%，处在完全阴暗处损失率仅为 10%，即使在室内光照 24 h，仍有 30% 的维生素 B_2 被破坏。

（五）酶的作用

天然原料中存在多种酶，它们对维生素具有分解作用，如贝类、淡水鱼中的硫胺素酶能分解维生

素 B_1,蛋清中的抗生素酶能分解生物素,水果、蔬菜中的抗坏血酸氧化酶能加速维生素 C 的氧化作用。这些酶在 90～100 ℃下经 10～15 min 的加热处理,即可失去活性。

植物组织中的抗坏血酸氧化酶在组织完整时,其催化作用不明显,当组织破坏,又与空气接触时,就能迅速催化维生素 C 的氧化。如小白菜切成段,炒后约损失 30%,而切成丝,炒后损失 51%。切得越细,就有越多的细胞膜被破坏,氧化酶释出越多,同时与空气的接触,对维生素 C 的氧化起到加速作用。

与氧化酶相比,维生素 C 对热更稳定,利用这一性质,在蔬菜水果加工中,进行高温瞬时烫漂处理,可以减少维生素 C 的损失。但抗坏血酸氧化酶在 60～80 ℃时活性较高,如果把菜果放到冷水中,逐渐加温,这种温度条件适合氧化酶的作用,同时水中又溶解大量的氧,维生素 C 的破坏反而因氧化加速而损失。因此,应把菜果放到沸腾的水中烫漂,这样,水中几乎不含溶解的氧,而且在 100 ℃,氧化酶很快失去活性,用这种方法烹调的马铃薯,其维生素 C 的损失要比用普通方法减少 50%。

五、矿物质

一般来说,矿物质的化学性质十分稳定,但如果加工烹调方法不当,例如,原料洗涤过程中水流速度过快,原料刀切形状过细,大米加工精度过高、淘洗次数过多等,都可引起矿物质的损失,尤其是钾、钠、镁、钙、铁、锌、铜、锰等,更为人们所关注。

动植物原料在受热时发生收缩现象,内部水分便流出来,矿物质大部分以离子状态溶于水中,也就随着水分一起溢出。如炖鸡汤,鸡肉中部分可溶性矿物质可溶于汤中。在烹制排骨时,加放食醋,骨中的钙遇到乙酸便生成能溶于水又能被人体吸收利用的乙酸钙。涨发海带时,若用冷水浸泡,清洗三遍,就有 90% 的碘被浸出;用热水洗一遍,则有 95% 的碘被浸出。因此,在涨发海带时,水不宜过量。一般浸泡 1 kg 盐干海带,用量不超过 3 kg;浸泡 1 kg 淡海带水,用量不超过 5 kg。

烹饪原料中的一些有机酸或有机酸盐,如草酸、植酸、磷酸等,能与一些矿物质(如锌、钙、铁、镁等)结合,形成难溶性的盐或化合物而影响矿物质的吸收;同时,还影响膳食中其他食物中矿物质的吸收。酵母发酵时,活性植酸酶使植酸水解,从而可提高铁、锌及其他矿物质的利用率。对富含草酸、植酸、磷酸、有机酸的原料,可先焯水,而后再烹制以减少矿物质的损失。

任务三　不同烹饪方法对营养素的影响

任务目标

1.了解日常常用烹饪方法对营养素的影响。

2.对于不同的原材料,在烹饪过程中选择合理的烹饪方法进行烹饪以减少营养素的流失及风味的呈现。

任务导入

各种不同的烹饪方法,其传热介质、热能的传递方式及温度都存在一定的差异性。本任务结合各种烹饪方法的特性,引导学生认识食材中的营养素在烹饪中的变化现象,探究降低营养素损失的有效途径。中国烹饪方法种类繁多、千变万化,不同的烹饪方法可烹制出不同特点的菜肴,而原料中的营养素在烹制过程中也会发生一系列的变化,使烹调后的菜肴与原料的营养价值产生一定的差异。

任务实施

一、烹饪工艺对营养素的影响

（一）原料加工时营养素的变化

烹饪原料在加工前,通常需要进行修整、择剔、清洗等处理,以去除不能食用的部分、寄生虫卵、微生物和泥沙等。如果加工方式不当,会造成原料营养素流失。流失是指在某些物理因素作用下,营养素通过蒸发、渗出或溶解而丢失。

❶ **原料整理过程中营养素的变化**　植物性原料在修整、择剔时容易造成浪费,同时导致一些较重要的营养素丢失。如择菜时丢弃菜叶(如葱叶、青笋叶、芹菜叶、香菜叶等)会造成营养素的浪费,因为蔬菜叶所含的营养素往往高于菜心,如青笋叶中的维生素 C 含量比青笋本身高 3~4 倍,除老黄的叶子不能食用外,其余叶子可以炒、拌、涮等。在加工藕时,将藕节丢弃也是一种比较浪费的做法,藕节经过刮洗后同样可以入菜。虽然藕节和藕在性味、功用上大致相似,但藕节更侧重止血功效,如流鼻血者可滴入藕节汁以止血。这就要求我们最大限度地利用、保护原料,做到物尽其用。

❷ **原料清洗过程中营养素的变化**　清洗烹饪原料时,要做到"洁养兼顾",过度追求清洁卫生,容易造成营养素的流失,如水溶性维生素(维生素 B_1、维生素 B_2、烟酸等)和矿物质(钠、钾、铁、磷、氯等),经过渗透和扩散作用从原料中析出而转移到水中。经淘洗后的大米,维生素可损失 30%~60%,矿物质损失约 25%,蛋白质损失约 10%,碳水化合物损失约 2%。而且米加工越精,淘米次数越多,浸泡时间越长,水温越高,营养素的损失越大。应尽量减少淘洗次数,一般为 2~3 次,不要用流水冲洗或用热水淘洗,不宜用力搓洗。

各种原料应坚持先清洗后切配的原则,做到洗切有序。刀工成形以后的原料尤其是水果蔬菜类,部分矿物质和维生素会从刀口渗出,水果蔬菜类原料应在改刀前清洗,不要在水中长时间浸泡,洗的次数不宜过多,洗净泥沙即可,以防止营养素流失。以新鲜绿叶蔬菜为例,先洗后切其维生素 C 仅损失 1%,而切后浸泡 10 min,维生素 C 损失达 16%~18.5%,且浸泡时间越长,维生素损失越多。对氧和光敏感的维生素在初加工过程中也容易损失。

动物性原料在加工过程中应避免长时间浸泡在水中,以防止营养素分散于水中。动物性原料加工成片、丁、丝、条、块等形状后不要再用水冲洗或在水中浸泡,以避免营养素随水流失。尤其要指出的是,在"滑炒肉丝"类菜肴的制作过程中,为了追求成品菜肴色泽洁白,通常采用先切后漂洗的方法,这种方法极易造成营养素的流失。

另外,涨发干货原料或漂洗原料也存在浸泡时间越长,用水量越大,水溶性营养素流失越多的情况。

❸ **原料切制过程中营养素的变化**　切制过程中,会造成原料细胞破裂,导致部分汁水渗出,同时原料表面积增大,增大了与水、空气的接触面,从而引起维生素与矿物质的损失。原料的切制不宜过小、过碎,应做到粗细相应。在不影响成菜质量的情况下,切制后原料体积应稍大。若切得过小、过碎,一方面容易造成原料营养素的流失;另一方面,营养素通过刀口与空气中的氧接触的机会增多,造成营养素被氧化破坏。蔬菜中所含维生素 C 最容易损失,其损失程度与蔬菜切制后的形状大小有直接关系,切制过碎会加速营养素的氧化破坏。如小白菜,切段炒后维生素 C 的损失率为31%,而切丝炒后损失率为 51%。尤其是含维生素 C、维生素 A、维生素 E、维生素 K、维生素 B_1 等对氧敏感的原料不宜切制过小过碎。

❹ **原料搭配过程中营养素的变化**　搭配不合理容易造成营养素的损失或影响人体对营养素的消化吸收。有些原料中含有一些抗营养因子,若配菜不当,会造成营养的损失,影响人体对营养素的吸收。如将含鞣酸、草酸、植酸多的原料与含蛋白质、钙类高的原料一起烹制或同食,则可形成鞣酸

蛋白、草酸钙、植酸钙等不能被人体吸收的物质,从而降低了食物的营养价值。如菠菜豆腐、葱拌豆腐等,菠菜等原料中所含草酸容易和豆腐中的钙结合形成草酸钙,从而影响人体对钙的吸收。

另外,某些金属离子可加速维生素的破坏,如铜离子、铁离子可加速维生素 C 的破坏。一般来讲,烹饪用具以选用铁制或不锈钢锅为好。存放未加添加剂的菜、肉、鸡、鱼等原料,以玻璃容器或瓷器为好。

食物中铁的有效性也容易在加工中下降。一方面,食物中的亚铁通过空气中的氧气被氧化为高铁;另一方面,可溶性的铁转化为植酸铁和草酸铁,导致吸收利用率下降。

(二)发酵对营养素含量的影响

发酵类食物是人类巧妙地运用有益微生物加工制造的一类食品,经过发酵,原料中原有的营养成分发生改变并产生独特的风味。简单来说,加入的微生物就像一台小加工机,对原料的每个细胞进行处理,增加营养物质,去除无益物质,改变原料味道和质地。

❶ **主食发酵对营养素含量的影响**　主食制作宜酵母发酵,因为粮谷类经发酵后更有利于消化吸收。在面团中添加发酵膨松原料,经过反应,形成具有海绵状空洞结构的面团,成品具有膨松柔软的特点。根据所使用的膨松剂,主要分为生物膨松面团和化学膨松面团两大类。

(1)生物膨松面团:在面团中引进酵母,使之发酵膨松的面团,叫生物膨松面团。面团的发酵有老酵母发酵与鲜酵母发酵两种方法。在酵母的发酵过程中,淀粉在淀粉酶的作用下水解成麦芽糖。酵母本身可以分泌麦芽糖酶和蔗糖酶,将麦芽糖和蔗糖水解成单糖。老酵母发酵方法是中国传统的发酵方法,即将含有酵母的面团引入大块面团中,引发成大块发酵面团的方法。老酵母发酵中有一过程为加碱中和,碱与面团中杂菌产生的酸类结合,生成乳酸和碳酸,再分解为二氧化碳和水,既去除了酸味,又辅助发酵,使面团松发,而鲜酵母发酵则无须加碱。

(2)化学膨松面团:将化学膨松剂引入面团,加热分解产生气体,形成多孔的面团。膨松剂品种较多,主要有小苏打、发酵粉以及盐、碱、矾的结合剂等。这些化学膨松剂受热分解,可产生大量二氧化碳气体,使成品内部结构形成大量均匀致密的孔,从而达到疏松的目的。

尽量使用优质鲜酵母发酵面团。微生物发酵面团使酵母菌大量繁殖,从而增加 B 族维生素的含量。同时,面团发酵过程中产生的乳酸、碳酸、醋酸,可以破坏面粉中植酸,使之分解,防止植酸与钙、铁、锌等矿物质反应生成不溶于水的植酸盐,从而更有利于人体对矿物质的吸收,这也是发酵面团比水调面团更易消化吸收的道理。制作发酵面团时,淀粉水解成葡萄糖和麦芽糖后,酵母才能发酵,而直链淀粉不易被水解,所以糯米等含直链淀粉较多的原料不宜用于制作发酵制品。总体来说,发酵面团更有利于人体的消化、吸收,但在发酵过程中,加碱过多会破坏面团中的大量维生素。

粮谷类原料除制作主食外,也可通过发酵制作甜面酱及米醋等调料,它们当中富含苏氨酸等成分,可以在一定程度上防止记忆力减退。另外,醋的主要成分是多种氨基酸及矿物质,它们有降低血压、血糖及胆固醇的效果。

❷ **副食发酵对营养素含量的影响**　不只是主食宜发酵,豆、肉、奶等原料也可进行发酵,肉和奶等动物性食品,在发酵过程中可将原有的蛋白质进行分解,易于消化吸取。微生物还能合成一些 B 族维生素,尤其是维生素 B_{12};动物和植物自身无法有效合成,利用微生物发酵生产是一种比较好的途径。在发酵过程中,微生物保存了原来食品中的一些活性成分,如多糖、膳食纤维、生物类黄酮等对机体有益的物质;分解某些对人体不利的因子,如豆类中的低聚糖、胀气因子等。微生物新陈代谢时产生的不少代谢产物,多数有调节机体生物功能的作用,能抑制体内有害物质的产生。豆类发酵制品包括豆瓣酱、酱油、豆豉、腐乳等。发酵的大豆含有丰富的抗血栓成分,它可以有效地溶解血液中的血栓等,起到防动脉硬化、降低血压之功效。豆类发酵之后,能参与维生素 K 的合成,这样可以使骨骼结实,防止骨质疏松症的发生。酸奶酪含有乳酸菌等成分,能抑制肠道腐败菌的生长。酸奶还含有可抑制体内合成胆固醇还原酶的活性物质,能刺激机体免疫系统,调动机体的积极因素,有效

地预防癌症。所以,经常饮用酸奶,可以增加营养,防治动脉硬化、冠心病及癌症,降低胆固醇含量。乳酸菌发酵的食品可调整肠道内菌群的平衡,增加肠蠕动,使大便维持通畅,防止大肠癌,防止动脉发生硬化等。发酵食品脂肪一般含量较低,再加上发酵过程中要消耗碳水化合物,所以也是减肥人士的首选健康食品。

（三）焯水对营养素含量的影响

为了除去烹饪原料的异味,缩短烹调时间,减少农药和虫卵的污染,去除蔬菜中的草酸和亚硝酸盐,增加食物的色、香、味、形或调整各种原料的烹调成熟时间,许多原料要焯水处理后再进行正式烹调。

❶ **沸水锅焯水对营养素含量的影响**　沸水锅焯水,其特点是火大水沸、加热时间短、原料入锅后短时间出锅,这种方法不仅能防止原料颜色的改变,同时可以减少营养素的损失。如蔬菜中含有部分氧化酶,容易使维生素 C 氧化破坏,而酶一般在 60～80 ℃时活性强,温度达到 90 ℃以上,则酶活性减弱或失活,从而可以避免维生素 C 被氧化破坏。蔬菜经沸水烫后,也能除去较多的草酸(如菠菜、苦瓜、茭白及野生蔬菜等),有利于钙、铁和其他矿物质在人体内的吸收。不太新鲜的蔬菜,通过焯水还可以去掉部分亚硝酸盐,减少消化道癌症的发病率。通常叶菜类蔬菜容易存在农药残留问题,通过焯水可去除部分农药残留,如小白菜、鸡毛菜等。还有一些蔬菜(如木薯、芸豆、新鲜黄花菜等)因含有天然有毒成分,通过焯水可破坏其有毒成分。部分蔬菜可通过沸水锅焯水后凉拌食用,起到软化组织和杀菌消毒的作用。

但对氧敏感的维生素(如维生素 A、维生素 C 和叶酸等),在有氧加热时损失较大,在敞开锅中加热损失更大,这就需要严格控制加热时间。新鲜绿叶蔬菜和茄果类蔬菜含大量水分,加热可以使蔬菜细胞组织破裂,水分流出或蒸发,导致矿物质和维生素损失。

焯水时在锅内加入 1% 的食盐,可减慢蔬菜内可溶性营养成分扩散到水中的速度,但过多加入食盐会改变原料渗透压,加速原料水分的渗出,导致蔬菜体积缩小,质地软塌。焯水后的蔬菜温度比较高,出锅后与氧气接触容易产生热氧作用,使营养素受到破坏。所以,焯水后的蔬菜应及时冷却降温,常用的方法是用大量冷水或冷风进行散热降温。冷水降温时,由于蔬菜置于水中,容易使可溶性营养成分流失于水中,冷风降温则不会对维生素和矿物质产生大的影响。焯水后的原料,尽量不要挤去汁水,否则会使大量水溶性营养素和矿物质随水流失,如沸水锅焯水后的白菜挤去汁水,水溶性维生素损失率达 77%。在焯水的过程中,加碱可以使蔬菜达到色泽碧绿的目的,但加碱对原料营养素会造成一定的损失。

❷ **冷水锅焯水对营养素含量的影响**　冷水锅焯水,原料冷水下锅,可以起到去除血污及异味的作用,但因加热时间较长,会加剧维生素 C、维生素 B₂、钾、镁等营养素的损失。如鱼、禽、畜类原料在焯水时会导致蛋白质、脂肪等溶于水中。从蛋白质角度来看,这种损失并不大,因为在加热过程中,肉类表面的蛋白质会很快变性凝固,从而阻止了自身和其他营养素的流失。如果焯水后的肉类用于焖、炖或者煲汤,焯水更有利于减少肉中蛋白质的溶出,同时改善汤的味道,但需要控制焯水时间,以减少营养素的流失。土豆放入热水中煮熟,维生素 C 的保存率为 90%,若放在冷水中,煮熟后维生素 C 的保存率仅为 60%。如捞饭(把米放在水中加热到七成熟后将米捞出蒸熟,大多将米汤弃而不用)是一种很不科学的方法。因为米汤中含有一定量的维生素、矿物质、蛋白质和碳水化合物,所以如果食用捞饭,应合理利用米汤。

（四）着衣对营养素含量的影响

所谓着衣,统指"上浆""挂糊""勾芡",是中式烹调技艺中常见的烹调方法。通过这些方法,或起保持原料的水分、鲜度的作用,或能改善原料的质感,或可改变菜肴的色泽,或会突出菜肴的风格。但是,它们对营养素的影响也非常大。

❶ **上浆、挂糊对营养素含量的影响**　通过上浆、挂糊,使经过刀工处理的原料表面裹上一层黏

性的糊糊（蛋清、全蛋、淀粉等），经过加热，淀粉膨胀糊化，蛋清中的蛋白质变性凝固，蛋清与淀粉黏合在一起形成薄壳包，形成一层有一定强度的"保护膜"，裹住食品。这层"保护膜"可以保护原料中的水分、风味物质和营养素不外溢。同时，油也不易浸入原料内部，避免原料直接和高温油接触，蛋白质不会因高温而变性，脂肪也不会因高温分解失去营养功能，维生素又可少受高温分解破坏，矿物质和风味物质不易流失。同时，还可减少营养素与空气接触而被氧化，原料本身也不易因断裂、卷缩、干瘪而变形。这样烹制出来的菜肴不仅色泽好、味道鲜嫩、营养素保存多，而且易被消化吸收。蛋白质在受热时，有一部分发生分解变化，产生香味，淀粉在受热时也发生变化。其中一部分半焦化，出现黄色，所以经过挂糊上浆的食品，颜色悦目，外皮脆香，内里嫩美多汁。如制作炒肝尖，当肝尖直接下锅烹调后，维生素 A 保存率不到 50%；若在下锅烹调前，用淀粉或蛋清上浆，则维生素 A 保存率可达到 59% 以上。

❷ **勾芡对营养素含量的影响**　勾芡就是在菜肴即将出锅时，将已经提前调好的水淀粉淋入锅中，使菜肴中的汤汁达到一定的稠度，增加汤汁对原料的附着力。在烹调过程中，菜肴部分营养物质受热分解，由大分子物质变为小分子物质，更容易分散到汤汁中。同时，各种矿物质和维生素也从原料中析出，分散到汤汁中。通过勾芡可使汤汁变稠并包裹在菜肴原料的表面，使分散到汤中的营养素与菜肴融合，避免因"吃菜不喝汤"造成的营养素流失，既保护了营养又使菜肴美味可口。"穿衣"过程中淀粉的作用很大，淀粉加热逐渐膨胀，黏度也逐渐增大，到了糊化时，淀粉的黏度最大，这时在淀粉中加水，黏度下降。如：在浓稠的稀饭中添水，就会破坏淀粉糊中的凝胶，使黏性下降，甚至出现分层；用马铃薯粉勾芡的菜肴，进餐剩余后再存放就会发现芡变稀而出水，这是因为筷子夹菜时的搅拌作用，破坏了淀粉糊（芡）的结构，使黏度下降。

二、不同烹饪方法对营养素的影响

（一）炸

炸是旺火加热，以大量油为传热介质的烹调方法，原料挂糊与否及油温高低可使炸制品获得多种不同的质感。如果原料初步处理后不经挂糊就投入油锅，在炸制过程中原料的水分由于吸收大量的汽化热而迅速汽化，成品具有酥、脆、稍硬的特点，在此过程中，所有营养素都有不同程度的损失，蛋白质因高温而严重变性，脂肪也因高温发生一系列反应，使营养价值降低。炸熟的肉会损失 B 族维生素。

如果原料初步处理后经挂糊或上浆再下油锅，糊、浆在热油中很快形成一层保护层，使原料不与热油直接接触，原料中的蛋白质、维生素损失减少，同时防止了内部水的汽化，原料所含的汁液、鲜味不容易外溢，形成外层酥脆、内部柔嫩的质感。

（二）炒、爆、熘

炒、爆、熘制作的菜肴，都以油为传热介质，一般事先都进行挂糊或上浆，然后用旺火热油，使菜肴速成，保持菜肴滑嫩香脆的特点。由于操作迅速，加热时间很短，水分及其他营养素不易流失，营养素的损失较少。有的在制作时用淀粉勾芡，使汤汁浓稠。淀粉中含有谷胱甘肽，具有保护维生素 C 的作用。

（三）煎、贴

煎、贴都是以少量油布遍锅底作为传热介质的烹调方法。一般把原料做成薄扁形，两面用小火煎成金黄色，制作时火力不大，食物中的水分不宜迅速汽化，营养素损失不多。

（四）蒸

蒸制菜以水蒸气为传热介质，由于原料与水蒸气基本上处于一个密封的环境中，原料是在饱和热蒸汽下成熟的，所以可溶性物质的损失也就比较少，但由于需要较长的烹饪时间，维生素 C 分解的量会增加。

（五）炖、焖、煨

炖、焖、煨均以水为传热介质，采用的火力一般都是小火或微火，烹制所需的时间比较长，因而大量可溶性物质溶解于汤中。此外，因温度较低，原料中的蛋白质变性温和，处于容易消化的状态，不溶、坚韧的胶原蛋白在与热水的长期接触中转变成可溶性的白明胶。因原料在烹饪过程中受热发生变性、失水收缩现象，溶于水的矿物质随原料内部的水分一起溢出、流失。如果能够利用炖、焖、煨的汤液，就避免了营养素的损失，而且这种汁液保留了炖、焖、煨食物的香味。脂肪组织中的脂肪酸与其他化学成分反应，可生成多种香味物质，如醇、酯等。而加热时间的长短，又可影响原料中维生素的含量，其中维生素 C、维生素 B_1 等较容易受到破坏而损失。

（六）煮与烧

煮与烧都是采用较多的汤汁作为传热介质，原料一般都要经过初步熟处理，先用大火烧开，再用小火煮熟。所以汤液中存在有相当多的水溶性物质（如维生素 B_1、维生素 C 及矿物质（如钙、磷等））、碳水化合物、蛋白质、脂肪在加热过程中部分水解。但煮沸时间的长短、煮沸前原料的处理方法对营养素的损失也有影响。

（七）涮与汆

涮与汆以水为传热介质，原料体积较小，前者加工为薄片，后者加工为片、丝、条或制成丸子。汤或水均用大火烧开，汤菜比例是汤多菜少，因此在单位时间里原料能获得较多的热量而成熟。如涮羊肉时，肉片在沸水中停留的时间很短，因而肉中的一些可溶性营养物质损失较少。

（八）烤与熏

烤制菜是利用热辐射和热空气的对流传热，把热源产生的热量传递给原料，除了微波加热外，热量传递的顺序都是由表及里，因此在原料表面首先获得热量的同时，表面的水分子也获得汽化热而蒸发，导致表面失水，使原料内部和表面水分子密度不同，所以，内部水分尚未传至表面，表层因蛋白质变性已形成一层薄膜，或淀粉糊化后又失水形成一层硬壳（如烤面包），这样原料中的水分就难以向外蒸发了，导致烤制品具有表皮水分含量低、内部水分含量高的特点。若在柴、炭或者煤气为燃料的明火上直接烤原料，因火力分散，烤制时间较长，维生素 A、B 族维生素及维生素 C 受到很大的损失，也可使脂肪受到损失。另外，还会产生 3,4-苯并芘等致癌物质。

熏制品也有类似特点，熏制食物的表面有适度的焦皮，具有独特的风味，但鱼、肉等经熏以后，会产生一些对人有害的物质，其中脂肪的不完全燃烧可产生 3,4-苯并芘。特别是维生素 C 损失较大。

日常常用烹饪方法对营养素的影响如表 5-1 所示。

表 5-1　日常常用烹饪方法对营养素的影响

烹饪方法	时　间	选料特点	优　点	缺　点	建　议
烧	中、长	大块原料	油脂乳化，部分蛋白质水解，有利于消化吸收	B 族维生素、维生素 C 损失较大	控制添加水量及加热时间
煮	长	荤素皆宜	蛋白质、脂肪酸、矿物质、有机酸和维生素、淀粉等充分溶入汤汁中	水溶性的维生素和矿物质易流失	汤汁合理利用

烹饪方法	时　间	选料特点	优　点	缺　点	建　议
余、涮	短	植物性原料为主,其次是羊肉、丸子等	营养素破坏较少	水溶性成分易流失	严格控制加热时间并防止外熟里生
炖、焖、煨	中、长	大块动物性原料为主	油脂乳化,部分蛋白质水解,有利于消化吸收	维生素损失较多	宜用胶原蛋白质和粗纤维含量丰富的原料,适当搭配植物性原料
炸	短、中	适用于各种原料	热能和脂肪含量高,饱腹作用强,促进维生素 A、维生素 E 吸收	易脱水,水溶性维生素破坏大,蛋白质过度变性,脂肪酸被破坏	油温不宜过高,可采用拍粉、上浆、挂糊等方式处理,不宜将油脂反复多次使用
煎、贴、塌	短、中	宜选用蛋白质含量丰富的原料	营养素流失较少	受热不均匀	防止外焦里生
炒、爆、熘	短	原料切配后较细小,易熟	营养素流失少,B 族维生素损失也少	维生素 C 损失较大	有些原料需经过上浆、挂糊等方式处理,成熟后内部温度不低于 70 ℃
熏	长	动物性原料	防腐,形成特殊香味	水溶性成分易流失,有致癌物产生	可采用"液体烟熏法"
烤	中、长	整只原料	营养素流失少	维生素损失大,蛋白质过度变性	防止外焦里生,不可在燃油或明火上烤
蒸	中、短	新鲜原料	营养素流失少	维生素 C 破坏较多	选择蛋白质和纤维多的原料

任务四　合理烹饪的方法与措施

任务目标

1. 理解合理烹饪的意义。
2. 认识营养素损失的途径,充分掌握加工烹饪食材的合理措施。

任务导入

党的二十大报告指出:"推进健康中国建设,把保障人民健康放在优先发展的战略位置。"合理的饮食既是生存之本,也是健康之源。食物真正的营养价值,既取决于食物原料本身的营养成分,还取决于加工过程中营养成分的保存率。想要吃得健康,就必须保证饮食的质量和最大限度地发挥食物的营养水平,因此科学的加工方法和合理的烹饪方法就显得尤为重要。

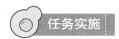 **任务实施**

一、合理烹饪

(一)合理烹饪的概念

合理烹饪是指根据烹饪原料的营养特点和所含营养素的理化性质,合理采用我国传统的烹饪加工方法,使制成品既达到烹饪工艺的特殊要求,又在烹饪工艺过程中更大限度地保存营养素,使营养素易于消化吸收,更有效地发挥菜肴的营养价值。

(二)合理烹饪的根本目的

(1)食品经过烹饪处理,构成食品的色、香、味、形等感观性状,同时使食品更加安全、卫生。

(2)食品经过烹饪处理,使之味美且容易消化吸收,提高其所含营养素对于人体的利用价值。

(3)选择科学合理的烹饪方法和必要的措施,能有效控制在烹饪过程中发生的不利因素,尽量减少营养素的损失,对于烹饪工作者意义重大。

(三)如何做到合理烹饪

(1)学习并深刻认识各类营养素在烹饪加工过程中损失的途径。

(2)认识并掌握不同烹调方法对食材中所含营养素的影响作用,并努力探寻烹调方法对营养素的影响规律。

(3)学习烹饪对食物营养素的有效利用方法和对食材中活性成分的有效保护措施。

二、营养素损失的途径

菜品中的营养素,可因加工生产方法、调味类别、加热形式等因素而受到一定程度的损失,使其原有的营养价值减低,这主要是通过流失和破坏两个途径而损失的。

(一)流失

流失是指在某些物理因素作用下,营养素通过蒸发、渗出或溶解而丢失,从而破坏了其完整性的过程。这些物理因素,如日光、盐渍、淘洗等作用,使营养物质通过蒸发、渗出或溶解于水中而被抛弃,致使营养素发生丢失。

❶ 蒸发 蒸发主要是通过光照或高温的作用,使食品中的水分蒸发、维生素氧化、脂肪外溢而干枯。在此过程中,维生素 C 损失较大,食物的鲜味也受到一定的影响。

❷ 渗出 渗出是指食物因冷冻或切配后,细胞破裂,导致部分水液渗出,或人工加入高渗性物质,改变了食物组织细胞间隙的渗透压,导致细胞内水液渗出,某些营养物质也随之外溢,从而使营养素如脂肪、维生素等不同程度地损失。

❸ 溶解 溶解是指食物原料在洗涤、浸泡和烹制过程中,营养物质会溶解于水中、汤汁中或烹调油中而丢失掉。维生素、无机质、脂肪、蛋白质等,都会通过以上途径受到不同程度的损失,尤其是维生素和矿物质。

(二)破坏

食物中营养素的破坏是指因受物理、化学或生物因素的作用,食物中的营养素结构性质发生变化,失去对人体的营养价值,甚至转变成对人体有害的物质。其破坏的原因主要是食物的保管不善或加工方法不当等,致使霉变、腐烂、生芽等;蛋品的胚胎发育,烹调时的高温,加碱,煮沸时间过长以及菜肴烹制好后搁置时间过长等,都可使营养素受到破坏。

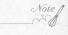

❶ **高温作用**　食物在高温环境加工生产时，如油炸、油煎、熏烤或长时间炖煮等，食物受热面积大、时间较长，可以使某些营养素破坏。例如油炸食物，维生素 B_1 损失 60%，维生素 B_2 损失 40%，尼克酸损失 50%，维生素 C 几乎损失 100%。

❷ **化学因素**　化学因素主要为原料搭配不当，如将含鞣酸、草酸多的与含蛋白质、钙类高的原料一起烹制或同食，则可形成鞣酸蛋白、草酸钙等不被人体吸收的物质，降低了食物的营养价值。生产加工过程中，不恰当地使用食碱，可使食物中的 B 族维生素和维生素 C 受到破坏。动物类脂肪，在光、热的作用下氧化酸败，失去其脂肪的食用价值，同时还能使脂溶性维生素受到破坏。

❸ **生物因素**　生物因素主要是指食物自身生物酶作用和微生物的污染所导致食物中营养素的破坏损失。食物中的固有酶（如贝类、淡水鱼中的硫胺素酶，蛋清中的抗生物素酶，蔬菜的呼吸作用和发芽，水果中的抗坏血酸氧化酶），动物宰杀和食物切配之后存放等，都可造成食物食用价值的改变。

三、合理的烹饪方法和烹饪加工措施

（一）合理清洗

粮食在淘洗时，应尽量减少淘洗次数，不要用流水冲洗或用热水淘洗，不宜用力搓洗。各种副食原料在清洗时，不要改刀后再洗，不要在水中浸泡，洗的次数不宜过多，洗去泥沙即可，以减少水溶性维生素的损失。

（二）科学合理切配

各种原料应洗涤后再切配，以减少水溶性营养素的损失。原料切块要稍大，若切得过碎，则原料中易氧化的营养素损失得更多，如蔬菜切得过碎，很多细胞膜被破坏，增加了与水、空气的接触面，从而加速营养素的氧化破坏。切成片、丁、丝、块后不要再用水冲洗，或在水中浸泡，也不应放置较长时间或切后加盐弃汁，这样可避免维生素及矿物质随水流失并减少氧气对维生素 C 的氧化。另外，应现切现烹，现做现吃，以保护维生素少受氧化损失。

（三）特殊原料，烹前焯水

有时为了除去食物原料中的异味、辛辣味、苦涩味等，许多原料要焯水处理再烹调。操作时，一定要大火水沸，加热时间宜短，原料在沸水中打个滚就可以捞起来，这样不仅能减轻原料色泽的改变，同时可减少营养素的损失。如蔬菜中含有某些氧化酶，易使维生素 C 氧化破坏，而此酶在 60～80 ℃时活性最强，温度达到 90 ℃以上，则酶活性减弱或被破坏。

经沸水烫后，虽然会损失一部分维生素，但也能除去较多的草酸，而有利于钙、铁和其他矿物质在人体内的吸收。原料焯水后，不要挤去汁水，否则会使大量水溶性营养素流失。如白菜切后煮 2 min 捞出，挤去汁水，可使水溶性维生素损失 77%。水烫动物性原料也需要旺火沸水，原料在投入水中时，应骤受高温，蛋白质凝固，从而保护内部营养素不致外溢。

粮食类原料在蒸煮时，因烹饪方法不同，营养素损失的多少不一。如捞米饭可损失维生素 B_1 67%、维生素 B_2 50%，烟酸 76%，所以应提倡焖或煮的方法做米饭，若吃捞饭，米汤不宜弃掉。煮饭时最好用烧好的自来水，防止生自来水中的氯气破坏维生素。

面食的种类有很多，如面条、馒头、面包、烧饼等，不同的制作方法营养素的损失差别很大。发酵面团时用碱量要合适，加碱过多，维生素的破坏较多，同时影响外观和口味。面条、水饺中的汤汁应设法利用，以减少营养素的损失。

（四）上浆、挂糊和勾芡

上浆、挂糊是将经过刀工处理的原料表面裹上一层黏性的浆糊（蛋清、淀粉），经过加热后形成有一定强度的保护层，这样保护原料中的水分和鲜味不外溢，使原料不直接和高温接触，原料中的蛋白

质不会过度变性,维生素不易受高温分解破坏,还可减少营养素与空气接触而被氧化。

勾芡后,汤汁变稠并包裹在原料的表面,与菜肴融合,既保护了营养素,又味美可口,特别是淀粉中含有的谷胱甘肽可保护维生素 C。有些动物性原料如肉类等也含有谷胱甘肽,所以肉类和蔬菜在一起烹调也有同样的效果。

（五）适当加醋,适时加盐

许多维生素在碱性条件下易被破坏,而在酸性环境中比较稳定。凉拌蔬菜可适当加醋,动物性原料在烹饪过程中也可适当加醋,去异味且增鲜味,增加矿物质的吸收。此外,加醋还有利于改进菜肴的感官性状,增加风味。

由于食盐能使蛋白质凝固脱水,对于一些富含蛋白质、肌纤维、质地较老的原料（如老母鸡、鸭、牛肉等）,不宜过早放盐,因为先放盐可使原料表面蛋白质凝固,导致原料吸水难,不易煮烂,这样不仅延长加热时间,而且影响人体的消化吸收。然而在调制肉馅时,先加入盐可使肉馅越搅黏度越大,馅料成团不散,加热后的肴馔质地松软鲜嫩。

（六）酵母发酵

在面团中添加发酵剂,经过反应,可形成具有海绵状空洞结构的面团,成品具有膨松柔软的特点。在发酵过程中,由于加碱会破坏面团中大量维生素,所以尽量使用优质鲜酵母发酵,酵母菌在面团中大量繁殖,B 族维生素含量增加,同时可分解面团中所含的植酸盐络合物,有利于矿物质（如钙、铁、锌）的吸收。

（七）旺火急炒,现烹现吃

蔬菜类宜用旺火急炒、快速焯水等方法,不宜用煮、炖、焖等低温长时间加热的烹调方法;肉类不宜用高温油煎、炸、熏、烤等方法,而用蒸或用以水作为传热介质的烹饪方法比较好。旺火急炒是中国传统技艺的要求,旺火急炒能使原料迅速成熟,原料内部的水分流失少,可减少原料中营养素的损失。如猪肉切成丝经旺火急炒,其维生素 B_1 的损失率为 13%,维生素 B_2 为 21%,烟酸为 45%;而切成块用文火炖,则维生素 B_1 的损失率为 65%,维生素 B_2 为 41%,烟酸为 75%。叶菜类用旺火急炒的方法,可使维生素 C 的平均保存率达 60%～70%,而胡萝卜素的保存率可达 76%～90%。在烹饪中,采用旺火急炒是减少食物营养素流失的重要手段之一。

项目六

平 衡 膳 食

扫码看课件

项目描述

　　学生通过对平衡膳食的概念与要求、各类营养素之间相互关系的学习,掌握平衡膳食的基础知识,进一步通过对世界各地居民膳食结构的分析、中国居民膳食指南的六大核心推荐的认知、中国居民平衡膳食宝塔的应用等,采取合理膳食、适量运动、保持健康体重等举措来指导中国居民合理用餐,避免不平衡膳食带来疾病,从而获得健康的身体。

项目目标

　　1.掌握平衡膳食的基本概念及要求。
　　2.能够理清不同营养素之间的关系。
　　3.熟悉世界各国居民的膳食结构。
　　4.能够正确解读中国居民膳食指南的基本内容。
　　5.能够应用中国居民平衡膳食宝塔进行营养食谱的设计。

任务一　平衡膳食的概念与要求

 任务目标

　　1.掌握平衡膳食的概念。
　　2.正确理解平衡膳食的原则。
　　3.熟记平衡膳食的要求。

 任务导入

　　近现代农副产品的生产已基本满足我国人民的膳食需要,然而食物烹调加工的不合理性,饮食的盲目性、随意性,以及现代生活使体力劳动不断减少,普通人群的热量消耗降低,热量摄入相对升高,导致体重增加、超重、肥胖。加上偏食、挑食,尤其是脂肪摄入量过多,碳水化合物、膳食纤维摄入过少,造成了膳食不平衡(某几种营养素摄取过剩,或某几种营养素摄取不足),"富裕病"随之出现。此外,洋快餐进入我国市场,为了维持人体的正常新陈代谢,保持身体健康,在中国居民中普及平衡膳食、合理营养知识尤为必要。

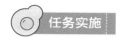**任务实施**

一、平衡膳食的概念

平衡膳食,又称合理膳食,是指根据不同人的年龄、性别、工作性质和生活环境等因素,确定人体对各种营养素的需要,为人体提供足够的热量和适当数量的各种营养物质,通过科学的食物搭配、合理的膳食制度组成的多样化膳食。

平衡膳食有利于人体的健康,反之,若膳食中各种营养素比例失调,将导致某些营养素摄入过多或不足,影响人体的身高、体重、智力等健康指标,使人体处于亚健康或不健康状态。

二、平衡膳食的要求

❶ **膳食要满足人体对能量和营养素的需要**　人体摄入的能量和各种营养素的种类、数量应与人体的实际需要相符合,以维持机体的新陈代谢、生长发育、修复组织等基本生命活动消耗。例如,膳食中要有充足的热能来源以维持体内外的机能活动;膳食中要有充足的生理价值较高的蛋白质来修补身体组织;膳食中要有丰富的矿物质和维生素来调节生理作用及增强机体的抵抗力;膳食中要有适当的维生素和水分来帮助人体的排泄、维持体内各种生理活动的正常进行。

❷ **膳食食物的构成需要多样化**　人们主要通过日常食物中营养素的摄取来满足机体生长发育的需要。据调查,人体需要的必需营养素有近50种,但一种天然食物很少能满足人体所需的全部营养素。因此,人类的日常膳食必须由多种食物共同组成,并且各种食物在膳食中都应有适当比例,食物之间协同作用,取长补短,才能达到平衡膳食。

我国古代学者对平衡膳食曾有完整而科学的论述。如《黄帝内经·素问》提出"五谷为养,五果为助,五畜为益,五菜为充"的配膳原则。这一论述,不仅指出了平衡膳食所应包括的食物种类,还阐明了各类食物在平衡膳食中所应占有的地位。按照现代营养学观点,这4条配膳原则的次序应调整为"五谷为养、五畜为益、五菜为充、五果为助"。在食物的选择上应以对人体的重要性进行排列,从而更能体现食物多样化和平衡膳食的要求。

❸ **各种营养素之间比例应适当**

(1)保证蛋白质、脂肪、碳水化合物的摄入比例。我们日常的食物来源中以蛋白质、脂肪、碳水化合物这三大产能营养素含量最多,三大产能营养素在代谢过程中相互关系也最为密切,主要表现在碳水化合物和脂肪对蛋白质的节约作用。三大产能营养素在供能方面的摄入比例:碳水化合物为55%~65%,脂肪为20%~30%,蛋白质为10%~15%。

成人对三大产能营养素的摄入,在重量上的适宜比例为:

蛋白质:脂肪:碳水化合物=1:0.8:7.5

值得注意的是,碳水化合物的摄入由谷类、薯类等淀粉类食物供给为主,应控制饮酒、食用糖及其制品的摄入;脂肪摄入以植物油脂为主,动物性脂肪的摄入要适当;脂肪中饱和脂肪酸与不饱和脂肪酸之间,要以不饱和脂肪酸摄入为主,这样可满足机体对必需脂肪酸的需要。

(2)保证必需氨基酸的比例。平衡膳食中的蛋白质所含人体必需的8种氨基酸,种类齐全,数量充足,比例适当,此外还应含有一定比例的非必需氨基酸。在考虑氨基酸比例时,除必需氨基酸外,还应考虑非必需氨基酸。一般认为理想的食物蛋白质比例为必需氨基酸:非必需氨基酸=4:6。

(3)膳食中氮、钙、磷的比例要适当。各种营养素在体内代谢过程中,相互间会有促进作用,也会有抑制作用,膳食中矿物质也需要保持一定的平衡。根据我国膳食习惯,儿童膳食中N、Ca、P的比例为:

N:Ca:P=(5~7):(1~2):1

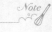

成人膳食中 N、Ca、P 的比例为：

N：Ca：P＝12：0.66：1

此外,膳食中必需微量元素之间比例也应重视。

（4）保证其他营养素的比例平衡。膳食中所包含的各种营养素在体内可以相互转变,彼此既有促进作用,又有制约作用,平衡膳食的关键在于保证这些营养素之间的平衡。如摄入适量膳食纤维促进胃肠道蠕动对营养素的消化吸收是有利的,过量则会干扰营养素的吸收,起到相反作用。

④ **合理烹调,促进食物的消化吸收** 对食物进行合理的烹调加工,不仅能保证饭菜的色彩协调、香气宜人、滋味鲜美,还可以保持大脑皮层的适度兴奋,促进人的食欲,有利于食物的消化吸收,并且能减少因烹调方法不当而使营养素损失。较长时间炖制更有利于营养素的保存,也更有利于水溶性维生素的消化吸收。

⑤ **建立合理的膳食制度** 平衡膳食是通过膳食人群的食物组成及个人每日、每月、每年实际摄入的食物来实现的。针对用膳者的生理状况、活动内容等情况,制订合乎实际的膳食制度,将全天的食物定时、定量、定质地分配到每一餐中,从而达到平衡膳食。日常每餐食用的混合食物在胃内停留时间一般为 4～5 h,因此,两餐间隔以 5～6 h 为宜,一日三餐是比较适宜的,但特殊人群可根据需要适当进行调整或增加餐次。如果膳食制度不合理或无规律,会造成消化系统功能紊乱,进而影响合理膳食的实现。

维生素 C
补充过量
的坏处

任务二 营养素之间的相互关系

任务目标

1. 掌握产能营养素之间的相互关系。
2. 能够理解微量营养素之间的相互关系。
3. 了解其他营养素之间的相互关系。

任务导入

人类为了维持生命与健康,保证正常的生活与劳动,每天必须摄入一定数量的食物,并利用这些食物以获取各种营养素和能量来满足人们的需要。这些营养素具有提供能量、构成机体组织及调节生理功能的作用,但并非所有营养素都同时具有上述功能,在代谢过程中,各种营养素必须比例适宜才能起到协同作用,发挥最大的营养功效,当其中任何一个环节发生障碍时,都将对机体造成不利的影响。各种食物所含营养素均不相同,人们必须合理膳食才能达到平衡营养、促进健康的目的。

任务实施

人体是一个整体,食物中的各种营养素在人体内也是以一个整体的形式对人体发挥各种生理功能。各种营养素在人体内,既相互配合,又相互制约,在消化、吸收、利用、储存、降解、排泄等方面都密切相关。因此,要达到膳食平衡,就必须充分考虑各种营养素之间的相互关系。

一、产能营养素之间的相互关系

产能营养素是指在人体内能产生能量的碳水化合物、脂肪、蛋白质。这三种营养素之间的关系,主要表现在碳水化合物和脂肪对蛋白质的节约作用。三大产能营养素占总能量的比例分别为:碳水化合物为 55%～65%，脂肪为 20%～30%，蛋白质为 10%～15%。

　　碳水化合物是最经济的产能营养素，脂肪是产能最多的营养素。当碳水化合物和脂肪作为能量来源供给充足时，就可以减少蛋白质作为能量供给的分解代谢，而有利于正氮平衡状态，增加蛋白质作为人体蛋白质合成的原料；相反，如果碳水化合物和脂肪作为人体能量的来源不足，不能达到人体需要量，机体就会将蛋白质分解，供给能量，使蛋白质不能发挥其合成人体组织蛋白质的作用。也就是说，当能量供给充足时，蛋白质在人体内就能发挥最大的生理功能。

二、微量营养素之间的相互关系

　　❶ **维生素之间的相互关系**　维生素 E 能促进维生素 A 在肝脏内的储存，这与维生素 E 的抗氧化作用和能保护维生素 A 有关。当维生素 B_1 大量缺乏时，机体组织中的维生素 B_2 含量下降而尿中排出量增高，这说明当维生素 B_1 缺乏时，会影响维生素 B_2 在机体中的正常利用。维生素 B_1 与维生素 B_2 都能促进体内维生素 C 的合成。各种维生素之间在剂量上保持平衡非常重要，过量摄入一种维生素可引起或加剧其他维生素的缺乏。如当膳食中缺乏多种 B 族维生素时，若只供给维生素 B_1，就会加剧维生素 PP 缺乏症。

　　❷ **维生素与产能营养素之间的关系**　维生素 B_1、维生素 B_2 和尼克酸参与产能营养素的代谢；维生素 B_6、维生素 B_{12}、叶酸等参与蛋白质的代谢过程。因此，若膳食中碳水化合物、脂肪、蛋白质供给充足，但没有维生素的代谢调节作用，仍然不能正常发挥对人体的生理功能。同时，产能营养素在一定程度上也影响着维生素的代谢。

　　❸ **维生素与矿物质之间的关系**　维生素摄入量的多少对矿物质的吸收也存在着一定的影响。如维生素 C 能使人体难以吸收的三价铁还原为容易吸收的二价铁，还能使亚铁络合酶处于激活状态，从而促进铁的吸收和利用；维生素 D 可促进钙、磷的代谢等。

　　❹ **常量元素与微量元素之间的关系**　人体摄入矿物质的含量和比例必须适宜，才能满足人体正常生长发育的需要，反之就会影响人体的健康。如钙补充过度会造成其他二价阳离子（镁、锌、铜、铁等）代谢紊乱；盲目补锌会造成体内锌的积聚，高锌状态会损害免疫系统；铁和铜在造血过程中起协同作用，缺铜时，铁不能进入血红蛋白分子中，因而即使铁量充足也会发生贫血。

三、其他营养素之间的相互关系

　　❶ **膳食纤维与其他营养素之间的关系**　膳食纤维是碳水化合物中不能被人体消化吸收的部分，膳食纤维在对人体发挥生理功能时，往往对其他营养素的代谢也有一定的影响。当膳食纤维的摄入量适当时，可促进肠道消化酶的分泌，有利于食物的消化过程，还可与胆酸结合，从而降低血清胆固醇含量，预防冠心病、胆结石等疾病的发生；但膳食纤维摄入过高时，会对蛋白质、脂肪、碳水化合物，特别是常量元素与微量元素吸收起干扰作用，有时甚至是引起某些营养素缺乏的主要原因，所以膳食纤维的摄入一定要适量。

　　❷ **氨基酸之间的相互关系**　一般认为，必需氨基酸和非必需氨基酸的最佳比例为 4∶6。无论必需氨基酸还是非必需氨基酸对人体来说都非常重要。有些氨基酸可以相互代替，如酪氨酸可以替代部分苯丙氨酸，但如果大量摄入某一种氨基酸，不论它是必需氨基酸还是非必需氨基酸，都会出现氨基酸摄入不平衡的不良后果。

　　综上所述，缺乏某种营养素固然不好，但是某种营养素摄入过量同样有害，膳食中保持各类营养素的平衡是保证良好营养状态的关键。

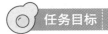

任务三　世界各地居民的膳食结构

任务目标

1. 掌握膳食结构的概念。
2. 熟悉世界各地居民的膳食结构。
3. 能够分析我国膳食结构的特点。

任务导入

膳食结构也称膳食模式,是指膳食中各类食物的数量及其在膳食中所占的比重。膳食结构不仅能反映出不同人群的饮食习惯和生活水平,也是一个国家农业和社会经济发展的重要特征。不同的历史时期,不同的国家和地区,以及不同的社会阶层,膳食结构往往有很大的差异,通过适当的干预,可以促使其向更合理、更有利于健康的方向发展。

任务实施

一、世界各地居民的膳食结构

当今世界各地居民的膳食结构大体可分为以下几种类型。

❶ **动植物食物平衡的膳食结构**　动植物食物平衡的膳食结构以日本的膳食为典型代表。它融合了东、西方膳食结构的优点,膳食中动物性食物与植物性食物所占的比例比较均衡。其特点是谷类的消费量约为年人均 94 kg;动物性食品消费量约为年人均 63 kg,其中海产品所占比例达到 50%,动物蛋白占总蛋白的 42.8%;能量和脂肪的摄入量低于以动物性食物为主的欧美发达国家。该类型的膳食结构,蛋白质、脂肪和碳水化合物三大产能营养素的供能比例为碳水化合物 57.7%,脂肪 26.3%,蛋白质 16.0%,比较合理。每天能量摄入保持在 2000 kcal(8372 kJ)左右,能够满足人体需要,又不至于过剩;来自植物性食物的膳食纤维和来自动物性食物的营养素如铁、钙等均比较充足,鱼贝类摄入量较大。此类膳食结构已经成为世界各地调整膳食结构的参考。

❷ **以植物性食物为主的膳食结构**　发展中国家多为此种膳食结构,以印度、印度尼西亚、巴基斯坦等国家为代表。此种膳食结构是以植物性食物为主,动物性食物摄入较少。其膳食特点:谷物食品消费量大,年人均 200 kg;动物性食品消费量小,年人均仅 10~20 kg,动物蛋白一般占蛋白质总量的 10%~20%,低者不足 10%;植物性食物提供的能量占总能量近 90%。该类型的膳食能量基本可满足人体需要,但蛋白质、脂肪摄入量均低,来自动物性食物的营养素如铁、钙、维生素 A 摄入不足。国民体质较弱、健康状况不良、劳动生产率较低,营养缺乏病是这些国家人群的主要营养问题。但从另一方面看,以植物性食物为主的膳食结构,膳食纤维充足,动物性脂肪较低,有利于冠心病和高脂血症的预防。

❸ **以动物性食物为主的膳食结构**　以动物性食物为主的膳食结构是以欧美发达国家为代表的营养过剩型膳食结构。此类型膳食结构中动物性食物所提供的热能比例较大,属"三高一低"(高能量、高脂肪、高蛋白、低纤维)膳食模式。人均日摄入蛋白质 100 g 以上,脂肪 130~150 g,能量高达 3300~3500 kcal。粮谷类食物消费量小,年人均 60~75 kg;动物性食物及食糖的消费量大,人均每年消费肉类约 100 kg,奶和奶制品 100~150 kg,蛋类 15 kg,食糖 40~60 kg。尽管膳食质量比较好,

但营养过剩,易导致"富裕型"疾病,如肥胖、高血压、高脂血症、冠心病、糖尿病、肠癌等疾病在欧美国家发病率远高于其他国家。

❹ **地中海式膳食结构** 地中海式膳食结构是泛指希腊、西班牙、法国和意大利南部等处于地中海沿岸的各国及地区的膳食结构。此类膳食结构的特点是膳食中富含植物性食物,食物的加工程度低,新鲜度较高,居民以食用当季、当地产的食物为主;橄榄油是主要的食用油,脂肪提供能量占膳食总能量的 25%～35%,饱和脂肪酸所占比例较低,为 7%～8%,每天食用适量奶酪和酸奶,每周食用适量鱼、禽,每月食用几次红肉(猪、牛和羊肉及其产品),新鲜水果作为典型的每日餐后食品,大部分成年人有饮用葡萄酒的习惯。此膳食结构的突出特点是饱和脂肪酸摄入量低,膳食含大量复合碳水化合物,蔬菜、水果摄入量较高。虽然地中海地区居民脂肪的摄入量并不低,但心脑血管等慢性病的发病率却比欧美其他发达国家低很多,这种情况引起了西方科学家的注意,欧美很多国家纷纷参照这种模式改进自己国家的膳食结构。

二、中国居民的膳食结构

❶ **我国的膳食结构** 我国幅员辽阔,各地区、各民族以及城乡之间的膳食构成存在很大差别,富裕地区与贫困地区差别较大。由于我国人口众多,经济、文化发展不平衡,食物消费现状也存在相当大的差异,即"营养不良与营养过剩同在,贫困病与富裕病并存"。我国目前的膳食结构属于以植物性食品为主,动物性食品为辅的膳食类型。

(1)我国膳食结构的优点:

①膳食结构以谷类为主,由于谷类食品中碳水化合物含量高,而碳水化合物是热能最经济、最主要的来源。

②蔬菜丰富以及粗粮的摄入,使得人们摄入了大量的膳食纤维,因此,消化系统疾病及肠癌的发病率极低。

③饮茶、吃水果、甜食少,减少了糖的过多摄入。

④丰富的调料,如葱、姜、蒜、辣椒、醋等,具有杀菌、降脂、增加食欲、帮助消化等诸多功能。

(2)我国膳食结构的缺点:

①牛奶及奶制品摄入不足。牛奶的营养价值很高,是蛋白质和钙的良好来源。

②缺乏瘦牛肉、瘦羊肉、鱼等动物性食品,导致优质蛋白质摄入不足。

③食盐摄入过高。我国居民每人每天食盐摄入量平均 13.5 g,这与世界卫生组织在关于防治高血压、冠心病的建议中提出的每人每天食盐摄入量在 6 g 以下的标准相差太远。

④白酒的消耗量过多。白酒含能量较高,醉酒影响身体健康,还易引发其他问题。如果饮酒,尽可能饮用低度酒,控制在适当的限量以下,严禁酗酒。

❷ **我国膳食结构的改进** 中国地域广阔,人口众多,各地区生产力发展水平和经济情况不均衡,因此存在的问题也各有不同,需要针对不同的问题进行合理的调整与改善。对我国膳食结构应考虑以下方面的改进。

(1)发扬我国膳食结构的长处。我国传统膳食以谷类为主,同时发展肉、蛋、奶和水产品的生产,增加动物性食品的消费量;开发利用植物蛋白新资源,特别是大豆蛋白质,提高我国居民每日膳食蛋白质的整体质量。

(2)调整动物性食物结构。调整动物性食物结构,使食物品种多样化,增加乳、蛋、禽、海产品等,这是以质补量、优化内陆地区居民的膳食质量的重要措施。海产品、乳制品营养价值一般都高于或优于非海产品和豆类食品,对于那些经济条件好,或已经达到小康水平的居民及家庭,应当把鲜活海产品、乳制品引入日常膳食和家庭餐桌上。

(3)开发具有特殊营养和生物功能作用的食品资源。让具有营养和食疗保健功能的食品,如魔

膳食营养与
癌症的预防

芋类、乳酸菌等发酵类、菌类、蜂蜜类、花粉类等食品进入餐厅和家庭,提高我国膳食食物的营养和保健功能。

（4）针对特殊人群开发营养强化食品和保健食品。例如针对老人、幼儿开发富含优质蛋白、钙、铁、锌、硒、维生素 A、维生素 D 等营养强化食品、母乳化食品;针对特殊人群开发宇航员食品、学生奶、学生营养餐等;针对患者开发降血糖、降血脂、降胆固醇、高膳食纤维保健食品。

（5）变废弃原料为新食品资源。将某些营养价值高可以再利用的废弃原料,例如谷类加工中的米糠、麦麸、某些种子或果实等开发成胚芽食品或果肉食品,将骨、血、豆渣等废弃原料加工为新食品资源。

任务四 平衡膳食指南

 任务目标

1.能够正确解读中国居民膳食指南的基本内容。
2.熟悉中国学龄儿童青少年膳食指南。
3.熟悉中国老年人膳食指南。

 任务导入

膳食指南是根据营养学原则,结合国情制定的,是教育国民采用平衡膳食,合理摄取营养素,提高健康水平的一种指导性建议。中国居民膳食指南自 1989 年第一版发布后,中国营养学会又在 1997 年、2007 年、2016 年组织了修订和出版。2019 年,中国营养学会开始新的修订,并于 2022 年发布了第五版的中国居民膳食指南。

 任务实施

一、中国居民膳食指南

《中国居民膳食指南》,是中国营养学会以科学研究的成果为依据,针对我国居民的营养需要及膳食中存在的主要缺陷而制定的,对改善和优化食物结构,倡导平衡膳食和合理营养具有指导意义,从而达到促进生长发育,提高学习和工作效率,减少与膳食有关的疾病,增强国民体质并延年益寿等目的

《中国居民膳食指南（2022）》以先进的科学证据为基础,密切联系我国居民膳食营养的实际,对各年龄段的居民摄取合理营养,避免由不合理的膳食带来疾病具有普遍的指导意义。2022 年 4 月 26 日,中国营养学会发布《中国居民膳食指南（2022）》。膳食指南是健康教育和公共政策的基础性文件,是国家推动食物合理消费、提升国民科学素质、实施健康中国合理膳食行动的重要措施。

 准则一 食物多样,合理搭配

【核心推荐】
· 坚持以谷类为主的平衡膳食模式。
· 每天的膳食应包括谷薯类、蔬菜水果、畜禽鱼蛋奶和豆类食物。
· 平均每天摄入 12 种以上食物,每周 25 种以上,合理搭配。
· 每天摄入谷类食物 200～300 g,其中包含全谷物和杂豆类 50～150 g;薯类 50～100 g。

【实践应用】

（一）什么是食物多样和合理搭配

❶ **平衡膳食模式**　平衡膳食模式是根据营养科学原理、我国居民膳食营养素参考摄入量及科学研究成果而设计，指一段时间内，膳食组成中的食物种类和比例可以最大限度地满足不同年龄、不同能量水平的健康人群的营养和健康需求。

合理膳食是在平衡膳食的基础上，考虑到健康状况、地域资源、生活习惯、信仰等情况而调整的膳食，能较好地满足不同生理状况、不同信仰以及不同健康状况等某个阶段的营养与健康需要。

❷ **食物多样**　食物多样指一日三餐膳食的食物种类全、品样多，是平衡膳食的基础（表 6-1）。

表 6-1　建议摄入的主要食物种类数（单位：种）

食物类别	平均每天摄入的种类数	每周至少摄入的种类数
谷类、薯类、杂豆类	3	5
蔬菜、水果	4	10
畜、禽、鱼、蛋	3	5
奶、大豆、坚果	2	5
合计	12	25

❸ **合理搭配**　合理搭配是平衡膳食的保障。合理搭配是指食物种类和重量的合理化，膳食的营养价值通过合理搭配而提高和优化。中国居民平衡膳食宝塔是将五大类食物的种类和重量合理搭配的具体表现。

（二）如何做到食物多样

（1）小份量多几样。

（2）同类食物常变换。

（3）不同食物巧搭配。

（三）如何做到谷物为主

（1）餐餐有谷类。

（2）在外就餐，勿忘主食。

（四）全谷、杂豆和薯类巧安排

（1）全谷、杂豆每天吃一次。

（2）薯类巧应用。

【关键事实】

·食物多样是实践平衡膳食的基础，食物多样、平衡膳食才能满足人体的营养需要。

·合理搭配是实现平衡膳食的关键，只有将各类食物的品种和数量合理搭配才能实现平衡膳食的目标。

·谷类食物是人类最经济、最重要的能量来源。目前我国许多居民存在膳食结构不合理的问题，特别是成年人摄入供能食物的数量及比例搭配不合理。

·平衡膳食可提高机体免疫力，降低心血管疾病、高血压、2 型糖尿病、结直肠癌、乳腺癌的发病风险。

（一）平衡膳食对人体健康的意义

平衡膳食能最大程度满足人体正常生长发育、免疫力和生理功能需要，满足机体能量和营养素的供给，并降低膳食相关慢性病发生风险。

合理膳食是免疫系统强大的根本，良好的免疫系统对生存至关重要。充足的能量和精致设计的均衡营养,是免疫力保持活力、维持战斗能力的根本。

（二）我国居民膳食模式和营养状况变迁

随着我国社会经济的发展,居民膳食结构发生了较大的变化。谷类食物提供的能量占膳食总能量的比例从 1982 年的 71.2% 下降到 2015—2017 年的 51.5%,但谷类食物仍然是我国居民的主要食物。

中国城乡居民的膳食结构还存在着较大差异,城市居民的谷类食物供能比低于农村居民,而动物性食物供能比高于农村居民,但二者的变迁趋势相似,见图 6-1。

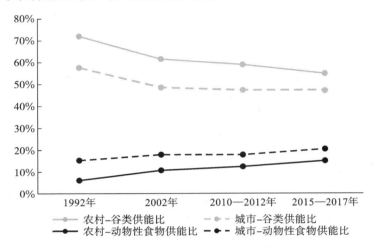

图 6-1　我国城市和农村居民谷类食物与动物性食物供能比的变化趋势

（三）谷薯类食物的营养价值和膳食贡献

谷薯杂豆类食物是碳水化合物、蛋白质、B 族维生素、部分矿物质和膳食纤维的良好来源。根据 2015—2017 年中国居民营养与健康状况监测数据,我国居民谷薯类及杂豆类食物提供的营养素对膳食的贡献率见图 6-2。

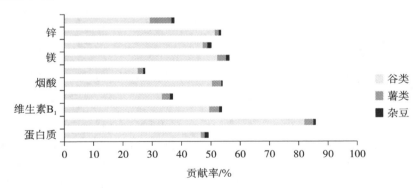

图 6-2　2015—2017 年我国居民谷薯杂豆类食物对膳食营养素的贡献率

（四）膳食模式与健康关系

平衡/合理膳食模式可降低心血管疾病、高血压、结直肠癌、2 型糖尿病的发病风险,碳水化合物摄入量过低或过高均可能增加死亡风险。

（五）全谷物、薯类与健康关系

❶ 全谷物与健康　增加全谷物摄入可降低全因死亡风险、2 型糖尿病和心血管疾病的发病风险,有助于维持正常体重、延缓体重增长。

❷ 燕麦、荞麦与健康　增加燕麦摄入可具有改善血脂异常、改善血糖的作用,增加荞麦摄入可

具有改善血脂异常的作用。

❸ **薯类与健康**　增加薯类摄入可降低便秘的发病风险,过多摄入油炸薯片和薯条可增加肥胖的发病风险。

▶ 准则二　吃动平衡,健康体重

【核心推荐】

· 各年龄段人群都应天天进行身体活动,保持健康体重。

· 食不过量,保持能量平衡。

· 坚持日常身体活动,每周至少进行 5 天中等强度身体活动,累计 150 min 以上;主动身体活动最好每天 6000 步。

· 鼓励适当进行高强度有氧运动,加强抗阻运动,每周 2～3 天。

· 减少久坐时间,每小时起来动一动。

【实践应用】

(一) 如何判断吃动平衡和健康体重

体重变化是判断一段时期内能量平衡与否最简便易行的指标,也是判断吃动是否平衡的指标。目前常用的判断健康体重的指标是体质指数(body mass index,BMI),它的计算方法是用体重(kg)除以身高(m)的平方。我国健康成年人(18～64 岁)的 BMI 应在 $18.5～23.9 \text{ kg/m}^2$(表 6-2),65 岁以上老年人的适宜体重和 BMI 应该略高($20～26.9 \text{ kg/m}^2$)。

表 6-2　中国成年人体重分类

分类	BMI(kg/m^2)
肥胖	BMI≥28.0
超重	24.0≤BMI<28.0
体重正常	18.5≤BMI<24.0
体重过低	BMI<18.5

家里准备一个体重秤,经常称一下早晨空腹时的体重。注意体重变化,随时调整吃与动的平衡。

(二) 每天应吃多少

一般而言,一个人一天吃多少量食物是根据能量需要而计算出来的,故一天吃多少以食物供给是否满足一天能量需要为衡量标准。根据《中国居民膳食营养素参考摄入量(2013 版)》,我国成年人(18～49 岁)低身体活动水平者能量需要量男性为 9.41MJ(2250kcal),女性为 7.53MJ(1800kcal)。中国 6 岁以上不同性别、年龄和不同身体活动水平人群能量需要量见图 6-3。

(三) 如何做到食不过量

(1) 定时定量进餐。

(2) 吃饭宜细嚼慢咽。

(3) 分餐制。

(4) 每顿少吃一两口。

(5) 减少高能量加工食品的摄入。

(6) 减少在外就餐。

(四) 身体活动量多少为宜

通常身体活动量应占总能量消耗的 15% 以上。推荐的成年人身体活动量见表 6-3。成年人每天身体活动量相当于快走 6000 步的活动时间见表 6-4。

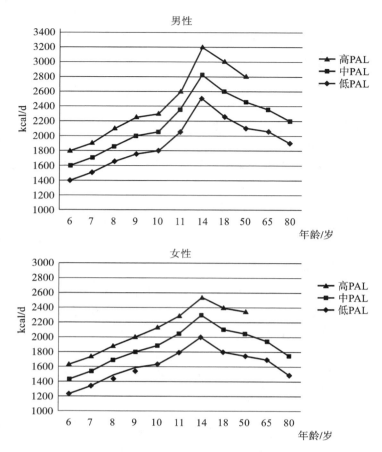

图 6-3 中国 6 岁以上人群不同身体活动水平（PAL）下能量需要量

表 6-3 推荐的成年人身体活动量

	推荐活动	时间
每天	主动进行身体活动 6000 步	30～60 min
每周	至少进行 5 天中等强度身体活动	150～300 min
鼓励	适当进行高强度有氧运动和抗阻运动	每周 2～3 天，隔天进行
提醒	减少久坐时间，每小时起来动一动	

表 6-4 成年人每天身体活动量相当于快走 6000 步的活动时间

活动名称	时间/min
太极拳	50
快走、骑自行车、乒乓球、跳舞	40
健身操、高尔夫球	30～35
网球、篮球、羽毛球	30
慢跑、游泳	25

（五）如何达到身体活动量

除了日常身体活动如家务活动、职业性身体活动、交通往来活动外，应加强主动性运动。主动性运动的形式多种多样，主要包括有氧运动、抗阻运动（力量运动）、柔韧性运动和平衡协调类运动。运动时应兼顾不同类型的运动。

❶ **设置目标,逐步达到**　先有氧,后力量,重视柔韧性运动。

贴士:①有氧运动天天有;②抗阻运动不可少;③柔韧运动随时做。

❷ **培养兴趣,把运动变为习惯**　身体活动是一个改善健康的机会,运动是每天必需的生活内容之一,能增进健康、愉悦心情。

活动可以随时随地进行。将运动列入每天的时间表,培养运动意识和习惯,有计划安排运动,循序渐进,逐渐增加运动量,达到每周建议量。

（六）如何把身体活动融入日常生活和工作中

（1）利用上下班时间。

（2）减少久坐时间。

（3）生活、运动、乐在其中。

（七）体重过重或过轻怎么办

培养健康的饮食行为和运动习惯是控制体重或增重的必需措施。

对于肥胖的人,饮食调整的原则是在控制总能量基础上的平衡膳食。一般情况下,建议能量摄入每天减少 1256～2093 kJ（300～500 kcal）,严格控制油和脂肪摄入,适量控制精白米面和肉类,保证蔬菜、水果和牛奶的摄入充足。建议超重或肥胖的人每天累计达到 60～90 min 中等强度有氧运动,每周 5～7 天;抗阻肌肉力量锻炼隔天进行,每次 10～20 min。减重速度以每月 2～4 kg 为宜。

对于体重过轻者（BMI<18.5kg/m²）,首先应排除疾病原因,然后评估进食量、能量摄入水平、膳食构成、身体活动水平、身体成分构成等。根据目前健康状况、能量摄入量和身体活动水平,逐渐增加能量摄入至相应的推荐量水平,或稍高于推荐量,平衡膳食。可适当增加谷类、牛奶、蛋类和肉类食物摄入,同时每天适量运动。

【关键事实】

·运动有利于身心健康,维持健康体重取决于机体的能量平衡。

·体重过轻或过重都可能导致疾病发生风险增加;低体重和肥胖增加老年死亡风险。

·超重和肥胖是慢性病的独立危险因素。

·增加有规律的身体活动可以降低全因死亡风险;久坐不动会增加全因死亡风险,是独立危险因素。

·增加身体活动可以降低心血管疾病、2 型糖尿病和结肠癌、乳腺癌等癌症的发病风险;有效消除压力,缓解抑郁和焦虑,改善认知、睡眠和生活质量。

准则三　多吃蔬果、奶类、全谷、大豆

【核心推荐】

·蔬菜水果、全谷物和奶制品是平衡膳食的重要组成部分。

·餐餐有蔬菜,保证每天摄入不少于 300 g 的新鲜蔬菜,深色蔬菜应占 1/2。

·天天吃水果,保证每天摄入 200～350 g 的新鲜水果,果汁不能代替鲜果。

·吃各种各样的奶制品,摄入量相当于每天 300 mL 以上液态奶。

·经常吃全谷物、大豆制品,适量吃坚果。

蔬菜水果、全谷物、奶类、大豆是维生素、矿物质、优质蛋白、膳食纤维和植物化学物的重要来源,对提高膳食质量起到关键作用。

【实践应用】

（一）如何挑选蔬菜水果

❶ **重"鲜"**　新鲜应季的蔬菜水果,颜色鲜亮,如同鲜活有生命的植物一样,其水分含量高、营养丰富、味道清新;食用这样的新鲜蔬菜水果对人体健康益处多。

❷ 选"色" 根据颜色深浅,蔬菜可分为深色蔬菜和浅色蔬菜。深色蔬菜指深绿色、红色、橘红色和紫红色蔬菜,具有营养优势,尤其是富含 β-胡萝卜素,是膳食维生素 A 的主要来源,应注意多选择。见表 6-5。

表 6-5　常见蔬果色彩

深绿色蔬果	菠菜、油菜、芹菜叶、空心菜、莴笋叶、韭菜、西兰花、茼蒿、萝卜缨、芥菜、西洋菜、猕猴桃等
橙黄色蔬果	西红柿、胡萝卜、南瓜、柑橘、柚子、柿子、芒果、哈密瓜、彩椒、香蕉、红辣椒等
红紫黑色蔬果	红或紫苋菜、紫甘蓝、红菜苔、干红枣、樱桃、西瓜、桑葚、醋栗等

❸ 多"品" 挑选和购买蔬菜时要多变换,每天至少达到 3～5 种(表 6-6)。夏天和秋天属水果最丰盛的季节,不同的水果甜度和营养素含量有所不同,每天 1～2 种,首选应季水果。

表 6-6　常见蔬菜种类

蔬菜种类	举例
叶、花和嫩茎类	油菜、菠菜、菜花、青菜、芹菜、竹笋
根茎类和薯芋类	白萝卜、胡萝卜、甜菜头、芋头、山药
茄果类	南瓜、胡瓜、茄子、西红柿、青椒
鲜豆类	菜豆、豌豆、扁豆、蚕豆、长豆角
葱蒜类	大蒜、大葱、青葱、韭菜、洋葱
水生蔬菜	藕、茭白、慈姑、菱角
菌藻类	蘑菇、香菇、平菇、木耳、银耳
	海带、裙带菜、紫菜
其他	树生菜如香椿、槐花等;野菜如苜蓿、荠菜等

(二)怎样才能达到足量蔬果目标

❶ 餐餐有蔬菜 在一餐的食物中,首先保证蔬菜重量大约占 1/2,这样才能满足一天"量"的目标。

❷ 天天吃水果 选择新鲜应季的水果,变换种类购买,在家中或工作单位把水果放在容易看到和方便拿到的地方,这样随时可以吃到。

❸ 蔬果巧搭配 以蔬菜菜肴为中心,尝试一些新的食谱和搭配,让五颜六色的蔬菜水果装点餐桌,愉悦心情。

(三)巧烹饪,保持蔬菜营养

(1)先洗后切。

(2)开汤下菜。

(3)急火快炒。

(4)炒好即食。

(四)如何达到多吃奶类和大豆

❶ 选择多种奶制品 与液态奶相比,酸奶、奶酪、奶粉有不同风味,又有不同蛋白质浓度,可以多品尝,丰富饮食多样性。

❷ 大豆及其制品,可以换着花样经常吃 每周可用豆腐、豆腐干、豆腐丝等制品轮换食用,既变换口味,又能满足营养需求(图 6-4)。

❸ 把牛奶制品、豆制品当作膳食组成的必需品 达到每天相当于 300 mL 液态奶,实际并不难(图 6-5)。

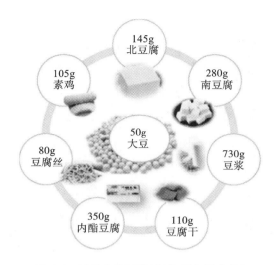

图 6-4　豆类食物互换图（按蛋白质含量）

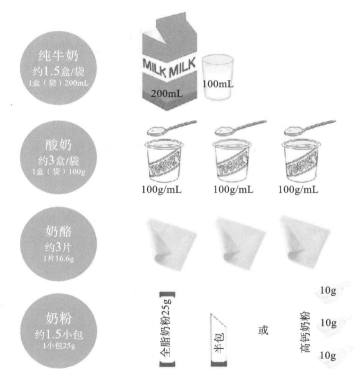

图 6-5　每天相当于 300 mL 液态奶的乳制品（以钙含量为基准）

钙含量资料来源：《中国食物成分表标准版（第 6 版第二册）》，2019 年。

（五）全谷物、杂豆作为膳食重要组成

❶ **全谷物，膳食好搭档**　推荐每天吃全谷物食物 50～150 g，相当于一天谷物的 1/4～1/3。

❷ **巧用红豆、绿豆和花豆**　杂豆可以和主食搭配食用，发挥膳食纤维、维生素 B、钾、镁等均衡营养作用，提高蛋白质互补和利用。

❸ **巧用现代炊具**　全谷物入口感觉粗糙，杂豆不好煮熟，习惯精制米面细软口感的消费者，使用全谷物杂豆初期应学习适宜烹饪方法。

（六）坚果有益，但不宜过量

适量摄入有益健康，且其能量应该计入一日三餐的总能量之中。

（七）从小养成食物多样的好习惯

父母要从孩子小的时候就开始重视健康饮食行为的培养，日常生活中营造健康饮食的氛围，以增加孩子对蔬菜、水果、奶类、豆类等食物的喜好，并要以身作则，这样孩子才能耳濡目染，适应食物多样的平衡膳食模式（图6-6）。

蔬菜	水果	全谷物	奶制品	大豆制品	坚果
每天 不少于300g	每天 200～350g	每天 50～150g	每天 300～500g	每周 105～175g	每周 50～70g
保证餐餐有 选择多种各色 深色蔬菜占1/2	保证天天吃 新鲜水果	每天都应该 有全谷物	每天保证足量 可选择低脂脱脂产品 乳糖不耐受可选酸奶	经常吃 换着花样吃	经常吃 不过量

图6-6　食物多样的平衡膳食模式

【关键事实】

·蔬菜水果提供丰富的微量营养素、膳食纤维和植物化学物。

·增加蔬菜和水果、全谷物摄入可降低心血管疾病的发病和死亡风险。增加全谷物摄入可降低体重增长。

·增加蔬菜摄入总量及十字花科蔬菜和绿色叶菜摄入量，可降低肺癌的发病风险。

·多摄入蔬菜水果、全谷物，可降低结直肠癌的发病风险。

·牛奶及其制品可增加儿童青少年骨密度；酸奶可以改善便秘、乳糖不耐受。

·大豆及其制品含有多种有益健康的物质，对降低绝经后女性骨质疏松、乳腺癌的发病风险有一定益处。

（一）我国居民蔬菜水果、全谷物、奶类、豆类和坚果摄入量的现状及趋势

据2015年中国成人慢性病与营养监测数据显示，每标准人日蔬菜、水果、全谷物、奶类、大豆及坚果类的平均摄入量分别为265.9 g、38.1 g、16.3 g、25.9 g和13.9 g，均低于目前中国居民膳食指南的建议摄入量（图6-7）。

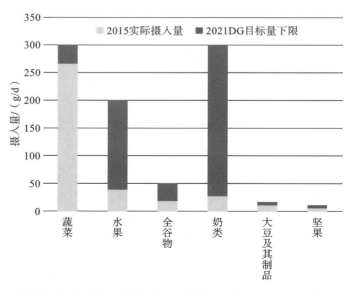

图6-7　中国居民每标准人日蔬菜、水果、全谷物、奶类、大豆及坚果类食物摄入量

（二）蔬菜水果、全谷物、奶类、豆类、坚果的营养特点和膳食贡献

蔬菜、水果、全谷物、奶类和豆类是人类膳食的重要组成部分,富含人体所需要的维生素、矿物质、膳食纤维和植物化学物,奶类和大豆类也是优质蛋白质的重要来源。

在不同年龄组人群的膳食中,蔬果、全谷物、奶类、豆类食物在满足人体对微量营养素和膳食纤维的需要中均占有重要地位。

2000kcal平衡膳食模式中不同种类食物对膳食部分营养素的贡献率见图6-8。

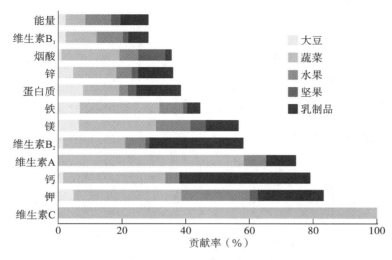

图6-8　2000kcal平衡膳食模式中不同种类食物对膳食部分营养素的贡献率

结合我国居民蔬菜摄入量有所减少,水果、全谷物、奶类、豆类摄入量虽没有明显变化,但仍处于较低摄入水平的现况,以及蔬果、全谷物、奶类和大豆制品对膳食营养素的贡献,考虑这应该是造成我国18岁以上成年人视黄醇、维生素B1、维生素B2、维生素C和钙的摄入量普遍较低的主要原因。因此,建议多吃蔬果、全谷物、奶类和大豆制品,以增加β-胡萝卜素、B族维生素、维生素C和钙的摄入,是改善我国居民整体膳食微量营养素摄入水平不足、减少营养不良发生的有效举措和重要保障。

（三）蔬菜水果、奶类、豆类与健康

蔬菜、水果、奶类及其制品、大豆及其制品和坚果与健康的关系见表6-7。

表6-7　蔬菜、水果、奶类及其制品、大豆及其制品和坚果与健康的关系

项目	与健康的关系
蔬菜和水果 （联合摄入研究）	可降低心血管疾病发病和死亡风险可降低肺癌发病风险
蔬菜	增加摄入可降低心血管疾病发病和死亡风险
	增加蔬菜摄入总量及十字花科蔬菜和绿色叶菜摄入量可降低肺癌发病风险
	增加摄入可降低食管鳞(腺)癌、结肠癌发病风险；十字花科蔬菜可降低胃癌、乳腺癌发病风险
	增加绿叶蔬菜、黄色蔬菜摄入可降低2型糖尿病发病风险
水果	增加摄入可降低心血管疾病的发病风险
	增加摄入可降低主要消化道癌症(食管癌、胃癌、结直肠癌)的发病风险

续表

项目	与健康的关系
牛奶及其制品酸奶	牛奶及其制品可增加儿童、青少年及绝经后妇女的骨密度
	奶类及其制品摄入可能与前列腺癌、乳腺癌发病风险无关
	酸奶摄入可改善乳糖不耐受症状
	酸奶摄入可改善便秘
大豆及其制品	可降低绝经前和绝经后女性乳腺癌的发病风险可降低绝经前、后女性骨质疏松的发病风险
坚果	可降低心血管疾病发病和死亡风险
	可降低全因死亡风险
	可降低总胆固醇和甘油三酯的浓度

准则四　适量吃鱼、禽、蛋、瘦肉

【核心推荐】

· 鱼、禽、蛋类和瘦肉摄入要适量,平均每天 120～200 g。

· 每周最好吃鱼 2 次或 300～500 g,蛋类 300～350 g,畜禽肉 300～500 g。

· 少吃深加工肉制品。

· 鸡蛋营养丰富,吃鸡蛋不弃蛋黄。

· 优先选择鱼,少吃肥肉、烟熏和腌制肉制品。

【实践应用】

（一）如何把好适量摄入关

❶ **控制总量,分散食用**　应将这些食物分散在每天各餐中,避免集中食用,最好每餐有肉,每天有蛋。食谱定量设计,能有效控制动物性食物的摄入量。

❷ **小份量,量化有数**　在烹制肉类时,可将大块肉材切成小块后再烹饪,以便食用者掌握摄入量。

❸ **在外就餐时,减少肉类摄入**　如果需要在外就餐,点餐时要做到荤素搭配,清淡为主,尽量用鱼和豆制品代替畜禽肉。

（二）如何合理烹调鱼和蛋类

❶ **鱼虾等水产品**　可采用蒸、煮、炒、熘等方法。

❷ **鸡蛋**　鸡蛋营养丰富,蛋黄是鸡蛋营养素种类和含量集中的部位,不能丢弃。可采用煮、炒、煎、蒸等方法。

（三）畜禽肉吃法有讲究

可采用炒、烧、爆、炖、蒸、熘、焖、炸、煨等方法。在滑炒或爆炒前可挂糊上浆,既可增加口感,又可减少营养素丢失。

（1）多蒸煮,少烤炸。

（2）既要喝汤,更要吃肉。

（四）少吃熏腌和深加工肉制品

这些加工方法不仅使用了较多的食盐,同时油脂过度氧化等也存在一些食品安全问题,长期食用会给人体健康带来风险,因此应尽量少吃。

（五）其他动物性来源食品

建议每月可食用动物内脏食物 2～3 次,且每次不要过多。没有必要过分追求"山珍海味"。

【关键事实】

· 目前我国居民畜肉、禽肉、鱼和蛋类的食用比例不适当,畜肉摄入过高,鱼、禽肉摄入过低。

· 鱼、畜禽肉和蛋类对人体的蛋白质、脂肪、维生素 A、维生素 B_2、维生素 B_{12}、烟酸、铁、锌、硒的贡献率高。

· 增加鱼类摄入可降低全因死亡风险及脑卒中的发病风险。

· 适量摄入禽肉和鸡蛋与心血管疾病的发病风险无明显关联。

· 过量摄入畜肉能增加 2 型糖尿病、结直肠癌和肥胖发生的风险。

· 烟熏肉可增加胃癌和食管癌的发病风险。

(一) 动物性食物摄入现状

从 1982 年至今的营养调查资料显示,我国居民肉类食品摄入量逐年增高。与 2010—2012 年监测结果比较,近 5~8 年间变化不大。另一项来自中国健康与营养调查(CHNS)同样显示,从 2000 年到 2018 年,我国成人居民畜、禽、鱼、蛋类食物摄入量保持相对稳定水平(图 6-9)。

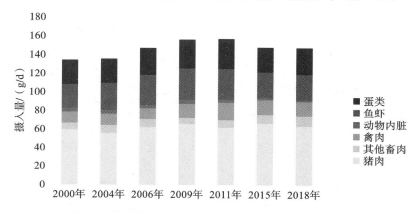

图 6-9　我国成年居民畜禽鱼蛋类食物摄入量变化趋势

(二) 鱼、禽、蛋类和瘦肉的营养价值和膳食贡献

畜禽类、蛋类和水产品是膳食蛋白质、脂肪、维生素 A、B 族维生素和矿物质的良好来源。鱼、禽、蛋类和畜肉在膳食满足人体对营养素的需要中占有重要地位。按照 2015—2017 年中国营养与健康状况监测数据,计算畜、禽、鱼、蛋类食物所提供的主要营养素对膳食营养素的贡献率,结果见图 6-10。

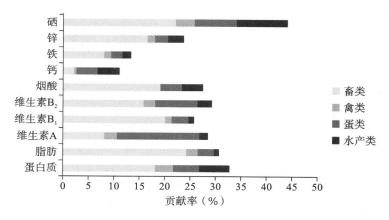

图 6-10　2015—2017 年居民畜禽蛋鱼虾类对膳食营养素的贡献率

（三）鱼、畜肉、禽和蛋与健康的关系

大量研究证实,鱼、畜肉、禽和鸡蛋与人体健康有密切的关系,适量摄入有助于增进健康,但摄入比例不当,可增加心血管疾病、肥胖和某些肿瘤的发生风险。

❶ 鱼肉摄入与健康 多摄入鱼肉可降低成年人全因死亡、脑卒中、痴呆及认知功能障碍的发生风险。

❷ 禽肉摄入与健康 禽肉摄入可能与心血管疾病无关。

❸ 鸡蛋摄入与健康 鸡蛋摄入与健康人血脂异常无关,有心血管疾病病史者适量摄入;对健康人群而言,每日1个(每周7个)鸡蛋摄入与心血管疾病发病风险无关。

❹ 畜肉与健康 过多摄入畜肉可增加2型糖尿病、结直肠癌及肥胖风险,增加畜肉摄入可降低贫血的发病风险。

❺ 烟熏肉与健康 过多摄入烟熏食品可增加胃癌、食管癌的发病风险。

 准则五 少盐少油,控糖限酒

【核心推荐】

· 培养清淡饮食习惯,少吃高盐和油炸食品。成年人每天摄入食盐不超过5 g,烹调油25～30 g。

· 控制添加糖的摄入量,每天不超过50 g,最好控制在25 g以下。

· 反式脂肪酸每天摄入量不超过2 g。

· 不喝或少喝含糖饮料。

· 儿童青少年、孕妇、乳母以及慢性病患者不应饮酒。成年人如饮酒,一天饮用的酒精量不超过15 g。

推荐各年龄段人群盐、油、糖的摄入量应控制在一个适宜的范围内(表6-8)。

表6-8 不同人群食盐、烹调油、添加糖的推荐摄入量和酒精的控制摄入量(单位:g/d)

项目	幼儿		儿童			成人	
	2岁～	4岁～	7岁～	11岁～	14岁～	18岁～	65岁～
食盐	<2	<3	<4	<5	<5	<5	<5
烹调油	15～20	20～25	20～25	25～30		25～30*	
添加糖	—		<50,最好<25;不喝或少喝含糖饮料				
酒精	0					如饮酒,不超过15	

注: * 轻身体活动水平。

【实践应用】

（一）培养清淡口味,逐渐做到量化用盐用油

在家烹饪时推荐使用定量盐勺,每餐按量放入菜肴,尤其要重点培养儿童的清淡饮食习惯。

（二）如何做到食盐减量

❶ 选用新鲜食材,巧用替代方法 烹调时应尽可能保留食材的天然味道,这样就不需要加入过多的食盐等调味品来增加食物的滋味。另外,可通过不同味道的调节来减少对咸味的依赖。如在烹制菜肴时放少许醋,使用花椒、八角、辣椒、葱、姜、蒜等天然调味料来调味。

❷ 合理运用烹调方法 烹制菜肴可以等到快出锅时或关火后再加盐,能够在保持同样咸度的情况下,减少食盐用量。

❸ 做好总量控制 在家烹饪时的用盐量不应完全按每人每天5 g计算,也应考虑成人、孩子的差别,还有日常食用的零食、即食食品、黄酱、酱油等的食盐含量,以及在外就餐,也应该计算在内。

④ **注意隐性盐(钠)问题,少吃高盐(钠)食品**　鸡精、味精、蚝油等调味料含钠量较高,某些预包装食品往往属于高盐(钠)食品。为控制食盐摄入量,最好的办法是少买高盐(钠)食品,少吃腌制食品。

⑤ **要选用碘盐**　为了预防碘缺乏对健康的危害,我国从 20 世纪 90 年代实施食盐加碘的措施,有效地控制了碘缺乏病的流行。除高水碘地区外,所有地区都应推荐食用碘盐,尤其有儿童少年、孕妇、乳母的家庭,更应食用碘盐,预防碘缺乏。

(三)如何减少烹调油摄入量

① **学会选择用油**　不同食用油的脂肪酸组成差异很大(表 6-9)。家里采购食用油时注意常换品种。

表 6-9　食用油的营养型分类

食用油的营养型分类	代表性油脂	特征脂肪酸
高饱和脂肪酸类	黄油、牛油、猪油、椰子油、棕榈油、可可脂	月桂酸、豆蔻酸、棕榈酸等
富含 n-9 系列脂肪酸	橄榄油、茶油、菜籽油	高油酸单不饱和脂肪酸等
富含 n-6 系列脂肪酸	玉米油、葵花籽油、大豆油、花生油	高亚油酸型多不饱和脂肪酸等
富含 n-3 系列脂肪酸	鱼油、亚麻籽油、紫苏油	DHA、EPA、α-亚麻酸等

② **定量巧烹饪**　如蒸、煮、炖、焖、水滑、熘、拌等,可以减少用油量。

③ **少吃油炸食品**　油炸食品为高脂肪高能量食品,容易造成能量过剩。

④ **动物油脂和饱和脂肪酸**　动物油脂富含饱和脂肪酸,应特别注意限制加工零食和油炸香脆食品摄入。日常饱和脂肪酸的摄入量应控制在总脂肪摄入量的 10% 以下。

(四)怎样限酒

(1)哪些人应禁酒?

①孕妇、乳母不应饮酒。

②儿童少年不应饮酒。

(2)特定职业或特殊状况人群应控制饮酒。

例如驾车、操纵机器或从事其他需要注意力集中、技巧的工种;对酒精过敏者;正在服用可能会与酒精产生作用的药物者;患有某些疾病(如高甘油三酯血症、胰腺炎、肝脏疾病等)者;血尿酸过高者。

(3)提倡文明餐饮,成年人若饮酒应限量。

(五)控制添加糖摄入量

建议每天添加糖的摄入不超过 50 g,最好控制在 25 g 以下。

贴士:

"控糖"要点如下。

(1)尽量做到少喝或不喝含糖饮料,更不能用饮料替代饮用水。

(2)少吃甜味食品:糕点、甜点、冷饮等。

(3)做饭炒菜少放糖。

(4)要学会查看食品标签中的营养成分表,选择碳水化合物或糖含量低的饮料(图 6-11),注意隐形糖。

(5)在外就餐或外出游玩时更要注意控制添加糖摄入。

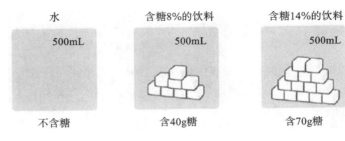

图 6-11　饮料中的含糖量

【关键事实】

· 我国居民油、盐摄入量居高不下(表 6-10),儿童青少年糖摄入量持续升高,成为我国肥胖和慢性病发生发展的关键影响因素。

· 高盐(钠)摄入可增加高血压、脑卒中、胃癌和全因死亡的发生风险。

· 脂肪摄入过多可增加肥胖的发生风险;摄入过多反式脂肪酸会增加心血管疾病的发生风险。

· 当添加糖摄入量<10％能量(约 50 g)时,龋齿发病率下降;当添加糖摄入量<5％能量(约 25 g)时,龋齿发病率显著下降。过多摄入含糖饮料可增加儿童青少年龋齿和肥胖的发病风险。

· 饮酒可增加肝损伤、胎儿酒精综合征、痛风、结直肠癌、乳腺癌等的发生风险;过量饮酒还可增加心脑血管疾病等的发生风险。

表 6-10　中国人群每标准人日烹调油、烹调盐及钠摄入量变化趋势

	1982 年	1992 年	2002 年	2012 年	2015 年
食用油/g	18.2	29.5	41.6	42.1	43.2
盐/g	12.7	13.9	12.0	10.4	9.3
钠/mg		6671	6268	5667	6046

资料来源:1982—2012 年全国营养调查,2015 年中国成人慢性病与营养监测。

准则六　规律进餐,足量饮水

【核心推荐】

· 合理安排一日三餐,定时定量,不漏餐,每天吃早餐。

· 规律进餐、饮食适度,不暴饮暴食,不偏食挑食,不过度节食。

· 足量饮水,少量多次。在温和气候条件下,低身体活动水平成年男性每天喝水 1700 mL,成年女性每天喝水 1500 mL。

· 推荐喝白水或茶水,少喝或不喝含糖饮料,不用饮料代替白水。

【实践应用】

(一)如何安排一日三餐的时间和食物量

一日三餐,两餐的间隔以 4～6 h 为宜。早餐安排在 6:30—8:30,午餐 11:30—13:30,晚餐 18:00—20:00 为宜。学龄前儿童除了保证每日三次正餐外,还应安排两次零点。

用餐时间不宜过短,也不宜太长。建议早餐用餐时间为 15～20 min,午、晚餐用餐时间为 20～30 min。应细嚼慢咽享受食物的美味,并营造轻松、愉快的进餐氛围,可以放点轻音乐,谈论轻松的话题;进餐时应相对专注,不宜边进餐边看电视、看手机等。

合理分配一日三餐的食物量。早餐提供的能量应占全天总能量的 25％～30％,午餐占 30％～40％、晚餐占 30％～35％。

(二)如何保证天天吃好早餐

早餐的食物应包括谷薯类、蔬菜水果、动物性食物、奶豆坚果等 4 类食物。早餐食谱举例见表 6-11。

表 6-11　营养充足的中西式早餐食谱举例

	中式早餐	西式早餐
食谱	米粥 100 g 全麦馒头 100 g 煮鸡蛋 1 个 瘦肉炒时蔬(肉丝 20 g,蔬菜 100 g) 豆浆 200 mL 香蕉 50～100 g	全麦面包 100 g 鸡胸肉 50 g 奶酪一片 10 g 酸奶 100 mL 蔬菜沙拉(蔬菜 100 g,低脂沙拉酱 10 g) 苹果 100 g
供能和营养素	能量:655kcal 蛋白质:26.5 g 脂肪:14.5 g 碳水化合物:89 g	能量:670kcal 蛋白质:25 g 脂肪:17.5 g 碳水化合物:75 g

（三）如何安排好午餐和晚餐

午餐的食物选择应当根据不同年龄人群的营养需要,遵照平衡膳食的要求。主食可选择米或面制品,做到粗细搭配;2～3 种蔬菜,1～2 种动物性食物,如鱼虾等水产品、鸡肉、瘦猪肉、牛羊肉,1 种豆制品,1 份水果。

晚餐不宜过于丰盛、油腻,应确保食物品种丰富,并考虑早、午餐的进餐情况,适当调整晚餐食物的摄入量,保证全天营养平衡。同时做到清淡少油少盐。主食可以选富含膳食纤维的食物,如小米、薏米、荞麦、红薯等,既能增加饱腹感,又可以促进肠胃蠕动;搭配蔬菜、水果,适量动物性食物和豆制品,多采用蒸、煮、炖、清炒等,少用炸、煎等烹调方法。晚餐时间不要太晚,至少在睡觉前 2 h 进食。

（四）在外就餐应注意什么

应选择食品安全状况良好、卫生信誉度在 B 级及以上的餐饮服务单位。点餐时要注意食物多样,荤素搭配;不铺张浪费,适量而止;尽量选择用蒸、炖、煮等方法烹调的菜肴,避免煎炸食品和含脂肪高的菜肴,以免摄入过多油脂;进食注意顺序,可以先吃少量主食,再吃蔬菜、肉类;增加蔬菜摄入,肉类菜肴要适量;食量要适度。

（五）零食要不要吃

零食是指非正餐时间食用的食物或饮料,不包括水。选择和食用零食应注意:选择营养素密度高的食物,如鸡蛋、牛奶、豆制品等,还可选择新鲜蔬菜水果以及坚果等;少选油炸或膨化食品,建议的选择方式见表 6-12。吃零食的量不宜多,以不影响正餐为宜,更不应该代替正餐。两餐之间可适当吃些零食,睡前 1 h 不宜吃零食。

表 6-12　零食推荐食用种类

	营养特点	食用频率	零食举例
可经常食用	低盐、低糖、低脂	每天都可适当食用	奶及奶制品:牛奶、酸奶、奶粉等 新鲜蔬菜:西红柿、黄瓜等 水果:苹果、梨、柑橘等 谷薯类:煮玉米、全麦面包、红薯、土豆等 蛋类:煮鸡蛋、鹌鹑蛋 原味坚果:瓜子、核桃、榛子等 豆制品:豆浆、豆腐干等

续表

	营养特点	食用频率	零食举例
限制食用	高盐、高糖、高脂	偶尔或尽量少	糖果、油炸食品、薯片、含糖饮料、腌鱼干、盐渍食品、水果罐头、蜜饯等

（六）不暴饮暴食、不偏食挑食

❶ **不暴饮暴食**　应采取以下措施防止暴饮暴食：

（1）认识暴饮暴食对健康的危害；

（2）调整心理状态，及时疏解压力；

（3）积极调整或治疗心理疾病；

（4）尽量在家吃饭，少聚餐，营造愉悦就餐氛围；

（5）享受美食的同时，注意饮食有度有节。

❷ **不偏食挑食**　应采取以下措施防止偏食挑食：

（1）充分认识偏食挑食对营养素摄入及健康的危害；

（2）尝试吃原来不吃的食物；

（3）变换烹调方式。

（七）不过度节食

要避免采取过度节食或不科学的方式减轻或控制体重。应建立正确的健康观，合理安排一日三餐和身体活动。一旦发现由于过度节食导致的营养不良，要及早就医；需要时，在医生和营养师的指导下进行矫正和治疗。

为恢复正常体重的适度节食，应在营养师指导下进行。基本原则是在相对低能量摄入的前提下，满足机体各种营养素的需要。

（八）如何判断机体是否缺水

简便易行的办法是根据口渴、排尿次数、尿液量和颜色来判断机体的水合状态。

（1）口渴：出现口渴已经是身体明显缺水的信号。因此，要避免出现口渴现象，应主动喝水。

（2）排尿次数和排尿量：当机体排尿次数和尿液量比平时减少时，提示水分摄入过少，机体可能出现缺水状态。

（3）尿液颜色：水分摄入充足时，正常的尿液颜色为透明黄色或是浅黄色。当尿液颜色加深，呈现黄色时，机体可能摄入水分较少，存在脱水状态；呈现较深黄色和深黄色时，提示机体水分不足或缺少水分，处于脱水状态，见图 6-12。

颜色	水合状态
透明黄色	水分充足，水合状态适宜
浅黄色	水分充足，水合状态良好
黄色	水分较少，存在脱水风险
较深黄色	水分不足，脱水状态
深黄色	缺少水分，脱水状态

图 6-12　尿液颜色和水合状态

（九）日常生活如何适量喝水

在温和气候条件下,低身体活动水平成年男性每天水的适宜摄入量为1700 mL;女性每天水的适宜摄入量为1500 mL。

应主动喝水、少量多次。喝水可以在一天的任意时间,每次1杯,每杯约200 mL。可早、晚各饮1杯水,其他时间里每1～2 h喝一杯水。建议饮水的适宜温度在10～40℃。

（十）如何做到不喝或少喝含糖饮料

建议用白水或茶水替代含糖饮料。白水廉价易得,安全卫生,不增加能量,不用担心"添加糖"带来的健康风险,建议首选白水。

贴士:

白水是指自来水、经过滤净化处理后的直饮水、经煮沸的白水、桶装水以及包装饮用纯净水、天然矿泉水、天然泉水等各种类型饮用水。

含糖饮料的主要成分是水和添加糖,营养价值、营养素密度低。过多摄入含糖饮料可增加龋齿、超重肥胖、2型糖尿病、血脂异常的发病风险。应少选购或不选购含糖饮料,家里不储存含糖饮料;日常中不把饮料当作水分的主要来源,不用饮料代替白水。

有些人尤其是儿童不喜欢喝没有味道的白水,可以在水中加入1～2片新鲜柠檬片、3～4片薄荷叶等增加水的色彩和味道,也可以自制一些传统饮品,如绿豆汤、酸梅汤等,注意不要添加糖。

除了白水,也可以选择喝淡茶水。

【关键事实】

（1）我国居民每日三餐规律的人群比例有所下降,在外就餐比例增加。

（2）规律三餐有助于控制体重,降低超重肥胖和糖尿病的发生风险。

（3）吃好早餐有助于满足机体营养需要,还有助于维持血糖平稳、改善认知能力和工作效率。

（4）暴饮暴食,经常在外就餐增加超重肥胖的发生风险。

（5）在平衡膳食的原则下,适度节食有助于控制体重。

（6）足量喝水可以保持机体处于适宜的水合状态,维护正常生理功能。

（7）我国居民饮水量不足的现象较为普遍,含糖饮料消费量呈上升趋势。

（8）饮水过少引起的脱水状态会降低认知能力和体能,增加泌尿系统疾病的患病风险。

准则七　会烹会选,会看标签

【核心推荐】

· 在生命的各个阶段都应做好健康膳食规划。

· 认识食物,选择新鲜的、营养素密度高的食物。

· 学会阅读食品标签,合理选择预包装食品。

· 学习烹饪、传承传统饮食,享受食物天然美味。

· 在外就餐,不忘适量与平衡。

认识食物和会挑选食物是健康生活的第一步。了解各种食物营养特点,学会看懂营养标签,比较和选择食物,学习传统烹调技能,做到按需备餐、营养配餐,维护健康生活。生命的各个阶段都应该重视膳食计划,把食物多样、能量平衡放在首位,统筹好食物选购,设计好菜肴,合理分配三餐和零食茶点。

膳食宝塔的结构图及食品标示量,满足了能量在1600～2400kcal/d的成年人的能量和营养素需要,见表6-13。

表 6-13　平衡膳食宝塔的各类食物量

食物种类	不同能量摄入水平(kcal/d)				
	1600	1800	2000	2200	2400
谷类/g	200	225	250	275	300
其中全谷物和杂豆/g,薯类/g	50~150,50~100				
蔬菜/g	300	400	450	450	500
其中深色蔬菜	占 1/2				
水果/g	200	200	300	300	350
肉类/g	120	140	150	200	200
其中畜禽肉类/g	40	50	50	75	75
其中蛋类/g	40	40	50	50	50
其中水产品/g	40	50	50	75	75
乳制品/g	300	300~500			
大豆及坚果类/g	25	25	25	35	35
油盐类/g	油 25~30,盐<5				

【实践应用】

（一）如何选购物美价廉的食物

❶ **认识食物营养特点**　不同的食物营养特点有所不同(表 6-14),了解食物主要营养特点,按类选择食物是合理膳食的第一步。

表 6-14　各类食物提供的主要营养素

食物组	提供主要营养素
谷类、杂豆	碳水化合物、蛋白质、膳食纤维、维生素 B_1 等维生素、铁、锌、镁等
薯类	碳水化合物、膳食纤维、钾
蔬菜类	β-胡萝卜素、叶酸、钙、钾、维生素 C、膳食纤维;也是植物化学物的良好来源,如多酚类、类胡萝卜素、有机硫化物等
水果类	维生素 C、钾、镁以及膳食纤维(果胶、半纤维);也是植物化学物的良好来源
鱼畜禽肉类	优质蛋白质、脂类和脂溶性维生素、维生素 B_6、维生素 B_{12} 和硒等;鱼油含有 DHA 和 EPA
蛋类	优质蛋白质、脂类、磷脂、维生素和矿物质
乳类	优质蛋白质、钙、B 族维生素等;酸奶、奶酪还提供益生菌
大豆及其制品	蛋白质、脂肪、维生素 E;另外还含磷脂、大豆异黄酮、植物甾醇等
坚果	脂肪、必需脂肪酸、蛋白质、维生素 E、B 族维生素、矿物质等;栗子富含淀粉
油	脂肪和必需脂肪酸、维生素 E

❷ **了解食物营养素密度**　人们对各种营养素的需求应首先考虑从天然食物中获取。营养素密度通常指食物中某种营养素含量与其能量的比值。营养素密度高的食物指多种维生素、矿质物(钠除外)、膳食纤维以及植物化学物质或必需脂肪酸含量较高的食物,但同时也应含有相对较少的脂肪、糖和能量。少选空能量的食物。

贴士：

"空白能量"食物提供较高能量,蛋白质、维生素、矿物质含量很低。一般应注意控制这类食物的摄入,如糖果、油炸面筋等。

❸ 利用当季、当地食物资源　不同区域的食物资源和膳食模式具有一定差异。因地制宜地选取当地、当季食物资源。一方面食物在自然成熟期可以最大限度保留营养,新鲜且口味更好;另一方面有利于节约动能和保护环境。

（二）选购食品看食品营养标签

❶ 看配料表　配料（表）是了解食品的主要原料、鉴别食品组成的最重要途径。按照"用料量递减"原则,配料（表）按配料用量高低依序列出食品原料、辅料、食品添加剂等。

❷ 看营养成分表　营养成分表说明每 100 g（或每 100 mL）食品提供的能量以及蛋白质、脂肪、饱和脂肪、碳水化合物、糖、钠等营养成分的含量值,及其占营养素参考值的百分比。

❸ 利用营养声称选购食品　如高钙、低脂、无糖等;或者与同类食品相比增加了膳食纤维,或减少了盐用量等。

（三）如何设计一日三餐

❶ 了解和确定膳食能量摄取目标　参照膳食营养素参考摄入量,简单地根据年龄、性别和身体活动水平确定能量需要量范围,如表 6-15,据此明确一天需要的食物品类和数量。

表 6-15　不同年龄轻体力劳动者的能量需要量（EER）

人群分类	幼儿		儿童			成人		老年人
	2～3 岁	4～6 岁	7～10 岁	11～13 岁	14～17 岁	18～49 岁	50～64 岁	≥65 岁
能量需要量范围（kcal/d）	1000～1250	1200～1400	1350～1800	1800～2050	2000～2500	1800～2250	1750～2100	1500～2050

❷ 挑选食物和用量　根据膳食宝塔,选择谷薯类、蔬菜水果、鱼禽肉蛋、乳/豆/坚果及烹调用油盐等。具体到每种食物怎么选择,可以根据日常生活习惯进行调配。为了好记、易操作,可以将每类食物用量化简为"份",方便交换和组合搭配,轻松做到食物多样化。

❸ 合理烹饪、分配餐食　根据食物特点、饮食习惯等,确定适当的烹调方法。通过营养配餐,享受美食、快乐与健康。水果、茶点等也应计入能量的组成部分,零食摄入量不要超过全天能量的 15%。

❹ 膳食营养的确认与核查　通过一段时间内自我观察体重和体脂成分变化状况对能量需要量进行微调。

（四）学习烹饪,享受营养与美味

❶ 食物原料处理　烹饪前食物原料要进行必要的清洗,切配时不要切得过细过碎,且不要搁置太长时间。处理生食或即食的食物,要注意所用刀具、案板与生肉分开。

❷ 学习烹调方法

（1）多用蒸、煮、炒。

（2）少用煎、炸。

（3）烹调油用量控制。

❸ 用天然香料　厨房中食盐、酱油、醋、味精、鸡精、咸菜、豆酱、辣酱等都是钠的主要来源,应统计在盐（钠）的用量下。学会使用天然调味料,清淡饮食,享受食物自然美味。

❹ 选择新型烹饪工具　选择能源消耗减少,碳排放减少,快捷、方便、节能环保的新型烹饪工

具。可以减少油脂的使用,以及高温所引起的致癌物质的产生。

（五）如何实践健康饮食

健康饮食的关键在于"平衡"。同样的食物,加工方法不同,会有不同的营养素密度和健康效益。鼓励"多吃"的食物多为简单加工食品和营养素密度高的食物;应少吃深加工的食品(表6-16)。

表6-16 建议"多吃"和"少吃"的食物举例

食物类	建议"多吃"的食物	建议"少吃"的食物
谷薯类	糙米饭、全麦面包、玉米粒、青稞仁、燕麦粒、荞麦、莜麦、全麦片	精米饭、精细面条、白面包
	二米饭、豆饭、蒸红薯、八宝粥	油条、薯条、方便面、调制面筋(辣条)
蔬菜类	深绿叶蔬菜、小油菜、羽衣甘蓝、西兰花、胡萝卜、番茄、彩椒等	各种蔬菜罐头、干制蔬菜、蔬菜榨汁等
水果类	橘子、橙子、苹果、草莓、西瓜等当地当季新鲜水果	各种水果罐头、蜜饯等水果制品及果汁饮料
鱼畜禽肉类	新鲜的瘦肉、禽肉,各种鱼等水产类	熏肉、腌肉、火腿、肥肉等,肉(鱼)罐头、肉(鱼)丸等加工制品
乳类	纯牛奶、脱脂牛奶、低糖酸奶、奶粉	奶酪、奶油
水和饮料	水、茶水、无糖咖啡	含糖饮料,如果味饮料、碳酸饮料、奶茶、乳饮料等;酒及含酒精饮料更应避免

（六）外卖及在外就餐的点餐技巧

（1）外卖及在外就餐应纳入膳食计划。

（2）挑选主食,不忘全谷物。

（3）挑选菜肴,少用油炸,注意荤素搭配。

（4）不要大份量,适量不浪费。

（5）提出少油、少盐健康诉求。

【关键事实】

·当前饮食行为的变化,为实行平衡膳食提出了挑战;保持传统文化,在家吃饭最容易做到平衡膳食。

·经常在外就餐或选购外卖食品的人,油、盐、糖摄入量相对较高,长期高频率下,超重、肥胖发生风险增加。

·学习食物知识,强化预包装食品营养标签和标识的学习和使用,是促成健康选择食品的有效手段。

准则八 公筷分餐,杜绝浪费

【核心推荐】

·选择新鲜卫生的食物,不食用野生动物。

·食物制备生熟分开,熟食二次加热要热透。

·讲究卫生,从分餐公筷做起。

·珍惜食物,按需备餐,提倡分餐不浪费。

·做可持续食物系统发展的践行者。

饮食文化是健康素质、信仰、情感、习惯等的重要体现。讲究卫生、公筷公勺和分餐、尊重食物、拒绝食用"野味",既是健康素养的体现,也是文明礼仪的一种象征,对于公共卫生建设和疫情防控具有重大意义。

　　勤俭节约是中华民族和家庭文化的取向,尊重劳动、珍惜食物、避免浪费是每个人应遵守的原则。

　　一个民族的饮食状况不仅承载了营养,也反映了文化传承和生活状态。在家吃饭、尊老爱幼是中华民族的优良传统。在家烹饪,有助于食物多样选择、提高平衡膳食的可及性;在家吃饭有利于在享受营养美味食物的同时,享受愉悦进餐的氛围和亲情。

　　【实践应用】

　　(一)选择新鲜食物,注意饮食卫生

　　❶ **首选当地当季食物**　选择本地、当季食物,保证新鲜卫生,也是节能、低碳、环保的重要措施。

　　❷ **学会辨别食物的新鲜程度**　预包装食品可以通过看食品标签上的生产日期了解食物的新鲜程度;当无法获得生产日期等信息时,食物是否新鲜,可以用看、触、闻等手段通过食物的外观、色泽、气味等感官指标加以辨别。

　　贴士:

　　(1)购买鸡蛋要看标签时间,一周内的鸡蛋最好。

　　(2)鸡蛋应在 2～5℃冷藏,最好在 20 天内食用。在室温下一天,相当于一个鸡蛋在冰箱一周的时间,初冬自然保存,尽量 15 天内食用。

　　(3)鸡蛋冷藏可以预防沙门菌污染,也会阻碍鸡蛋成分老化过程。

　　(4)在无霜冰箱里,鸡蛋不易坏而更容易干涸。

　　(5)新鲜鸡蛋的蛋黄成形且蛋黄多,稠蛋白多,稀蛋白少。

　　❸ **水果蔬菜要洗净**　清洗是清除水果和蔬菜表面污物、微生物的基本方法。

　　❹ **食物生熟要分开**　在食物清洗、切配、储藏的整个过程中,生熟都应分开。在冰箱存放生熟食品,应分格摆放。

　　❺ **食物加热和煮熟**　适当温度的烹调可以杀死几乎所有的致病微生物。隔顿、隔夜的剩饭在食用前须彻底再加热,以杀灭储存时增殖的微生物。

　　❻ **食物储存要得当**　食物合理储存的目的是保持新鲜,避免污染。

　　❼ **冷冻食品也应注意饮食卫生**　考虑到有些微生物在低温环境下也可以存活繁殖,建议冷冻食品在家储存时,应关注生产日期、保质期,保证食品在保质期内尽快食用(图 6-13)。

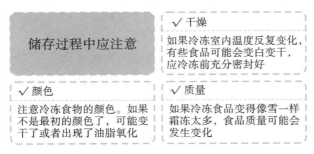

图 6-13　冰箱储存食物过程中的注意事项

　　(二)不吃野生动物

　　面对滥食野生动物所引发的人类疾病和重大公共卫生安全问题,2020 年 2 月 24 日,全国人大常委会决定,全面禁止食用包括人工繁育、人工饲养类在内的陆生野生动物。我们每一个人都应该遵守规定,拒绝食用保护类和野生动物。

　　(三)使用公筷公勺,采用分餐,保障饮食安全

　　采用分而食之的"分餐"方式,就餐时一人一小份,每个人餐具相对独立,或者使用公筷公勺,可

以有效地降低经口、经唾液传播传染性疾病的发生和交叉感染的风险；分餐制还有利于明确食物种类、控制进餐量，实现均衡营养，培养节约、卫生、合理的饮食"新食尚"。

（1）在家吃饭、公筷公勺，鼓励分餐。

（2）餐馆餐饮，多措并举，提供卫生供餐服务。

无论是在家吃饭，还是餐馆就餐，无论从现代文明出发，还是从疾病预防、公共卫生角度而论，使用公筷公勺、推行分餐制都应是一场积极推行的"餐桌革命"。

（四）珍惜食物、杜绝浪费

（1）按需选购，合理储存。

（2）小份量、光盘行动。

（3）合理利用剩饭剩菜。

（4）外出就餐，按需点菜不铺张。

（五）人人做食物系统可持续发展的推动者

对于一般个体或家庭而言，推动食物系统可持续化发展最直接的方式之一是改变饮食结构和就餐方式，并杜绝食物浪费。从推动食物系统可持续发展的角度，提倡增加水果、蔬菜、全谷物等有益健康的植物性食物消费，减少油、盐、糖、深加工食品和畜肉类食物的过度消费，向平衡/合理膳食转变。

针对目前我国食品浪费现象广泛存在的问题，厉行节约反对浪费，既是保障国家粮食安全的迫切需要，也是弘扬中华民族勤俭节约传统美德、落实膳食指南、推进文明餐饮，促进"新食尚"的重要举措。

贴士：

每个人要做到的 4 件事：

（1）尊重食物、珍惜食物、不浪费食物。

（2）用自己的餐具吃饭，减少一次性碗筷餐具的使用。

（3）减少使用食品包装和白色（塑料制品）污染。

（4）不购买和食用保护类动物。

【关键事实】

· 饮食卫生是预防食源性疾病发生的前提。

· 我国食物浪费问题比较突出，减少食物浪费是食物系统可持续发展的需要。

· 良好健康饮食行为的培养，有助于平衡膳食和传承新时代健康饮食文化。

贴士：

建立食物可持续系统的重要意义

可持续发展理论（sustainable development theory）是指既满足当代人的需要，又不对后代人满足其需要的能力构成危害的发展，以公平性、持续性、共同性为三大基本原则。其最终目的是达到共同、协调、公平、高效、多维的发展（图 6-14）。

二、《中国学龄儿童膳食指南》（2022）核心推荐

学龄儿童是指从 6 周岁到不满 18 周岁的未成年人。学龄儿童正处于生长发育阶段，全面、充足的营养是其正常生长发育，乃至一生健康的物质保障。学龄期是建立健康信念和形成健康饮食行为的关键时期，从小养成健康的饮食行为和生活方式将使其受益终生。

【核心推荐】

· 主动参与食物选择和制作，提高营养素养。

· 吃好早餐，合理选择零食，培养健康饮食行为。

· 天天喝奶，足量饮水，不喝含糖饮料，禁止饮酒。

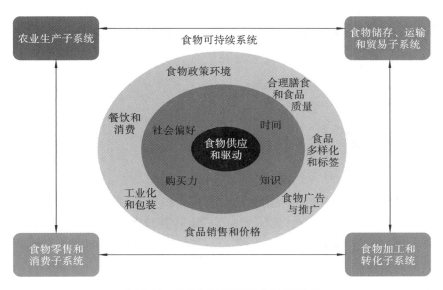

图 6-14　食物可持续系统发展示意图

· 多户外活动,少视屏时间,每天 60 min 以上的中高强度身体活动。

· 定期监测体格发育,保持体重适宜增长。

（一）主动参与食物选择和制作,提高营养素养

（1）学习食物营养相关知识。认识食物,了解食物与环境及健康的关系,了解并传承中国饮食文化;充分认识合理营养的重要性,建立为自己的健康和行为负责的信念。

（2）主动参与食物选择和制作。会阅读食品标签,和家人一起选购和制作食物,不浪费食物,并会进行食物搭配。

（3）家庭和学校构建健康食物环境。除提供平衡膳食外,还应通过营养教育、行为示范、制定食物规则等,鼓励和支持学龄儿童提高营养素养并养成健康饮食行为。

（二）吃好早餐,合理选择零食,培养健康饮食行为

（1）清淡饮食、不挑食偏食、不暴饮暴食,养成健康饮食行为。

（2）做到一日三餐,定时定量、饮食规律。

（3）早餐食物应包括谷薯类、蔬菜水果、动物性食物、以及奶类、大豆和坚果等四类食物中的三类及以上。

（4）可在两餐之间吃少量的零食,选择清洁卫生、营养丰富的食物作为零食。

（5）在外就餐时要注重合理搭配,少吃含高盐、高糖和高脂肪的食物。

（三）天天喝奶,足量饮水,不喝含糖饮料,禁止饮酒

（1）天天喝奶,每天 300 mL 及以上液态奶或相当量的奶制品。

（2）主动足量饮水,每天 800～1400 mL,首选白水。

（3）不喝或少喝含糖饮料,更不能用含糖饮料代替水。

（4）禁止饮酒和喝含酒精饮料。

（四）多户外活动,少视屏时间,每天 60 min 以上的中高强度身体活动

（1）每天应累计至少 60 min 中高强度的身体活动。

（2）每周至少 3 次高强度的身体活动,3 次抗阻力活动和骨质增强型活动。

（3）增加户外活动时间。

（4）减少静坐时间,视屏时间每天不超过 2 h,越少越好。

（5）保证充足睡眠。

（6）家长、学校、社区共建积极的身体活动环境,鼓励孩子掌握至少一项运动技能。

（五）定期监测体格发育,保持体重适宜增长

（1）定期测量身高和体重,监测生长发育。

（2）正确认识体型,科学判断体重状况。

（3）合理膳食、积极身体活动,预防营养不足和超重肥胖。

（4）个人、家庭、学校、社会共同参与儿童肥胖防控。

三、《中国老年人膳食指南（2022）》核心推荐

《中国老年人膳食指南（2022）》是《中国居民膳食指南（2022）》重要组成部分,适用于 65 岁及以上的老年人,分为一般老年人膳食指南（适用于 65 岁至 79 岁人群）和高龄老年人膳食指南（适用于 80 岁及以上人群）两部分。两个指南是在一般人群膳食指南基础上,针对老年人特点的补充建议。

一般老年人膳食指南

【核心推荐】

（1）食物品种丰富,动物性食物充足,常吃大豆制品。

（2）鼓励共同进餐,保持良好食欲,享受食物美味。

（3）积极户外活动,延缓肌肉衰减,保持适宜体重。

（4）定期健康体检,测评营养状况,预防营养缺乏。

高龄老年人膳食指南

【核心推荐】

（1）食物多样,鼓励多种方式进食。

（2）选择质地细软,能量和营养素密度高的食物。

（3）多吃鱼禽肉蛋奶和豆,适量蔬菜配水果。

（4）关注体重丢失,定期营养筛查评估,预防营养不良。

（5）适时合理补充营养,提高生活质量。

（6）坚持健身与益智活动,促进身心健康。

任务五　中国居民平衡膳食宝塔

任务目标

1. 能够正确解读中国居民平衡膳食宝塔。
2. 能够应用中国居民平衡膳食宝塔指导营养食谱的设计。

任务导入

国民膳食与营养状况是反映一个国家或地区经济社会发展、卫生保健水平和人口健康素质的重要指标,是国家昌盛、民族富强、人民幸福的重要标志。中国营养学会在《中国居民膳食指南（2022）》研究的基础上,制作了膳食指南的宣传图形,包括中国居民平衡膳食宝塔（2022）、中国居民平衡膳食餐盘（2022）和中国儿童平衡膳食算盘（2022）,通过阐释平衡膳食的主旨思想和食物组成结构,更好地向大众科普营养健康知识。

一、中国居民平衡膳食宝塔

中国居民平衡膳食宝塔是根据《中国居民膳食指南（2022）》(图 6-15)的准则和核心推荐,把平衡膳食原则转化为各类食物的数量和所占比例的图形化表示。

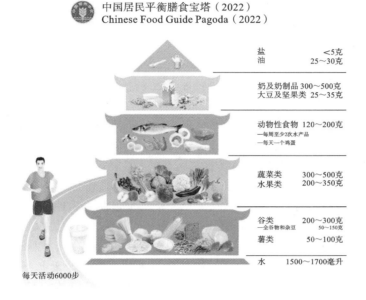

图 6-15　中国居民平衡膳食宝塔(2022)

中国居民平衡膳食宝塔形象化的组合,遵循了平衡膳食的原则,体现了在营养上比较理想的基本食物构成。宝塔共分 5 层,各层面积大小不同,体现了 5 大类食物和食物量的多少。5 大类食物包括谷薯类、蔬菜水果、畜禽鱼蛋奶类、大豆和坚果类以及烹调用油盐。食物量是根据不同能量需要量水平设计,宝塔旁边的文字注释,标明了在 1600～2400kcal 能量需要量水平时,一段时间内成年人每人每天各类食物摄入量的建议值范围。

第一层:谷薯类食物

谷薯类是膳食能量的主要来源(碳水化合物提供总能量的 50％～65％),也是多种微量营养素和膳食纤维的良好来源。膳食指南中推荐 2 岁以上健康人群的膳食应做到食物多样、合理搭配。谷类为主是合理膳食的重要特征。在 1600～2400 kcal 能量需要量水平下的一段时间内,建议成年人每人每天摄入谷类 200～300 g,其中包含全谷物和杂豆类 50～150 g;另外,薯类 50～100 g,从能量角度,相当于 15～35 g 大米。

谷类、薯类和杂豆类是碳水化合物的主要来源。谷类包括小麦、稻米、玉米、高粱等及其制品,如米饭、馒头、烙饼、面包、饼干、麦片等。全谷物保留了天然谷物的全部成分,是理想膳食模式的重要组成,也是膳食纤维和其他营养素的来源。杂豆包括大豆以外的其他干豆类,如红小豆、绿豆、芸豆等。我国传统膳食中整粒的食物常见的有小米、玉米、绿豆、红豆、荞麦等,现代加工产品有燕麦片等,因此把杂豆与全谷物归为一类。2 岁以上人群都应保证全谷物的摄入量,以此获得更多营养素、膳食纤维和健康益处。薯类包括马铃薯、红薯等,可替代部分主食。

第二层:蔬菜水果

蔬菜水果是膳食指南中鼓励多摄入的两类食物。在 1600～2400 kcal 能量需要量水平下,推荐成年人每天蔬菜摄入量至少达到 300 g,水果 200～350 g。蔬菜水果是膳食纤维、微量营养素和植物化学物的良好来源。蔬菜包括嫩茎、叶、花菜类、根菜类、鲜豆类、茄果瓜菜类、葱蒜类、菌藻类及水生蔬菜类等。深色蔬菜是指深绿色、深黄色、紫色、红色等有颜色的蔬菜,每类蔬菜提供的营养素略有不同,深色蔬菜一般富含维生素、植物化学物和膳食纤维,推荐每天占总体蔬菜摄入量的 1/2 以上。

水果多种多样,包括仁果、浆果、核果、柑橘类、瓜果及热带水果等。推荐吃新鲜水果,在鲜果供应不足时可选择一些含糖量低的干果制品和纯果汁。

第三层:鱼、禽、肉、蛋等动物性食物

鱼、禽、肉、蛋等动物性食物是膳食指南推荐适量食用的食物。在 1600～2400 kcal 能量需要量水平下,推荐每天鱼、禽、肉、蛋摄入量共计 120～200 g。

新鲜的动物性食物是优质蛋白质、脂肪和脂溶性维生素的良好来源,建议每天畜禽肉的摄入量为 40～75 g,少吃加工类肉制品。目前我国汉族居民的肉类摄入以猪肉为主,且增长趋势明显。猪肉含脂肪较高,应尽量选择瘦肉或禽肉。常见的水产品包括鱼、虾、蟹和贝类,此类食物富含优质蛋白质、脂类、维生素和矿物质,推荐每天摄入量为 40～75 g,有条件可以优先选择。蛋类包括鸡蛋、鸭蛋、鹅蛋、鹌鹑蛋、鸽子蛋及其加工制品,蛋类的营养价值较高,推荐每天 1 个鸡蛋(相当于 50 g 左右),吃鸡蛋不能丢弃蛋黄,蛋黄含有丰富的营养成分,如胆碱、卵磷脂、胆固醇、维生素 A、叶黄素、锌、B 族维生素等,无论对多大年龄人群都具有健康益处。

第四层:奶类、大豆和坚果

奶类和豆类是鼓励多摄入的食物。奶类、大豆和坚果是蛋白质和钙的良好来源,营养素密度高。在 1600～2400 kcal 能量需要量水平下,推荐每天应摄入至少相当于鲜奶 300 g 的奶类及奶制品。在全球奶制品消费中,我国居民摄入量一直很低,多吃各种各样的乳制品,有利于提高乳类摄入量。

大豆包括黄豆、黑豆、青豆,其常见的制品如豆腐、豆浆、豆腐干及千张等。坚果包括花生、葵花子、核桃、杏仁、榛子等,部分坚果的营养价值与大豆相似,富含必需脂肪酸和必需氨基酸。推荐大豆和坚果摄入量共为 25～35 g,其他豆制品摄入量需按蛋白质含量与大豆进行折算。坚果无论作为菜肴还是零食,都是食物多样化的良好选择,建议每周摄入 70 g 左右(相当于每天 10 g 左右)。

第五层:烹调油和盐

油盐作为烹饪调料必不可少,但建议尽量少用。推荐成年人平均每天烹调油不超过 25～30 g,食盐摄入量不超过 5 g。按照 DRIs 的建议,1～3 岁人群膳食脂肪供能比应占膳食总能量 35%;4 岁以上人群占 20%～30%。在 1600～2400 kcal 能量需要量水平下脂肪的摄入量为 36～80 g。其他食物中也含有脂肪,在满足平衡膳食模式中其他食物建议量的前提下,烹调油需要限量。按照 25～30 g 计算,烹调油提供 10% 左右的膳食能量。烹调油包括各种动植物油,植物油如花生油、大豆油、菜籽油、葵花籽油等,动物油如猪油、牛油、黄油等。烹调油也要多样化,应经常更换种类,以满足人体对各种脂肪酸的需要。

我国居民食盐用量普遍较高,盐与高血压关系密切,限制食盐摄入量是我国长期行动目标。除了少用食盐外,也需要控制隐形高盐食品的摄入量。

酒和添加糖不是膳食组成的基本食物,烹饪使用和单独食用时也都应尽量避免。

身体活动和饮水:

水是膳食的重要组成部分,是一切生命活动必需的物质,其需要量主要受年龄、身体活动、环境温度等因素的影响。低身体活动水平的成年人每天至少饮水 1500～1700 mL(7～8 杯)。在高温或高身体活动水平的条件下,应适当增加饮水量。饮水或过多都会对人体健康带来危害。来自食物中水分和膳食汤水大约占 1/2,推荐一天中饮水和整体膳食(包括食物中的水,汤、粥、奶等)水摄入共计 2700～3000 mL。

身体活动是能量平衡和保持身体健康的重要手段。运动或身体活动能有效地消耗能量,保持精神和机体代谢的活跃性。鼓励养成天天运动的习惯,坚持每天多做一些消耗能量的活动。推荐成年人每天进行至少相当于快步走 6000 步以上的身体活动,每周最好进行 150 min 中等强度的运动,如骑车、跑步、庭院或农田的劳动等。一般而言,低身体活动水平的能量消耗通常占总能量消耗的 1/3 左右,而高身体活动水平者可高达 1/2。加强和保持能量平衡,需要通过不断摸索,关注体重变化,找到食物摄入量和运动消耗量之间的平衡点。

值得提出的是,平衡膳食模式中提及的所有食物推荐量都是以原料的生重可食部分计算的,每类食物又覆盖了多种多样的不同食物。熟悉食物营养特点,是保障膳食平衡和合理营养的基础。

二、平衡膳食宝塔的应用

(1) 以平衡膳食宝塔为依据,合理确定食物组成。平衡膳食宝塔建议的每人每日各类食物适宜摄入量范围适用于一般健康成年人,但要根据年龄、性别、身高、体重、劳动强度、季节等情况适当调整。年轻人、劳动强度大的人需要量高,应适当多吃些主食;年老、活动少的人需要能量少,可少吃些主食。因此,应根据个体的劳动强度合理确定食物组成,可参阅表 6-17。

中国居民平衡膳食宝塔变化对比

表 6-17　不同能量膳食的各类食物参考摄入量(g/d)

食　物	低能量 (约 1800 kcal)	中等能量 (约 2400 kcal)	高能量 (约 2800 kcal)
谷类	300	400	500
蔬菜	400	450	500
水果	100	150	200
肉、禽	50	75	100
蛋类	25	40	50
鱼虾	50	50	50
豆类及豆制品	50	50	50
奶类及奶制品	100	100	100
油脂	25	25	25
面包	100	150	200

注:红薯、马铃薯等薯类可替代部分粮食,500 g 约相当于 100 g 谷类。

中国居民平衡膳食餐盘(2022)图 6-16 分成 4 部分,分别是谷薯类、动物性食物和富含蛋白质的大豆及其制品、蔬菜和水果,餐盘旁的一杯牛奶提示其重要性。此餐盘适用于 2 岁以上人群,是一餐中食物基本构成的描述。与膳食平衡宝塔相比,平衡膳食餐盘更加简明,给大家一个框架性认识,用传统文化中的基本符号,表达阴阳形态和万物演变过程中的最基本平衡,一方面更容易记忆和理解,另一方面也预示着一生中天天饮食,错综交变,此消彼长,相辅相成的健康生成自然之理。2 岁以上人群都可参照此结构计划膳食,即便是对素食者而言,也很容易将肉类替换为豆类,以获得充足的蛋白质。

(2) 同类互换,调配丰富多彩的膳食。人们吃多种多样的食物不仅是为了获得均衡的营养,也是为了使饮食更加丰富多彩以满足人们的口味享受。平衡膳食宝塔包含的每类食物中都有许多的品种,各品种所含营养成分往往大体上相近,在膳食中可以互相替代。应用平衡膳食宝塔应当把营养与美味结合起来,按照同类互换、多种多样的原则调配一日三餐,同类互换就是以粮换粮、以豆换豆、以肉换肉,可以全量互换,也可以分量互换。多种多样就是选用品种、形态、颜色、口感多样的食物,不断变换烹调方法。表 6-18 至表 6-21 分别列举了几类常见食物的互换,可供参考。

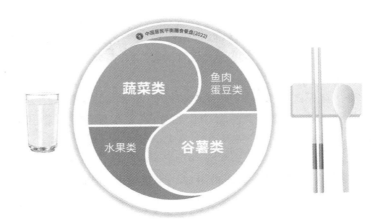

图 6-16 中国居民平衡膳食餐盘(2022)

表 6-18 谷类食物互换表(相当于 100 g 米、面)

食 物 名 称	重量/g	食 物 名 称	重量/g
大米、小米、糯米	100	烧饼	140
富强粉、标准粉	100	烙饼	150
玉米面、玉米糁	100	馒头、花卷	160
挂面	100	窝头	140
面条(切面)	120	鲜玉米	750~800

表 6-19 豆类食物互换表(相当于 40 g 大豆)

食 物 名 称	重量/g	食 物 名 称	重量/g
大豆(黄豆)	40	豆腐干、熏干、豆腐泡	80
腐竹	35	素肝尖、素鸡、素火腿	80
豆粉	40	素什锦	100
青豆、黑豆	40	北豆腐	120~160
膨化豆粕(大豆蛋白)	40	南豆腐	200~240
蚕豆(炸、烤)	50	内酯豆腐(盒装)	280
五香豆豉、千张、豆腐丝(油)	60	豆奶、酸豆奶	600~640
豌豆、绿豆、芸豆	65	豆浆	640~800
豇豆、红小豆	70		

表 6-20 乳类食物互换表(相当于 100 g 鲜牛奶)

食 物 名 称	重量/g	食 物 名 称	重量/g
鲜牛奶	100	酸奶	100
速溶全脂奶粉	13~15	奶酪	12
速溶脱脂奶粉	13~15	奶片	25
蒸发淡奶	50	乳饮料	300
炼乳(甜)	40		

表 6-21　肉类互换表（相当于 100 g 生肉）

食 物 名 称	重量/g	食 物 名 称	重量/g
瘦猪肉	100	瘦牛肉	100
猪肉松	50	酱牛肉	65
叉烧肉	80	牛肉干	45
香肠	85	瘦羊肉	100
大腊肠	160	酱羊肉	80
蛋青肠	160	鸡肉	100
大肉肠	170	鸡翅	160
小红肠	170	白条鸡	150
蒜泥肠	180	鸭肉	100
猪排骨	160～170	酱鸭	100
兔肉	100	盐水鸡	110

中国儿童平衡膳食算盘（2022）（图 6-17）是面向儿童应用膳食指南时，根据平衡膳食原则转化各类食物份量的图形。平衡膳食算盘简单勾画了膳食结构图，给儿童一个大致膳食模式的认识。跑步的儿童身挎水壶，表达了鼓励喝白水、不忘天天运动、积极活跃的生活和学习。

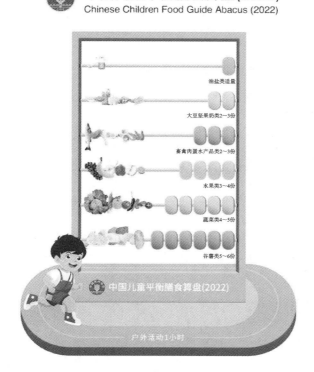

图 6-17　中国儿童平衡膳食算盘（2022）

与平衡膳食宝塔相比，平衡膳食算盘在食物分类上，把蔬菜和水果分别表示，算盘有 6 层，用不同颜色的算珠表示各类食物，浅棕色代表谷薯，绿色代表蔬菜，黄色代表水果，橘红色代表动物性食物，蓝色代表大豆、坚果和奶类，橘黄色代表油和盐。（教材非彩色印刷，标黄部分颜色识别内容是否需要保留?)算盘中的食物份量按 8~11 岁儿童能量需要量平均值大致估算。在面向儿童青少年开展膳食指南宣传和知识传播中,通过膳食算盘可以寓教于乐,与儿童更好沟通,便于记忆一日三餐的食物基本构成和合理的食物量。

(3)合理分配三餐食量。我国多数地区居民习惯于一日三餐,三餐食物量的分配及间隔时间应与作息时间和劳动状况相匹配,具体要求在前面已经讨论过。

(4)因地制宜,充分利用当地资源。我国幅员辽阔,各地的饮食习惯及物产不尽相同,只有因地制宜,充分利用当地资源,才能有效地应用平衡膳食宝塔。例如,牧区奶类资源丰富,可适当提高奶类摄入量;渔区可适当提高鱼类及其他水产品摄取量;农村山区则可利用山羊奶以及花生、瓜子、核桃、榛子等资源。同时,可以豆类替代乳类、肉类,或用蛋类替代鱼、肉等,也可用花生、瓜子、榛子、核桃等干果类替代肉、鱼、奶等动物性食物。

(5)养成习惯,长期坚持。膳食对健康的影响是长期的结果,应用平衡膳食宝塔需要养成习惯,并坚持不懈,才能充分体现其对健康的重大促进作用。只有这样,才能保持健康体质并健康长寿。

食物选择为什么要利用当季、当地食物资源?

膳食调查与评价

项目描述

　　膳食调查的目的是了解不同地区、不同生活条件下，某人群或某个人的饮食习惯以及膳食中存在的主要问题，通过在一定时间内调查群体或个体通过膳食所摄取的能量和营养素的数量以及质量，根据食物成分表计算出每人每日的营养素平均摄入，分析判断正常营养需要得到满足的程度。膳食调查与评价是做好营养状况评估的关键步骤，只有了解膳食状况，进行合理评估，才能对被评估者做出合适的营养状况判断以及营养建议。本项目要学习的是膳食调查的方法、膳食调查结果的评价及营养咨询。

扫码看课件

项目目标

　　1.掌握膳食调查方法的实施流程。
　　2.掌握膳食调查结果的计算和评价内容。
　　3.掌握营养咨询的一般流程。

任务一　膳食调查

任务目标

　　1.了解膳食调查方法的使用。
　　2.熟悉膳食营养的计算。
　　3.掌握膳食调查方法的实施流程。

任务导入

　　党的二十大报告中提出要推进健康中国建设。我国自 1959 年至 2017 年共开展了六轮全国性的营养调查/监测，在反映我国城乡居民膳食营养摄入、膳食结构、营养状况的流行病学特点及变化规律方面发挥了重要作用。2022 年，按照《国家卫生健康委办公厅关于印发中国居民慢性病与营养监测工作方案的通知》，新一轮的中国居民营养与健康状况监测工作正在进行中。调查结果将对了解中国城乡居民食物摄入"膳食结构和营养水平"、营养相关慢性病和流行病学特点及变化规律，评价城乡居民营养健康水平，制定相关政策和防治措施发挥积极作用。

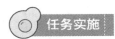 **任务实施**

一、膳食调查及其方法

膳食调查是通过不同方法了解一定时间内被调查对象进食的各种主副食品数量,利用食物成分表计算被调查对象平均从膳食中所摄取的能量和各种营养素的数量,以此来评价膳食摄入状况满足正常营养需要的程度,以及了解膳食结构、膳食计划、食物选择和调配、烹饪加工和饮食习惯等对膳食质量的影响,其结果可以成为对被调查人群或个人给予营养改善、营养咨询、营养指导的工作依据。

常用的膳食调查方法有称重法、记账法、24 小时回顾法、食物频率法等,表 7-1 为不同膳食调查方法的比较。

表 7-1　不同膳食调查方法的比较

调查方法	调查时间	适用范围	优　点	缺　点
称重法	每季一次或夏秋和冬春各一次,每次不超过 3～4 天	个人、家庭或团体小范围膳食调查	能测定每种食物份额的大小或重量,调查结果较为真实,更能准确反映被调查对象的食物尤其是个体的食物摄取情况	花费人力和时间较多,要求调查对象要有文化且能很好合作,在外摄入的食物登记准确性差,可能改变被调查者的通常膳食习惯,食物记录的准确性随着调查天数的增加而降低,对某些特殊人群(如超重、肥胖)的调查常发生低估现象
记账法	3 天、1 个月或更长	建有伙食账目的家庭、幼儿园、学校、部队等集体用餐单位的调查	操作较简单,费用低,所需人力少,适用于大样本膳食调查,易于为膳食管理人员掌握	调查结果只能代表全家或集体人均的膳食摄入量,难以分析个体膳食摄入量
24 小时回顾法	3 天,原则上是从周一到周日随机抽选两个工作日和一个休息日;询问时间为 15～40 min	个体或特殊人群调查,如患者、≥7 岁的散居儿童、≤75 岁的老人、咨询门诊等	调查时间短,被调查对象不需要较高文化,简便易行;调查结果能够评价个体或群体的膳食摄入状况	由于受被调查对象的记忆力和对食物量估计的判断差异影响,其结果不够准确

续表

调查方法	调查时间	适用范围	优　　点	缺　　点
食物频率法	每天、每周、每月或更长	膳食与健康相关的流行病学调查研究	调查员和被调查者的负担较小,工作量较小,调查方法简便、费用低,调查结果标准化程度高,调查结果反映了长期营养素的摄取模式	需要对较长时期内的食物进行回忆,食物份额大小的量化准确度不高,摄入量估计不准确,容易产生偏差

二、称重法

称重法是一种常用的膳食调查方法,是将被调查者每日每餐各种食物的消耗量都逐项称重记录,统计每餐的就餐人数,一日各餐的结果之和即为每人每日总摄入量。按《中国食物成分表》中每100 g食物可食部所含营养素折算加在一起即为每人每日营养素摄入量。称重法能测定食物份额的大小或质量,比其他方法准确、细致,更能准确反映被调查对象的食物摄取情况。

（一）称重法的注意事项

❶ **食物登记要全面和详细**　调查期间要详细记录所有主副食品（包括水果、零食）的名称、等级、产地及数量。

❷ **食物称重数据应齐全**　食物称重应称量从市场采购的食物的市品重（即毛重）,市品去掉不可食部后的可食部重量（即食物生重）,烹调后熟食物的重量（即熟重）,以及食物的剩余量,包括厨房里剩余的食物和调查对象进食后所剩余食物的重量。

对于饼干、面包、包子等本地区的市售食品,要了解此类食品的单位重量及其配方和比例,将其折合成食物原料重量。调味品和烹调油可采用全天称量,即早餐前和晚餐后各称量一次,两次之间的差额就为全天摄入量。

❸ **分清食物生熟**　若按生重查找《中国食物成分表》,则采用食物的生重计算膳食能量、营养素的含量。若按熟重查找《中国食物成分表》,则采用食物的熟重计算膳食能量和各种营养素的含量。

❹ **准确记录就餐人数**　在调查家庭或小团体时要准确记录称重期间的就餐人数并了解就餐者的性别、年龄、劳动强度及生理状况,以便按照人日数、混合系数对已经称重的食物进行分配。

（二）称重法的实施流程

❶ **工作准备**

①食物称量器具的校正。

②准备记录表。

③了解食物加工现场:对于餐厅或厨房的布局、各种食物的存放地点要熟悉,与相关工作人员沟通以了解食物加工和烹调的过程及方式等,这对于后面的称重工作非常重要。

④对盛装食品的容器进行编号和称量。

⑤了解食谱和所需食物原料的特点以使用合适的称量方式。制订的食谱主要针对什么样的人群,用了哪些食物原料,它们是如何烹饪的等,从而有针对性地采取适合的称量方式,并对食物的废弃部分做出正确的判定,以避免食物称重时出现遗漏。

❷ **调查流程**

流程1:进入现场——向调查者说明调查的目的、意义以及调查方式。

流程2:记录食物原料重量——按照早、中和晚餐的时间顺序,准确称取并记录调查单位每餐各种食物原料烹调前可食部的重量（即食物的生重）和废弃部分的重量。

137

流程3:记录烹调后熟食重量——准确称取并记录每份熟食的重量。

流程4:记录剩余食物重量——待调查户吃完后,及时准确称取并记录吃后剩余饭菜的重量。

流程5:计算实际消耗生食物重量——根据食物生熟重量比值,计算各种生食物的实际消耗重量。

流程6:进餐人数登记——对进餐人数应统计准确,并计算总人日数。

流程7:核对记录结果——核对项目,检查无误后填写调查表。

流程8:编号与归档——整理调查表,用档案袋装好,写好题目号、单位、日期、保存人等,封存待用。

❸ **调查表格的设计**　称重法表格包括用餐情况登记表和食物消耗量记录表。

①用餐情况登记表:以某家庭3日称重调查为例,家庭用餐情况表需要包含表头、家庭编号、家庭地址、联系方式等信息,方便查找及联系调查的对象。当家庭成员中的个体在年龄、性别、劳动强度差别不大时,可以不做个人进餐记录调查,只准确记录进餐人数,但当家庭成员年龄、劳动强度相差很大时,则要将各类人群分别登记,如表7-2所示。

表7-2　某家庭成员3日用餐情况登记表

家庭编号:　　地址:　　联系电话:　　填表时间:　年　月　日　填表人:　　核对人:

姓名		李甲			刘乙			李丙			李丁			王戊		
序号																
性别																
年龄																
职业																
劳动强度																
生理状况																
餐次		早	中	晚	早	中	晚	早	中	晚	早	中	晚	早	中	晚
时间	第一天															
	第二天															
	第三天															
用餐人次总数																
餐次比																
折合人日数																
总人日数																

注:a.劳动强度:1,轻体力劳动;2,中等体力劳动;3,重体力劳动。b.生理状况:0,正常;1,孕妇;2,乳母。

②食物消耗量记录表:表中要有餐次、菜肴名称、食物编码和食物名称、食物摄入量等相关信息,调查中多数食物要利用生熟比值换算成原料量,以便计算各种营养素摄入量(表7-3)。

表7-3　食物消耗量记录表

被调查单位:　　地址:　　联系电话:　　填表时间:　年　月　日　填表人:　　核对人:

餐次	菜肴名称	食物编码	生重			熟重/g	生熟比值	熟食剩余量/g	实际消耗量		就餐人数
			毛重/g	废弃量/g	可食部/(%)				熟重/g	生重/g	

续表

| 餐次 | 菜肴名称 | 食物编码 | 生重 | | | 熟重/g | 生熟比值 | 熟食剩余量/g | 实际消耗量 | | 就餐人数 |
			毛重/g	废弃量/g	可食部/(%)				熟重/g	生重/g	

注：可食部(%)＝(毛重－废弃量)÷毛重×100%，生熟比值＝熟重/生重。

❹ **调查表格的使用**　每次称重前要先记录好家庭成员用餐情况，每次称重的结果要记录在称重记录表上，根据记录的食物数量计算实际消耗量。称重结束后，对照食物成分表完成各种食物的食物编码，根据食物成分表中各种食物的营养素含量计算营养素摄入量。

三、记账法

记账法多用于建有伙食账目的集体食堂等单位，根据该单位每日购买食物的发票和账目、就餐人数的记录，得到在一定时期内的各种食物消耗总量和就餐者的人日数，从而计算出平均每人每日的食物消耗量，再按照食物成分表计算这些食物所供给的能量和营养素数量。

记账法的操作较简单，费用低，所需人力少，适用于大样本膳食调查，且易于为膳食管理人员掌握，使调查单位能定期地自行调查计算，并可作为改进膳食质量的参考。该法适合于家庭调查，也适合于幼儿园、中小学校或部队的调查。记账法可以调查较长时期的膳食，如1个月或更长。与其他方法相比较，记账法不但可以调查长时期的膳食，而且适合于进行全年不同季节的调查，缺点是调查结果只能得到全家或集体中人均的膳食摄入量，难以分析个体膳食摄入情况。

（一）记账法的注意事项

❶ **长时期的记账法调查应注意食物消耗的季节性变化**　如果食物消耗量随季节变化较大时，为了使调查结果有较大的可靠性，应该在不同季节内开展多次短期调查。

❷ **食物登记要全面与详细**　开始调查前分类别称量或询问所有剩余的食物，即食物结存量，以后详细记录调查期间每日购入的各种食物量和每日各种食物的废弃量，在调查结束时再次称量全部剩余食物的重量，然后计算出调查期间消费的食物总量。调查期间不要遗漏自制食品、零食和杂粮的登记，并注意食物的毛重、可食部重量的记录。

❸ **准确记录就餐人数**　调查期间，对于在被调查家庭或单位中就餐的人数要准确记录，并了解就餐者的性别、年龄、劳动强度及生理状况。

（二）记账法的实施流程

❶ **记账法的调查流程**

流程1：与膳食管理人员见面——介绍记账法的调查过程和膳食(伙食)账目与进餐人员记录的要求。

流程2：了解食物结存——调查前称重或询问并记录家庭或单位食堂库存食物的重量。

流程3：进餐人数登记——对进餐人数应统计准确，并计算总人数。

流程4：食物购进数量登记——准确记录调查期间购进的各种食物和数量。

流程5：食物消耗量情况计算和记录——逐日准确记录各种食物的废弃量，调查结束后称量剩余量，从而计算在调查期间所消耗的各种食物的总量。

流程 6：核对记录结果——核对项目，检查无误后，填写填表人和核对人。

流程 7：编号与归档——整理调查表，用档案袋装好，写好题目号、单位、日期、保存人等，封存待用。

❷ **调查表格的设计**　记账法调查表包括用餐人数登记表及食物消耗量记录表。

用餐人数登记表中，当被调查对象的组成在年龄、性别、劳动强度上差别不大时，可不做个人用餐登记，只准确记录用餐人数，可参照表 7-4；如果年龄、劳动强度相差较大，则将各类别的总人数进行分别登记，参见表 7-5。食物消耗量记录表参考表 7-6。

表 7-4　某幼儿园用餐人数登记表

被调查单位：星星幼儿园　地址：建设路 1 号　联系电话：22223333　填表时间：2020 年 1 月 5 日　填表人：张甲

核对人：王乙

年龄/岁			2～			3～			4～			5～			6～		
餐次			早	中	晚	早	中	晚	早	中	晚	早	中	晚	早	中	晚
日期	月	日	6	34	32	10	46	46	20	50	50	20	50	50	40	50	50
	月	日	6	32	30	10	46	46	20	50	50	20	50	50	40	50	50
	月	日	6	34	30	10	46	46	20	50	50	20	50	50	40	50	50
用餐餐次数																	
人日数																	
总人日数																	
标准人系数																	
标准人日数																	
总标准人日数																	
混合系数																	

表 7-5　调查期间总人数登记表

被调查单位：　　　地址：　　　联系电话：　　　填表时间：　年　月　日　填表人：　　　核对人：

年龄/岁	体力活动水平	男			女			平均每日总人数
		早	中	晚	早	中	晚	
成人	轻							
	中							
	重							
孕妇（早期）	轻							
乳母	轻							
50～	轻							
	中							
60～	轻							
	中							
合计								

表 7-6　某幼儿园食物消耗量记录表

被调查单位:星星幼儿园　地址:建设路 1 号　联系电话:22223333　填表时间:2020 年 1 月 5 日　填表人:张甲

核对人:王乙

食物编码	食物名称	结存量/kg	第一天		第二天		第三天		三日合计		剩余总量/kg	实际消费量/kg	每人每日消费量/kg	每标准人日消费量/kg
			购进或自产量/kg	废弃量/kg	购进或自产量/kg	废弃量/kg	购进或自产量/kg	废弃量/kg	购进或自产量/kg	废弃量/kg				
	面粉	5	50	0	0	0	0	0	50	0	38	17	32.1	59.0
	大米	10	100	0	0	0	0	0	100	0	43	67	126.4	232.6
	面条	50	0	0	0	0	0	0	0	0	39	11	20.8	38.2
	花生油	2	50	0	0	0	0	0	50	0	48	4	7.5	13.9
	菜籽油	100	0	0	0	0	0	0	0	0	85	15	28.3	52.1
	鸡蛋	5	20	0	0	0	0	0	20	0	4	21	39.6	72.9
	猪肉	4	15	0	15	0	15	0	45	0	20	29	54.7	100.7
	牛奶	0	30	0	30	0	30	0	90	0	0	90	169.8	312.5
	酱油	5	10	0	0	0	0	0	10	0	8	7	13.2	24.3
	醋	10	10	0	0	0	0	0	10	0	6	4	7.5	13.9
	盐	0	0	0	0	0	0	0	0	0	8	2	3.8	6.9
	番茄	0	20	1	20	1	20	2	60	4	0	56	105.7	194.4
	黄瓜	0	20	2	20	1	20	1	60	4	0	56	105.7	194.4
	油菜	0	10	0	10	0	10	0	30	1	0	29	54.7	100.7
	蘑菇	0	5	0	5	0	5	0	15	0	0	15	28.3	50.1

注:a.三日总购进量或自产量＝第一日购进量或自产量＋第二日购进量或自产量＋第三日购进量或自产量;b.三日总废弃量＝第一日废弃量＋第二日废弃量＋第三日废弃量;c.实际消费量＝结存量＋总购进量或自产量－总废弃量－剩余总量;d.每人每日消费量＝实际消费量÷总人日数;e.每标准人日消费量＝实际消费量÷总标准人日数。

❸ **调查数据的处理**　以表 7-4 的调查数据为例,数据处理后得表 7-7。

表 7-7　某幼儿园用餐人数结果分析

被调查单位:星星幼儿园　地址:建设路 1 号　联系电话:22223333　填表时间:2020 年 1 月 5 日　填表人:张甲

核对人:王乙

年龄/岁			2～			3～			4～			5～			6～		
餐次			早	中	晚	早	中	晚	早	中	晚	早	中	晚	早	中	晚
日期	月	日	6	34	32	10	46	46	20	50	50	20	50	50	40	50	50
	月	日	6	32	30	10	46	46	20	50	50	20	50	50	40	50	50
	月	日	6	34	30	10	46	46	20	50	50	20	50	50	40	50	50
用餐餐次数			18	100	92	30	138	138	60	150	150	60	150	150	120	150	150
人日数			70			102			120			120			140		
总人日数			552														
标准人系数			0.47			0.55			0.57			0.60			0.68		
标准人日数			32.9			56.1			68.4			72			95.2		
总标准人日数			324.6														
混合系数			0.59														

①计算人日数：人日数是代表被调查者用餐的天数，一个人吃早、中、晚三餐为1个人日。如果调查期内用餐人数固定即各餐人数相同，则一餐的人数总和既为调查期间的每日人日数。若调查期间，各餐人数不同，则需要算出人日数，其计算公式如下：

$$人日数 = \sum 各餐餐次数 \times 餐次比$$

三餐常规餐次能量比为30％、40％、30％或20％、40％、40％，或三餐各占1/3计算，还可以按当地饮食习惯的各餐能量分配比例确定。

以表7-4的调查数据为例，人日数计算时各餐能量餐次比按各占1/3计，2～3岁小朋友的人日数＝早餐餐次数×餐次比＋午餐餐次数×餐次比＋晚餐餐次数×餐次比＝18×1/3＋100×1/3＋92×1/3＝70

其他年龄段小朋友的人日数也可以根据此公式计算，结果见表7-7。

②计算总人日数：总人日数＝$\sum$各类别人日数＝70＋102＋120＋120＋140＝552

③计算标准人日数：标准人是指体重为60 kg、从事轻体力劳动的成年男性，由于调查对象的年龄、性别和劳动强度等有很大的差别，因此，需要将各个人群都折合成标准人，然后进行能量、主要营养素的平均摄入量比较。

具体折算方法是将标准人的能量参考摄入量2250 kcal作为1，将其他各类人群能量参考摄入量与之相比，即得各类人群的折合系数，即标准人系数（表7-8）。

表 7-8　中国居民能量参考摄入量及标准人系数

年龄/岁		男		女	
		RNI/(kcal/d)	标准人系数	RNI/(kcal/d)	标准人系数
2～		1100	0.49	1000	0.44
3～		1250	0.56	1200	0.53
4～		1300	0.58	1250	0.56
5～		1400	0.62	1300	0.58
6～		1600	0.71	1450	0.64
7～		1700	0.76	1550	0.69
8～		1850	0.82	1700	0.76
9～		2000	0.89	1800	0.80
10～		2050	0.91	1900	0.84
11～		2350	1.04	2050	0.91
14～		2850	1.27	2300	1.02
18～	轻体力活动	2250	1.00	1800	0.80
	中体力活动	2600	1.16	2100	0.93
	重体力活动	3000	1.33	2400	1.07
孕妇(轻体力活动)		＋		＋0	0.80
4～6个月		＋0		中期,＋300	0.93
7～9个月		＋0		晚期,＋450	1.00
乳母(轻体力活动)		＋0		＋500	1.02

续表

年龄/岁		男		女	
		RNI/(kcal/d)	标准人系数	RNI/(kcal/d)	标准人系数
50～	轻体力活动	2100	0.93	1750	0.78
	中体力活动	2450	1.09	2050	0.91
	重体力活动	2800	1.24	2350	1.04
65～	轻体力活动	2050	0.91	1700	0.76
	中体力活动	2350	1.04	1950	0.87
80～	轻体力活动	1900	0.84	1500	0.67
	中体力活动	2200	0.98	1700	0.76

以表 7-4 数据为例,每餐用餐幼儿男女各半,则标准人系数取均值计。

2～3 岁小朋友的标准人系数＝(0.49＋0.44)/2≈0.47

其他类别人群的标准人系数以此类推,结果见表 7-7。

标准人日数＝标准人系数×人日数

2～3 岁小朋友的标准人日数＝0.47×70＝32.9

其他类别人群的标准人日数以此类推,结果见表 7-7。

总标准人日数＝$\sum$各类别标准人日数＝32.9＋56.1＋68.4＋72＋95.2＝324.6

④计算混合系数:混合系数是表示被调查单位中人群的性别、年龄、体力活动水平和生理状况的数据,其计算公式如下:

$$混合系数＝总标准人日数/总人日数$$

以表 7-4 数据为例,混合系数＝324.6/552≈0.59

⑤计算标准人的平均每日营养素摄入量:

$$标准人的平均每日某营养素摄入量＝平均每人每日某营养素摄入量/混合系数$$

人均食物或营养素摄入量除以混合系数即可得出该人群标准人的食物和营养素摄入量。

计算出人群标准人的食物和营养素摄入量后,就能够在不同年龄、性别和劳动强度的人群之间进行比较。

四、24 小时回顾法

24 小时回顾法是通过访谈的形式收集膳食信息的一种回顾性膳食调查方法,通过询问被调查对象过去 24 小时实际的膳食情况,可对其食物摄入量进行计算和评价,是获得个人膳食摄入量资料最常用的一种调查方法。无论是大型的全国膳食调查,还是小型的研究课题,都可以采用这种方法来评估个体的膳食摄入情况。

在实际工作中一般选用 3 天连续调查的方法(每天入户调查 24 小时进餐情况,连续进行 3 天)。近年来,我国全国性的入户调查中个体食物摄入状况的调查均采用此方法,即采用 24 小时回顾法对所有家庭成员进行连续 3 天个人食物摄入量调查,记录消耗的所有食物,借此分析被调查对象的膳食摄入量及其与营养状况的关系。24 小时回顾法的主要优点是所用时间短、应答者不需要较高文化,能得到个体的膳食营养素摄入状况,便于与其他相关因素进行分析比较,这种膳食调查结果对于人群营养状况的原因分析也是非常有价值的。缺点是应答者的回顾依赖于短期记忆,对调查者要严格培训,不然调查者之间的差别很难标准化。

(一)24 小时回顾法的注意事项

❶ 调查顺序的要求　24 小时是指从最后一餐吃东西开始向前推 24 小时。通常采用的调查顺

序是调查员从询问调查对象前一天所吃或喝第一种食物开始,按时间向后推进。如果调查对象很难回忆起前一天吃的是什么时,也可以从现在开始回忆,再往前回忆过去的 24 小时。

②食物数量的收集 借助食物模型、家用具或食物图谱对其食物摄入量进行估值,其估计用具要能够代表调查对象居住社区中通常使用的测量用具。

一般采用称重法获得调味品数据,即采用称重法修正的 24 小时回顾法。

③调查员的要求 调查员要经过专门的培训,掌握询问的技巧和方式,并加上诚恳的态度,以鼓励和帮助调查对象对膳食进行回顾,才能获得准确的食物消耗资料。

④其他注意事项 在设计 24 小时回顾法调查表时,被调查者的住址和联系电话一定不能忽略,以便当整理资料发现问题时,及时与被调查者核对。调查时通常不要预先告之被调查者什么时候来询问其食物摄入情况。对于回忆不清楚的老人和儿童,可以询问其看护人。

(二)24 小时回顾法的实施流程

①工作准备 准备食物模型、食物图谱、各种标准容器(如标准的碗、盘、杯子和瓶子等)以及各种食品的参考重量。

①设计调查表:熟悉被调查者家中或地区常用的容器和食物分量,常见食物重量折算参照表见表 7-9。

②调查员的培训:调查员需要了解市场上主副食供应的品种和价格;掌握食物生熟比值和体积之间的关系,即按食物的体积能够准确估计出生食与熟食的比值。在家庭就餐时,一般是一家人共用几盘菜肴,因此要耐心询问每人摄入的比例,这样在掌握每盘菜所用原料的基础上,才能计算出每人的实际摄入量。

表 7-9 常见食物重量折算参照表

食物名称	单位	重量(生重)		备注
		克	两	
大米饭	1 小标准碗	75	1.5	碗直径 12 cm
	1 大标准碗	150	3	碗直径 16 cm
大米粥	1 小标准碗	30	0.6	碗直径 12 cm
	1 大标准碗	50	1	碗直径 16 cm
馒头	1 个	100	2	自制品需按大小折算
面条(湿切面)	1 小标准碗	100(湿面重)	2(湿面重)	每斤湿面折合面粉0.8斤, 3 两湿面可折算成 面粉2.4 两 (1 斤=0.5 kg,1 两=50 g)
	1 大标准碗	150(湿面重)	3(湿面重)	
面条(干切面)	1 小标准碗	75	1.2	干面条按面粉重量计算
	1 大标准碗	100	2	
包子	1 个	50	1	小笼包:3~4 个/两
饺子	平均6 个	50	1	面粉重量,不包括馅
馄饨	9~10 个	50	1	面粉重量,不包括馅
油条	1 根	50	1	—
油饼	1 个	70~80	1.4~1.6	—

续表

食物名称	单　　位	重量(生重)		备　　注
		克	两	
炸糕	1个	50	1	江(糯)米粉 35 g,红小豆 15 g
豆包	1个	50	1	面粉 35 g,红小豆 15 g
元宵	3个	50	1	每个含糖 3 g
烧饼	1个	50	1	—
鸡腿	1个	约 220	约 4.5	含骨头
鸡翅	1个	约 200	约 4.5	含骨头
香肠(广式)	1根	约 27	约 4.5	—
炒蔬菜类	1标准盘(9寸盘)	约 500	10	指白菜、油菜、豆角、藕片等蔬菜的生重
牛奶	1标准杯	约 250	约 5	不包括含乳饮料
酸奶	1标准杯	约 250	约 5	指固体类发酵奶,非酸奶饮料
奶粉	1标准勺	10	0.2	—
鸡蛋	1个	60	1.2	—
鸭蛋	1个	70	1.4	—
鹌鹑蛋	5个	50	1	—
豆腐脑、豆浆	1小标准碗	约 250	约 5	—
	1大标准碗	约 300	约 6	—
啤酒	1标准杯	250	5	—
花生(带壳)	1小标准碗	约 120	约 2.4	—
花生仁	1小标准碗	约 200	约 4	—

❷ 工作流程

流程 1:入户说明来意——调查员自我介绍并说明来意;与被调查者简短沟通,取得对方的信任和积极配合;让其回顾前一天所从事的活动。

流程 2:说明调查内容——调查员简要介绍调查内容,明确告诉被调查者回顾调查的时间周期。调查内容应包括调查者的基本信息、就餐时间、食物名称、原料名称、原料重量及就餐地点等。

流程 3:调查和记录——调查员按照 24 小时内进餐顺序分别询问摄入的所有食物(包括饮料但不包括调味品)的种类和数量,以及在外就餐的种类和数量及零食,将结果登记在 24 小时回顾法调查表中。

流程 4:引导回顾记录要点——当被调查者回顾不清时,应尽量利用食物图谱或常用容器等帮助其回顾,特别注意三餐之外水果和零食的回顾并记录。

流程 5:弥补调查不足——在做家庭调查时,调查开始及结束称量各种调味品的消耗量,以求核实用。

流程 6:进餐人数登记——对进餐人数应统计准确并计算总人日数。

流程 7:资料的核查——调查完成后要及时对调查表的内容进行检查与复核。

流程 8:编号与归档——按照序号整理调查表,用档案袋装好,写好题目、单位、日期、保存人等,封存待用。

❸ **调查表格的设计** 见表7-10。

表7-10 24 h回顾法调查表

序号： 　　　调查日期： 年 月 日 　　　调查人员： 　　　核对人：
姓名： 　　性别： 　　　年龄： 　　身高/cm： 　　　体重/kg： 　　　BMI：
职业： 　　劳动强度： 　　　住址： 　　　电话：

就餐餐次	食物名称	原料名称	原料编码	原料重量/g	就餐时间	就餐地点
早						
中						
晚						

注：(1)就餐餐次根据实际情况可以为：①早餐；②早加餐；③午餐；④午加餐；⑤晚餐；⑥晚加餐。
　　(2)就餐地点：①在家；②单位、学校；③饭馆摊点；④亲戚朋友家；⑤幼儿园；⑥节日/庆典宴会。

五、食物频率法

食物频率法是膳食调查中的常用方法之一，此方法以问卷形式调查群体和个体经常性的食物摄入种类，依据调查得到的食物摄入量，结合食物成分表提供的100 g各种食品含有的能量和营养素的量，可以推算出该群体或个体的膳食营养素摄入量，并依据《中国居民膳食营养素参考摄入量（Chinese DRIs）》对其个体或群体的营养素摄入量进行分析和评价。

食物频率法经常使用在膳食与健康相关的流行病学调查研究中。根据每日、每周、每月甚至每年所食各种食物的次数和食物的种类来评价被调查者的膳食营养状况。与称重法比较，食物频率法不能得到准确的食物摄入量，而是能了解过去相当长一段时间内大致的食物摄入状况，评价的时候应该从长期的平均摄入情况考虑。食物频率法根据其调查表和目的不同，又分为定性调查、定量调查、半定量调查。

食物频率法具有操作相对简便、结果基本可靠的优点，调查员和被调查者的负担较小，工作量也较小，适用于群体膳食调查，也可用于了解个人的饮食情况。虽然在多数情况下食物频率法是为了了解人们的食物摄入种类和频率，但在结合其他调查方法后，也可估计和计算每日各种食物的摄入量和营养素摄入水平。食物频率法的缺点是需要对过去较长时期内的食物进行回忆，应答者的负担取决于所列食物的种类、复杂性以及量化过程等。与其他方法相比，对食物份额大小的量化准确度不高，对食物量的估计准确性较差。

（一）食物频率法的注意事项

❶ **论证调查表** 编制、验证食物频率调查表的可行性和科学性十分重要，应该多次讨论和安排一定次数的验证，以保证被调查对象常食用的食物种类均包括在其中。通常做法是先选定被调查的地区和人群（性别和年龄），其后以传统的3天称重记录法为基础，通过严格的科学程序筛选具有代表性的食物名单，将选出的食物名单分类列于相应的表中，每一种食物均对应有摄入频度（频度以年、月、周、日为单位计，从最少次到最多次，可分为5～6个等级）和食物摄入量。

❷ **考虑饮食差异及特殊性** 调查时应考虑具有特定文化习俗地区人群的食物具有的特殊性，包括特殊的食物品种和食用频率等。

❸ **食物数量的估计**　进行定量食物频率法调查时,研究者通常提供标准(或准确)的食物份额大小的参考品,也可以是标示出食物重量的实物照片或图片,供受试者在应答时作为估计食物量的参考。

(二)食物频率法的实施流程

❶ **工作准备**

①根据调查目的选择食物频率调查方法(定性、定量、半定量)以及膳食回顾的时间间隔。

②设计调查表。

③熟悉被调查者家中或地区常见的饮食种类、名称。准备食物参考模型或辅助食物量估算的容器。

❷ **工作流程**

流程 1:确定调查对象,签署知情同意书,解释调查目的、内容、过程。

流程 2:询问被调查者基本情况,包括年龄、性别、身高、体重、居住地、文化程度、家庭生活条件、婚姻状况、性格特征和心理健康状况等。

流程 3:询问膳食摄入情况,询问食物种类、各类食物的食用频率和食用量。

流程 4:核查调查结果,初步核对食物名称、食用频率和食用量是否填写等。

流程 5:结束访谈、致谢,调查人员签名并填写调查日期、联系电话等。

流程 6:编号与归档(按照序号整理调查表,用档案袋装好,写好编号、单位、日期、保存人等,封存待用)。

❸ **调查表格的设计**

①定性调查:通常得到某种食物在特定时期内(例如过去的 1 年或 1 个月)所食用的次数资料,而不收集食物量、份额大小资料。调查表格设计内容应该包括食物名称和食物频率两个基本调查内容,食物名称的确定应根据调查目的而定,选择被调查对象经常食用的食物(表 7-11)。

表 7-11　定性食物频率法调查表

食 物 种 类	是否添加(①是,②否)	开始添加时间(年-月)	近一个月的食用频率(①<1 次/月,②1~4 次/月,③1~3 次/周,④3~5 次/周,⑤每天)
婴儿配方奶粉			
其他奶类(动物奶、奶粉)			
谷类食物			
豆类及其制品			
蔬菜、水果			
蛋类及其制品(蛋黄、鸡蛋羹等)			
水产品			
水果			
食用油			
营养补充剂			

②定量调查：通常得到某种食物在特定时期内（例如过去的 1 个月）所食用的平均估计量。调查表格设计内容除按照调查目的确定食物名称和食物频率外，还应按各种食物摄入频率的多少估计每日摄入量、每周摄入量、每月摄入量或每年摄入量（表 7-12）。

表 7-12 定量食物频率法调查表

食 物 种 类	是否添加（①是，②否）	进食次数（①＜1 次/月，②1～4 次/月，③1～3 次/周，④ 3～5 次/周，⑤ 每天）	每次摄入食物量/g
婴儿配方奶粉			
其他奶类（动物奶、奶粉）			
谷类食物			
豆类及其制品			
蔬菜、水果			
蛋类及其制品（蛋黄、鸡蛋羹等）			
水产品			
水果			
食用油			
营养补充剂			

注：食物种类一列应有具体名称。

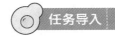

任务二 膳 食 评 价

任务目标

1. 了解膳食评价的内容及注意事项。
2. 熟悉膳食结构评价方法。
3. 掌握膳食调查结果的计算和评价内容，并提出相应的膳食改进建议。

任务导入

膳食评价——帮助养成健康膳食习惯

1989 年，美国国家研究院膳食与健康委员会编著的《膳食与健康：减少慢性病风险的启示》系统收集了膳食成分和食物模式与主要慢性病的科学研究证据，表明不合理的饮食是慢性病的重要危险因素。2013 年，WHO 发布了《膳食、营养和慢性病预防》，列出了膳食因素与肥胖、2 型糖尿病、心血管疾病、癌症等主要慢性病的证据强度，慢性病与膳食的研究证据在不断累积。

膳食调查能够帮助记录每日饮食，膳食评价是在膳食调查的基础上，根据记录数据判断饮食习惯是否健康，主要从食物种类是否丰富，是否达到膳食营养素参考摄入量，其他食物摄入频次及就餐行为是否合理等方面考察，从而预防或纠正不良膳食习惯，大大降低未来的慢性病的患病风险。

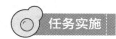

一、膳食评价的概念

膳食评价是在膳食调查后通过对结果的计算分析,得到准确的食物消费数据,并且在此基础上对调查对象的营养摄入做出客观评价的基本方法。

膳食评价一般包括膳食结构和营养成分摄入量的评价,并分析能量和营养素的来源和组成比例。膳食结构的评价依据中国营养学会制定的《中国居民膳食指南(2016)》和《中国居民平衡膳食宝塔(2016)》。营养素摄入量的评价依据中国营养学会推荐的《中国居民膳食营养素参考摄入量(2013版)》。

二、膳食评价的注意事项

❶ **灵活使用平衡膳食宝塔进行膳食建议**　平衡膳食宝塔中建议的每人每日各类食物摄入量范围适用于一般健康成人,在实际应用时要根据个人年龄、性别、身高、体重、劳动强度、季节及经济条件等情况适当调整。宝塔建议的各类食物摄入量是一个平均值和比例,生活中无须每天都样样照此,但是要经常遵循宝塔各层各类食物的大体比例。在一段时间内,比如一周,各类食物摄入量的平均值应当符合膳食宝塔的建议量。平衡膳食宝塔给出了一天中各类食物的摄入建议,要注意合理分配三餐食量。三餐食量的分配及间隔时间应与作息时间和劳动状况相匹配。特殊情况可以适当调整。

❷ **评价膳食结构,食物归类时应用可食部的生重**　平衡膳食宝塔建议的各类食物摄入量都是指食物可食部的生重。各类食物的重量不是指某一种具体食物的重量,而是一类食物的总量。因此,在食物归类时,应按食物可食部折算后累加。此外,注意大豆和奶类食品归类时使用正确的折算系数。

(1)大豆及其制品摄入量:按照每100 g各种大豆制品中蛋白质的含量与100 g干大豆中蛋白质含量(35.0 g)的比值作为系数,将大豆制品的量折算成大豆的量,折合公式如下:

大豆制品折算成大豆的重量＝某大豆制品的摄入量×100 g大豆制品中蛋白质的含量÷35.0%

(2)奶类食品摄入量:按照各种奶制品中蛋白质的含量与每100 g鲜牛奶中蛋白质含量(3.0 g)的比值作为系数,将奶制品的量折算成鲜牛奶的量,折合公式如下:

奶制品折算成鲜牛奶的重量＝某奶制品的摄入量×100 g奶制品中蛋白质的含量÷3.0%

❸ **正确选择DRIs中适宜的参考值进行个体或群体的膳食评价**　膳食营养素参考摄入量(DRIs)包含EAR、RNI、AI、UL这4项参考值,应根据使用目的的正确选择适宜的指标(表7-13)。

表7-13　应用膳食营养素参考摄入量(DRIs)评价个体和群体摄入量

参 考 值	用 于 个 体	用 于 群 体
EAR	用以检查日常摄入量不足的概率	用以估测群体中所占摄入不足个体的比例
RNI	日常摄入量≥RNI,则摄入不足的概率很低	不用于评价群体的摄入量是否适宜
AI	日常摄入量≥AI,则摄入不足的概率很低	平均摄入量≥AI,则该人群摄入不足的概率很低
UL	日常摄入量超过此水平,则可能面临健康风险	估测人群中面临过量摄入导致健康风险的人所占比例

评价个体摄入量时要结合临床及生化检查。个体对膳食营养素的真正需要量和日常摄入量只是一个估算结果,因此,对个体膳食适宜性评价都是不精确的。正确描述摄入量和恰当选择参考值

对评价有重要意义。对结果进行解释需要谨慎,必要时应当结合该个体其他方面的材料(如体格测量或生化测定结果)进行综合评价,以确定某些营养素的摄入量是否足够。

不宜用平均摄入量(EAR)来评估人群摄入水平,对群体膳食的评价主要是评估人群中摄入不足或摄入过多的概率,如当 EAR≥RNI 时,得出"本人群的膳食营养素摄入量达到了推荐标准,因而是适宜的"的结论,属于用法不当。

不宜用 RNI 来评估人群摄入不足的流行,因为用 RNI 来评估人群摄入不足将高估摄入不足的比例。

三、膳食评价的具体流程

流程 1:膳食调查。

流程 2:食物归类,计算各类食物的人均实际消耗量。

流程 3:膳食结构评价,参考《中国居民平衡膳食宝塔(2016)》进行膳食结构评价。

流程 4:能量及营养摄入水平评价,计算平均每人每日能量及营养素摄入量,与《中国居民膳食营养素参考摄入量(2013)》比较。

流程 5:产能营养素供能比评价。

流程 6:餐次能量比评价。

流程 7:能量、蛋白质和脂肪的食物来源评价。

流程 8:膳食评价报告。

四、膳食结构分析和评价

膳食结构是指各类食物的品种和数量在膳食中所占的比重。根据膳食调查结果,统计 9 类食物,即谷薯类、蔬菜类、水果类、鱼禽肉蛋类、大豆、坚果、奶及奶制品、油脂类、食盐的摄入量,然后与《中国居民膳食指南(2016)》提出的理想模式进行比较,对被调查者的膳食结构进行分析评价。膳食调查结果对比如表 7-14 所示。

表 7-14　膳食调查结果与《中国居民膳食指南(2016)》推荐食物比较表

食物种类及状态	膳食调查食物量/g	评　　价	《中国居民膳食指南(2016)》推荐食物量/g
谷薯类			250～400
全谷物及杂豆(以干重计)			50～100
薯类(以鲜重计)			50～100
蔬菜类(以新鲜蔬菜计)			300～500
水果类(以鲜果计)			200～350
鱼禽肉蛋类			120～200
畜禽肉(以鲜肉计)			40～75
水产品(以鲜鱼虾计)			40～75
蛋类(以鲜蛋计)			40～50

续表

食物种类及状态	膳食调查食物量/g	评　　价	《中国居民膳食指南(2016)》推荐食物量/g
大豆(以干豆计)			20
坚果(以干重计)			10
奶及奶制品(以鲜奶计)			300
油脂类			25～30
食盐			<6

注:①根据膳食调查结果将食物按 9 类进行分类,分类时要注意奶制品和豆制品要按蛋白质含量分别折算成鲜奶和大豆。②统计各类食物的摄入总量。③将被调查者的实际摄入量与平衡膳食宝塔建议的不同能量膳食的各类食物参考摄入量进行比较。④分析判断各类食物摄入量是否满足人体需要。

五、膳食能量和营养素摄入量的计算与评价

为了帮助个体和人群安全地摄入各种营养素,避免可能产生的营养不足或营养过多的危害,营养学家根据有关营养素需要量的知识提出了适用于各个年龄、不同性别及不同劳动强度、不同生理状态人群的膳食营养素参考摄入量(DRIs),可以根据 DRIs 对个体或群体的营养素摄入量进行分析和评价,并且提出建议。

(一)能量及营养素摄入量的计算

根据调查结果计算各类食物的摄入量,利用《中国食物成分表》(2009)计算每人每日摄入食物所供给的能量和营养素含量,再将不同种类食物中各种营养素的含量相加,就可得到摄入的各类食物中各种营养素的总含量。

(二)能量、蛋白质、脂肪食物来源分布的计算方法

❶ **能量来源比例** 根据蛋白质、脂肪、碳水化合物的能量折算系数,可以分别计算出蛋白质、脂肪、碳水化合物三种营养素提供的能量及占总能量的比例。

蛋白质供能比=(蛋白质摄入量×4)/总能量摄入量×100%

碳水化合物供能比=(碳水化合物摄入量×4)/总能量摄入量×100%

脂肪供能比=(脂肪摄入量×9)/总能量摄入量×100%

❷ **三餐供能比** 分别把早、中、晚餐摄入的食物所提供的能量除以一天总能量,再乘以 100%,就得到三餐各提供能量的比例。

❸ **蛋白质的食物来源**

①将食物分为谷类、豆类、薯类、动物性食物和其他几大类。

②分别计算各类食物提供的蛋白质摄入量及蛋白质总量。

③各类食物提供蛋白质占总蛋白质的百分比,尤其是优质蛋白质(动物性及豆类蛋白质)占总蛋白质的比例。

❹ **脂肪的食物来源**

①将食物分为动物性食物和植物性食物两大类。

②分别计算动物性食物和植物性食物提供的脂肪摄入量和脂肪总量。

③计算各类食物提供的脂肪占总脂肪的百分比。

(三)评价依据和方法

《中国居民膳食营养素参考摄入量(Chinese DRIs)》是膳食评价的主要依据,将不同年龄、不同

性别、不同体力活动下、不同生理状态摄入的能量和营养素值与相应状况下的DRIs进行比较,即可判断个体能量摄入量是否达到了标准要求。对群体可以计算出达到能量参考摄入量的人数百分比,并进行群体膳食结构评价。

六、膳食评价案例

为了解女大学生王某的膳食能量和主要营养素是否满足机体的需要,采用连续3天24小时回顾法进行膳食调查,记录一日三餐中食品的消费量,表7-15为其中一天的调查结果。

表 7-15　王某 24 小时膳食调查情况表

姓名:王某　　　　　　　性别:女　年龄:19 岁　　　　　身高:158 cm　　　　　职业:学生
劳动强度:轻体力劳动　　　　　　体重:58 kg　　　　　　BMI:23.2
住址:×××××××　　　　　　电话:×××

餐 次	食 物 名 称	原 料 名 称	原 料 编 码	原 料 重 量	就 餐 时 间
晚餐	米饭 1 碗 芹菜炒瘦肉 1 份 香菇油菜 1 份 哈密瓜 2 片	稻米	012001	80 g	4 月 1 日 18:00
		猪瘦肉	081110	60 g	
		芹菜	045311	120 g	
		油菜	045112	150 g	
		香菇	051019	50 g	
		哈密瓜	066103	200 g	
		豆油	192004	10 g	
		食盐	107120	4 g	
早餐	鸡蛋灌饼 1 个 牛奶 1 包	小麦粉	011201	75 g	4 月 2 日 7:30
		鸡蛋	111101	50 g	
		生菜	045315	50 g	
		牛奶	101101	250 g	
		豆油	192004	5 g	
		食盐	107120	2 g	
午餐	米饭 1 碗 番茄牛腩 1 份 葱烧豆腐 1 份 西瓜 2 片	稻米	012001	80 g	4 月 2 日 12:00
		番茄	043105	150 g	
		牛肉	082101	75 g	
		西瓜	066201	300 g	
		豆腐	031302	150 g	
		大葱	044201	50 g	
		豆油	192004	15 g	
		食盐	107120	5 g	

❶ **膳食结构评价**　将摄入的食物按《中国居民平衡膳食宝塔》的食物类别归类合并(表7-16),可食部重量累加计算实际摄入量,再与《中国居民平衡膳食宝塔》建议的各类食物参考摄入量进行比较,分析判断各类食物摄入量是否适宜。

❷ **每种食物供给的营养素量**　利用《中国食物成分表》(2009)计算每人每日摄入食物所供给的能量和营养素含量,可参照表7-17。

❸ **计算产能营养素供能比**　如表7-18所示。

表 7-16 食物摄入量比较

食 物 类 别	实际摄入量/g	评 价	膳食宝塔参考摄入量（参考能量 1800 kcal）
谷薯类	235	适中	250
全谷物及杂豆（以干重计）	0	缺少	50
薯类（以鲜重计）	0	缺少	50
蔬菜类（以新鲜蔬菜计）	570	充足	300
水果类（以鲜果计）	500	充足	200
鱼禽肉蛋类	185	过量	120
瘦畜禽肉（以鲜肉计）	135	过量	40
水产品（以鲜鱼虾计）	0	缺少	40
蛋类（以鲜蛋计）	50	适中	40
大豆（以干豆计）	25	适中	20
坚果（以干重计）	0	缺少	10
奶及奶制品（以鲜奶计）	250	适中	300
油脂类	30	过量	<25
食盐	11	过量	<6

表 7-17 营养素摄入量表

营 养 素	摄 入 量	RNI 或 AI	占 RNI 或 AI 百分数/（%）
能量/kcal	1898	1800	105.0
蛋白质/g	89.6(19%)	45～68(10%～15%)	超量
脂肪/g	65.4(30%)	40～60(20%～30%)	超量
碳水化合物/g	246.6(51%)	248～293(55%～65%)	偏低
膳食纤维/g	7.7	20	38.5
维生素 A/μgRE	690.5	700	98.6
维生素 B_1/mg	1.3	1.2	108.3
维生素 B_2/mg	1.3	1.2	108.3
维生素 B_6/mg	0.6	1.4	42.9
叶酸/μg	283.4	400	70.9
维生素 B_{12}/mg	0	2.4	0
维生素 C/mg	126.1	100	126.1
维生素 E/mg	44.1	14	315.0
钠/mg	4711.6	1500	314.1
钙/mg	881.5	800	110.2
铁/mg	23.6	20	118.0
锌/mg	13.2	11.5	114.8
硒/μg	43.2	50	86.4

表 7-18　产能营养素的供能比

产能营养素	蛋 白 质	脂 肪	碳水化合物
实际值/（%）	19	30	51
参考值/（%）	10～15	20～30	55～65

④ **餐次能量比的评价**　如表 7-19 所示。

表 7-19　餐次能量比

餐　次	早　餐	中　餐	晚　餐
实际值/（%）	27	42	31
参考值/（%）	30	40	30

⑤ **蛋白质及脂肪的食物来源**　如表 7-20 所示。

表 7-20　蛋白质和脂肪的食物来源

营　养　素	食 物 来 源	摄入量/g	占总摄入量的百分比/（%）
蛋白质	谷类	24.4	27.2
	豆类	13.8	15.4
	动物性食物	41.3	46.1
	其他食物	10.1	11.3
	其中优质蛋白质（包括大豆类蛋白质和动物蛋白）所占比例为 61.5%		
脂肪	动物性食物	19.3	29.5
	植物性食物	46.1	70.5

⑥ **综合分析**

（1）能量摄入适中，是推荐量的 105.4%。

（2）各种营养素中，膳食纤维、维生素 B_6、叶酸、维生素 B_{12}、硒没有达到推荐摄入量（RNI）的要求，其余营养素均达到或超过 RNI 或 AI 的标准。

（3）优质蛋白质摄入比例为 61.5%，供给充足。

（4）动物性脂肪摄入量为 29.5%，植物性脂肪摄入量为 70.5%，油脂摄入量为 30 g，大于推荐量 25 g。

（5）产能营养素蛋白质、脂肪及碳水化合物的供能比分别为 19%、30%、51%，蛋白质供能比偏高，碳水化合物供能比偏低。

（6）早餐、中餐和晚餐的供能比分别为 27%、42%、31%，若按各餐餐次能量比为 30%、40%、30% 计，三餐能量分布合理。

（7）盐摄入 11 g，大于推荐量 6 g。

（8）坚果类和薯类、杂豆类食物缺乏，鱼虾等水产品类食物缺乏，谷类、奶类食物适中，畜禽肉类摄入过量，蔬菜和水果摄入量充足。

⑦ **结论和建议**　如表 7-22 所示。

表 7-22 某成年女性的营养调查结论、评价和建议

被调查者姓名:王某		性别:女		年龄:19		职业:学生

	能量/kcal	蛋白质/g	脂肪/g	碳水化合物/g	膳食纤维/g
调查结论	1898	89.6(19%)	65.4(30%)	246.6(51%)	7.7
	维生素 A/μgRE	维生素 B$_1$/mg	维生素 B$_2$/mg	维生素 B$_6$/mg	叶酸/μg
	690.5	1.3	1.3	0.6	283.4
	维生 B$_{12}$/mg	维生素 C/mg	维生素 E/mg	钠/mg	钙/mg
	0	126.1	44.1	4711.6	881.5
	铁/mg	锌/mg	硒/μg		
	23.6	13.2	43.2		

评价内容	①总能量摄入合理,产能营养素的供能比例蛋白质偏高,碳水化合物偏低;②与《中国居民平衡膳食宝塔》比较:粗粮、杂豆、薯类及坚果等食物缺乏;动物性食品中肉类食品高于参考摄入量,而鱼虾等水产品类食物缺少;蔬菜水果摄入充足;油脂摄入量过多,超过推荐量的高限,盐摄入过多;③三餐餐次能量比适中
膳食建议	①适当增加谷类食品的总摄入量,同时增加杂粮、薯类及杂豆类的摄取;②猪肉、牛肉食用量可适当减少,增加海产品和禽肉的摄入;③继续保持充足的水果、蔬菜的摄入,若进食含糖量较高的水果时,应当减少主食的量,以避免能量摄入过多;④每日烹调用油量控制在 25 g 以内;⑤饮食清淡,食盐量不超过 6 g;⑥应多采用凉拌、蒸、煮、烧、炖、卤等少油的烹调方式;⑦可适当补充坚果,每周补充坚果以 50 g 为宜;⑧养成每天运动的好习惯 日期:××××年××月× 调查员:×××

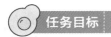

任务三 营养咨询

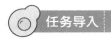

任务目标

1. 了解营养问题原因的分析方法。
2. 熟悉营养咨询的基本原则。
3. 掌握营养咨询的一般流程。

任务导入

隐 性 饥 饿

营养不良问题,在 2014 年第二届国际营养大会上有了较为清晰的定义。其中有一种特殊形式的营养不良,就是所谓的隐性饥饿,它指的是微量营养素的缺乏对人体健康的影响。2018 年《世界粮食安全和营养状况》报告显示,2017 年有近 1.51 亿 5 岁以下儿童因营养不良而身材矮小,远低于该年龄段的身高标准,其中非洲和亚洲的发育迟缓儿童人数分别占总数的 39% 和 55%。

近十年来,我国为应对微量营养素缺乏导致的隐性饥饿采取了以农村地区儿童营养改善项目为代表的许多措施,取得了巨大成效,微量营养素相关标准进一步完善,相关食品产业也得到快速发展。通过科技创新和探索,坚持政府主导、全社会参与的消除隐性饥饿策略,定会在未来取得更大成就。

营养不良会影响身体发育和认知发展,损害免疫系统。与营养失衡相关的慢性病,成为影响人

们健康的重要因素之一。

很多家长发现自己的孩子身材矮小,想方设法想让孩子多吃一些,但效果并不明显。身材矮小是由于多方面原因造成的,比如挑食、饮食结构不合理等等,这需要通过营养咨询来判断,了解孩子的膳食习惯,从而合理选择食物,安排饮食,提高孩子以及家长的营养健康知识水平。

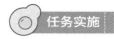 **任务实施**

一、营养咨询的概念

营养咨询是营养健康教育人员解答来询者提出的各种营养健康问题,帮助个人避免或消除不良因素,做出有益健康的营养行为决策,以增进身心健康的过程。

营养咨询有个别咨询、集体咨询、门诊咨询、电话咨询、街头咨询等形式。不同营养咨询形式优缺点的对比如表 7-21。

表 7-21　不同营养咨询形式优缺点的对比

类　　　型	优　　点	缺　　点
面对面咨询	了解详细、有利于医患沟通	速度较慢,覆盖面小
电话咨询	方便、迅速、信息交换量大	不形象,效果差
广播电视咨询	覆盖面大	时间限制,没有足够的交流
书信咨询	简便易行,成本低	完整性、可靠性和真实性差
网络咨询	经济、快捷、实时	保密性、隐蔽性差

二、营养咨询的方法（SOAP 法）

目前临床最常用的营养咨询方法是 SOAP 营养咨询法。

❶ **S（subjective）**　询问饮食营养状况。如饮食史、饮食习惯和嗜好、饮食调查、餐次和分配比例、有无偏食史,以及烹调加工的方法等。

❷ **O（objective）**　体格营养状况检查。测量身高、体重、肱三头肌皮褶厚度、上臂围,以及营养缺乏症体格检查;血液常规化验,包括白细胞总数、淋巴细胞分类,血清总蛋白、白蛋白、球蛋白、视黄醇结合蛋白、血清脂蛋白及其分类等。

❸ **A（assess）**　营养评价。按照推荐的每日膳食中营养素供给量标准进行饮食调查结果的评价,了解食物结构是否合理,各种营养素是否满足机体需要。根据体格营养状况检查的结果评价当前的营养状况。

❹ **P（project）**　饮食营养计划。结合经济条件和饮食习惯,根据疾病种类,在饮食营养原则方面给予指导,包括饮食禁忌、食物等值换算、参考食谱,以及注意事项。

三、营养咨询的原则及注意事项

（一）营养咨询的原则

❶ **与来询者建立良好的关系**　咨询者要和蔼可亲、以诚待人,努力与来询者建立良好的咨询关系,使来询者感到咨询者是可以依赖的、诚恳的和有能力的,从而乐于与他信任的人谈自己的问题。

❷ **针对性原则**　咨询者应考虑个体差异的因素,充分了解来询者提出问题的特殊性和背景,有针对性地运用不同的咨询方法。

❸ **中立情感原则**　咨询者在思想方面应保持中立状态,才能对事物做出客观判断和客观分析。

❹ **保密性原则**　尊重来询者的权利和隐私,包括:不能在任何场合与专业人员或非专业人员谈论来询者的隐私;除非征得来询者的同意,不能向来询者的亲属、朋友、同事、领导等谈及来询者的隐私;除本部门确定的专业人员外,不允许任何人查阅咨询档案;除来询者触犯法律,并经公检法机关认定出具证明外,任何机构和个人不得借阅咨询档案。

（二）营养咨询的注意事项

❶ **避免说教**　咨询者若以教育者自居,用教训人的口吻进行交谈,过分责备,这样做不能促进深入的交谈,只能使咨询停滞。

❷ **避免不成熟的劝告**　在问题尚未了解清楚或需要来询者自己做出行为决策时,急于提出建议或劝告,其结果是来询者服从了咨询者的观点,但却没有满足来询者的真正需要。

❸ **避免刺探**　用试探的口吻询问来询者不愿说出或不可能说出的信息,容易导致来询者的不信任感或防备心理。

❹ **避免轻率的保证**　不负责任的承诺,事后又不能落实,实际上不能帮助来询者解决问题,只会增加来询者对咨询者的不信任感。

❺ **避免轻视的态度**　以轻视的态度对待来询者,容易导致与来询者关系紧张,阻碍有效地交谈和深入讨论。

四、营养咨询的一般流程

流程 1:详细了解来询者的基本状况和病情及病史。

流程 2:个体膳食调查和评价。

流程 3:根据体格检查,结合生化指标,判断来询者的营养状况。

流程 4:考虑来询者的经济状况,制订个性化食谱。

流程 5:出具营养咨询报告。

五、营养咨询报告的内容

（1）咨询对象基本状况:

①基本信息:包括姓名、性别、年龄、民族、职业、工作年限、文化层次、宗教信仰等。

②营养相关信息:包括身高、体重、血脂、血压、血糖、疾病史等健康资料。

③其他信息:包括饮酒、吸烟、食物选择、食物过敏史、饮食行为、体力活动、经济水平、营养知识、营养补充剂、食物生产与储存等。

（2）膳食调查与评价:营养咨询一般采用 24 小时回顾法调查,同时调查饮食习惯和喜好。

（3）制订个体化食谱。

（4）营养师建议:建议包括指出来询者存在的饮食问题、对健康不利的饮食因素及饮食注意事项,根据具体情况定期调整食谱。

六、营养问题原因分析方法——原因分析模型

❶ **目的**　通过对特定的营养问题的各种可能原因逐步分析,有针对性地提出解决办法或干预措施。

❷ **步骤**

（1）确定特定人群或个人存在的营养相关问题。

（2）分析可能的原因。根据该营养相关问题,综合分析可能导致该问题的所有原因,并将原因记录在卡片上。

（3）确定各种原因或营养因素的因果关系。

①从需要解决的营养问题开始,首先列出营养问题的最直接、最主要的影响因素,然后继续分支列出各自的影响因素。

②用线段将各种因素连起来。

③用箭头标出因果关系,营养问题的原因分析中止。原因分析何时停止主要取决于列出的营养因素是否在进行营养干预的范围之内,或者是否能够将其纳入已有的项目当中。

如对婴幼儿营养状况进行原因分析,其模型图如图7-1所示。

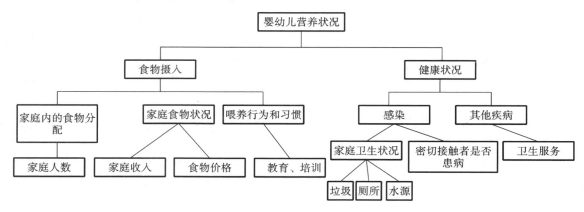

图 7-1　婴幼儿营养状况原因分析模型图

营养食谱设计

项目描述

　　正确科学地进行营养食谱设计需要关注的内容比较多,不仅需要掌握平衡膳食要求,熟悉就餐者的生理特点和营养需求,同时也需要有一定的食品原料和烹饪学知识,以便正确选用食品原料和选用正确的烹调方法,设计出来的营养食谱才有可能得以有效实施。

项目目标

　　1.能够说出不同生理阶段人群的生理特点和特殊营养需求。
　　2.能够利用营养计算法设计个人或家庭一日营养食谱。
　　3.能够利用食品交换法快速设计一日营养食谱。

任务一　营养配餐原则与要求

任务目标

　　1.能够解析营养配餐的概念。
　　2.明确营养配餐的原则。

任务导入

　　营养配餐是一种科学健康的饮食方式,以科学的营养理论为指导,建议对主食类、蛋白质类、蔬果类、油脂类等均衡摄入;配合丰富多样的食材,以达到平衡营养、保持健康的效果。通过坚持科学的营养配餐,让我国居民形成科学的膳食模式,从而推进健康中国建设目标,提高人民生活品质。

任务实施

一、营养配餐的概念

　　营养配餐就是按人们身体的需要,根据食物中各种营养素物质的含量,设计一天、一周或一个月的食谱,使人体摄入的蛋白质、脂肪、碳水化合物、维生素和矿物质等几大营养素比例合理,即达到平衡膳食。

　　营养配餐是实现平衡膳食的一种措施。平衡膳食的原则通过食谱才得以表现出来,充分体现其实际意义。

要真正实现营养配餐,不仅需要营养学相关知识,同时还需要食品原料、烹饪学以及成本核算相关知识,这样才能真正做好营养配餐。

二、营养配餐的作用

(1) 营养配餐可将各类人群的膳食营养素参考摄入量具体落实到用膳者的每日膳食中,使他们按需要摄入足够的能量和各种营养素,同时又防止营养素或能量的过高摄入。

(2) 可根据群体对各种营养素的需要,结合当地食物的品种、生产季节、经济条件和厨房烹调水平,合理选择各类食物,达到平衡膳食。

(3) 通过编制营养食谱,可指导食堂管理人员有计划地管理食堂膳食,也有助于家庭有计划地管理家庭膳食,并且有利于成本核算。

三、营养配餐的编制原则及要求

营养配餐总原则是营养平衡、饭菜适口、食物多样、定量适宜、经济适宜。

营养食谱的编制原则及要求具体包括以下几个方面。

❶ **食谱要有科学性** 食谱要遵循平衡膳食的营养需求,能满足用膳者生理需要的能量和各种营养素的需要。

❷ **食谱要有可针对性** 食谱编制要完全根据用膳者的实际情况,针对用膳者的生理发育特点和营养需求,明确膳食的目的是预防营养缺乏还是营养过剩,所编制的食谱是普通膳食还是特殊膳食等,从而调整膳食的安排。

❸ **食谱要有可操作性** 从市场可供选择的原料和烹调加工技术两个方面来配膳。要熟悉市场可供选择的原料,并了解其营养特点。所编制的食谱,既要使食物搭配符合营养学要求,又要使用膳者在经济上能承受,这样才会使所编制的食谱有意义,否则,所编制的食谱就不能真正进入实际生活中。

❹ **烹调方法要合理** 要适应各种人群的消化能力和饮食习惯。只有烹调方法得当,才能更多保存食物中的各种营养素。

❺ **要注意兼顾食物的色、香、味、形和饭食、菜肴的多样化** 可能的情况下,既要使膳食多样化,又要照顾就餐者的膳食习惯。注重烹调方法,做到色香味美、质地宜人、形状优雅。

❻ **膳食要符合卫生** 选定的所有菜肴、主食要符合卫生要求,要保证食品安全。

❼ **膳食制度要合理** 需根据用膳者的劳动和生活规律,安排进餐的次数和时间。一般应定时定量进食,成人一日三餐,儿童三餐之外再加一次点心,老人也可在三餐之外加餐(点心或水果)。

任务二 营养配餐者所需的理论知识

任务目标

1. 能够正确使用 DRIs 表。
2. 能够应用平衡膳食指南和平衡膳食宝塔。
3. 能够应用食物成分表。
4. 能够运用营养平衡理论。

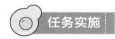任务导入

作为一名营养配餐工作者,须将前面所学的营养相关知识加以灵活运用。在实际配餐工作过程中,常用的营养理论依据有哪些呢? 如何运用?

任务实施

一、膳食营养素参考摄入量(DRIs)

DRIs 是评价膳食营养素供给量能否满足人体需要、是否存在过量摄入风险以及有利于预防某些慢性非传染性疾病的一组参考值,包括平均需要量(EAR)、推荐摄入量(RNI)、适宜摄入量(AI)、可耐受最高摄入量(UL)以及建议摄入量(PI-NCD)、宏量营养素可接受范围(AMDR)。项目一已介绍前四个,因在食谱设计时还可能用到后面两个参考值,故营养配餐工作者还需了解这两个参考值。

宏量营养素可接受范围(acceptable macronutrient distribution ranges,AMDR)是为预防产能营养素缺乏,同时又降低慢性病风险而提出的每日摄入量的下限和上限。

建议摄入量(proposed intakes for preventing non-communicable chronic diseases,PI-NCD)是为预防非传染性慢性病而建议的必需营养素的每日摄入量。

DRIs 应用主要包括对个体和群体计划膳食以及对个体和群体的膳食质量评价,需要根据使用的目的正确选择适宜的指标进行计划膳食(表 8-1)和评价膳食(表 8-2)。

表 8-1 应用 DRIs 对个体和群体计划膳食

为健康个体计划	为健康群体计划
EAR:不应作为计划个体的摄入量的目标。 RNI:计划达到这一摄入水平,日常摄入量达到或超过此水平则摄入不足的概率很低。 AI:计划达到这一摄入水平,日常摄入量达到或超过此水平则摄入不足的概率很低。 UL:计划日常摄入量低于此水平以避免摄入过量可能造成的危害	EAR:作为摄入不足的切点,计划群体膳食,使摄入不足者占的比例很低。 RNI:不应当用来计划群体摄入量。 AI:用以计划平均摄入量水平,平均摄入量达到或超过此水平则摄入不足者的比例很低。 UL:用作计划指标,使人群中有摄入过量风险的比例很小

表 8-2 应用 DRIs 对个体和群体膳食质量评价

用于个体膳食质量评价	用于群体膳食质量评价
EAR:用以检查日常摄入量不足的概率。 RNI:日常摄入量达到或超过此水平则摄入不足的概率很低。 AI:日常摄入量达到或超过此水平则摄入不足的概率很低。 UL:日常摄入量超过此水平可能面临健康风险	EAR:用以估测群体中摄入不足个体所占的比例。 RNI:不用于评价群体的摄入量。 AI:平均摄入量达到或超过此水平表明该人群摄入不足的概率很低。 UL:用以估测人群中面临过量摄入健康风险的人所占的比例

进行计划膳食的工作目的是让人群获得营养充足而又不过量的饮食。计划膳食可分为多个层面,既可以是个体计划食物采购和餐饮的安排或一个群体计划食物购买和食谱的安排;也可以是更大规模的计划,如一个政府部门制定地区性营养改善计划或食物援助项目等。

应用 DRIs 为个体计划膳食时先设定适宜的营养素摄入目标,再围绕中国居民膳食指南和中国

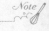

居民平衡膳食宝塔(简称平衡膳食宝塔)制订食物消费计划。也可根据当地食物的营养成分来验证计划的膳食能否提供充足的营养素。在特定的情况下,也可用强化食品或一些营养素补充剂来保证特定营养素的供给。

应用 DRIs 计划膳食需要分多步进行,涉及确定营养目标、实施计划达到目标、评估目标达到情况等多项工作。

二、中国居民膳食指南和平衡膳食宝塔

中国居民膳食指南(简称膳食指南)本身就是合理膳食的基本规范,为了便于宣传普及,它将营养理论转化为一个通俗易懂、简明扼要、可操作性的指南,其目的就是合理营养、平衡膳食、促进健康。因此,膳食指南的原则就是食谱设计的原则,营养食谱的制订需要根据膳食指南考虑食物种类、数量的合理搭配。中国营养学会最早于 1989 年 10 月制定了我国人民的膳食指南。1997、2007 年根据中国居民的健康状况修订了中国居民膳食指南,2015 年第三次修订,由国家卫生和计划生育委员会于 2016 年 5 月 13 发布第四版中国居民膳食指南。具体内容见项目六。

平衡膳食宝塔则是膳食指南量化和形象化的表达,是人们在日常生活中贯彻膳食指南的工具。宝塔建议的各类食物的数量既以人群的膳食实践为基础,又兼顾食物生产和供给的发展,具有实际指导意义。同时,平衡膳食宝塔还提出了实际应用时的具体建议,如同类食物互换的方法,对制订营养食谱具有实际指导作用。营养配餐时,需灵活应用膳食指南和平衡膳食宝塔,从而制定出营养合理、搭配适宜的食谱。

三、食品成分表

食物成分表是对食物成分数据的记载,目前我国的版本有《中国食物成分表》(2002)和《中国食物成分表》(2004)。

《中国食物成分表》(2002)所列食物仍以原料为主,各项食物都列出了产地和食部,包括 1506 条食物 31 项营养成分。《中国食物成分表》(2004)是对《中国食物成分表》(2002)的重要补充,是对我国食物成分数据资料的又一次丰富和发展。该书是在对过去 4 年中相关课题研究成果进行综合的基础上,经过认真核对、比较、编辑而成的,共包括 757 条食物的一般营养成分数据,239 条食物的氨基酸数据,323 条食物的脂肪酸数据,另外还收录入了部分食物的胆碱、生物素、泛酸、维生素 K、维生素 D 的数据。《中国食物成分表》(2004)在食物分类、编码和营养素数据表达方面基本与《中国食物成分表》(2002)一致,在编排上也采用中英文对照的方式,并给出部分食物的图片,以供读者借鉴和参考。

❶ 食物的食部　市品是指从市场上购来的食品。食部是指从市场上购来的食品去掉其不可食部之后所剩余的可食部所占的比例。市品的食部不是固定不变的,它会因食物的运输、储藏和加工处理不同而有改变。因此认为食部的实际情况和表中食部栏内所列数字有较大出入时,可以自己实际测量食部的量。

列出食部的比例是为了便于计算市品的营养素含量。由于食物成分表中所列的数值均为 100 g 食部中所含的各种营养素的量,所以:

食物市品的某种营养素量＝食部 100 g 该营养素的量×食物市品重量(g)×食部(%)/100

❷ 食物成分表的应用

例 1:计算 200 g 稻米含蛋白质多少克?

解:查食物成分表中谷类及制品中的稻米,可知:

100 g 可食部稻米中含蛋白质 8 g,食部为 100%,

200 g 稻米含蛋白质＝8×200×100%/100＝16 g

例 2:分别计算 250 g 的国光苹果、鸭梨、香蕉、草莓、巨峰葡萄中维生素 C 的含量,哪种水果含维

生素C最丰富？哪种水果含维生素C最低？

解：查食物成分表，上述水果食部为：

国光苹果78%；鸭梨82%；香蕉59%；草莓97%；巨峰葡萄84%。

查食物成分表可知，100 g上述水果中维生素C(抗坏血酸)含量分别为：

国光苹果4 mg、鸭梨4 mg、香蕉8 mg、草莓47 mg、巨峰葡萄4 mg

250 g国光苹果维生素C含量＝4×250×78%/100＝7.8 mg

250 g鸭梨维生素C含量＝4×250×82%/100＝8.2 mg

250 g香蕉维生素C含量＝8×250×59%/100＝11.8 mg

250 g草莓维生素C含量＝47×250×97%/100＝114.0 mg

250 g巨峰葡萄维生素C含量＝4×250×84%/100＝8.4 mg

由上计算可知：草莓中所含维生素C最丰富，苹果含维生素C最少。

四、营养平衡理论

膳食营养设计者不仅要掌握平衡膳食理论和营养配餐的理论，还应熟悉营养配餐的十大平衡理论。

❶ **酸性食物与碱性食物的平衡** 酸碱平衡是营养配餐的关键。表8-3列出了一些强酸和强碱食品供参考。

表8-3 食物酸碱成分评估表

食 物 分 类	举　　例
强酸食品	蛋黄、乳酪、白糖做的面点、乌鱼子、白米等
中酸食品	火腿、鸡肉、猪肉、馒头、牛肉、面包、小麦、奶油等
弱酸食品	花生、啤酒、油豆腐、海苔、章鱼、泥鳅、芦笋、干紫菜等
弱碱食品	红豆、萝卜、苹果、甘蓝、洋葱、豆腐等
中碱食品	萝卜干、大豆、番茄、香蕉、橘子、南瓜、黄瓜、柠檬、菠萝等
强碱食品	海带、菠菜、橘汁、葡萄、茶叶、葡萄酒等

❷ **荤素平衡** 膳食中动物性食物与植物性食物之间的合理调配。荤素平衡是膳食平衡的重要方式，具有一定的科学价值。

肉类食物含有丰富的蛋白质，与蔬菜相配合可以弥补蔬菜蛋白质含量颇低的缺陷；花生、松仁、核桃等坚果，与肉类原料相配合烹制出宫保鸡丁、松仁玉米、核桃鸭方，坚果则可提供动物性食物所缺乏的必需脂肪酸和植物固醇；肝、蛋、奶等荤料可以补充素料中不含有的维生素A与维生素D，增补维生素B_2与维生素B_{12}；而蔬菜中富含的维生素C、胡萝卜素和膳食纤维又是动物性食物所不具备的。所以荤素平衡可使营养互补，相得益彰，膳食中的营养素更加全面。荤素平衡的作用如表8-4。

表8-4 荤素平衡的作用

	动物性食物	植物性食物	搭 配 作 用
蛋白质	含量高，多属完全蛋白质	相对含量小（大豆除外），多属非完全蛋白质	提供蛋白质，起蛋白质互补作用，提高膳食蛋白质质量
脂肪	含饱和脂肪酸多，多含胆固醇	含不饱和脂肪酸，含植物固醇	提供必需脂肪酸，降低胆固醇，具有合理脂肪酸比例
维生素	动物肝、奶、蛋提供维生素A与维生素D、维生素B_2、维生素B_{12}	新鲜果蔬提供维生素C、胡萝卜素	相互补充，使维生素种类更加全面

	动物性食物	植物性食物	搭　配　作　用
矿物质	所含种类多、数量多,易于人体 吸收	相对吸收率较低,豆类及蔬菜富含钾、镁	使人体获得全面、足量的矿物质,促进吸收
	多为酸性食物	多为碱性食物	酸碱平衡
膳食纤维	无	含量丰富	提供人体所需的膳食纤维

荤素平衡的方法很灵活,但绝不是乱配的,原料间颜色、质地、成分、口感也要搭配得当。

❸ **主食与副食的平衡**　我们所说的主食即五谷杂粮,五谷是各种粮食的总称,即稻(各种大米)、黍(大、小黄米)、稷(小米,又称粟)、麦(大、小、燕麦)、豆(各种豆);副食即是畜肉类、禽肉类、鱼贝类、蛋类和各种蔬菜。在日常生活中,主食和副食二者缺一不可。

❹ **杂与精的平衡**　主食应做到粗细粮搭配。除米、面外,应尽量多搭配些五谷杂粮,并提倡粗粮细做,少吃精白米、精白面。主食可在米饭、面食(馒头、小枣窝头、玉米面发糕、小笼包、小糖包、金银卷、豆沙包、紫米面馒头、麻酱卷、大饼、面包、蛋糕等等)中任意选择。

❺ **饥与饱的平衡**　食物入口后,由各种脏器相互配合,才能起到消化吸收的作用。胃肠起消化、吸收作用,肝脏起储存养料作用,脾肾与食物的运化不可分割。适当的饮食,对保持脏器的健康是营养的关键。有些人对喜欢吃的食物,就使劲地、无所顾忌地放口猛吃,把胃塞得满满的;听说什么好吃就专吃什么,听说什么不好就绝对不吃,拒之门外,结果是饥饱不均,造成新的偏食,影响胃肠功能,日久会患慢性消化系统疾病。儿童一日三餐吃饱,可以避免儿童吃零食的习惯。中年人每天的工作活动量比较大,一天十几个小时需要热量的消耗,所以,一般要吃得稍饱一些,避免还不到用餐时间就感到饥饿难耐,精力不支。

❻ **寒与热的平衡**　人的饮食与环境、气候有密切的关系。人体有阴、阳、虚、实之分,大自然有春、夏、秋、冬四季,食物也有寒、热、温、凉四性之别。饮食中讲究"热者寒之,寒者热之",就是要取得平衡的意思。

❼ **摄入与排出的平衡**　摄入与排出的平衡是指吃进去的热量要与活动消耗的热量等量。人生命的本质在某种意义上讲就是新陈代谢。就像机器中污垢多了要损害机器,锅炉中水垢多了会堵塞管道一样,人体中脂类物质多了,会沉积在血管壁上,使血管变硬变窄,引起动脉粥样硬化;糖的过量摄入会耗竭体内胰岛素,损害胰岛细胞;蛋白质过剩会蓄积在肠道,所产生的毒素在体内循环不已,影响肾脏排泄。

❽ **干与稀的平衡**　每餐既要有干的食物,又要有稀的食物。

❾ **动与静的平衡**　动与静的平衡是指食前忌动,食后忌静。

❿ **情绪与食欲的平衡**　情绪决定食欲。一定不要一高兴起来就山吃海喝,一曝十寒。一有些犯愁的心事,就不吃不喝,停餐绝食。要学会调节食欲,保持良好的饮食习惯,促进身心的健康。

要达到真正的营养平衡,就要注意这十大平衡。

任务三　特定人群的生理特点和营养

任务目标

1.能够明晰孕妇、乳母、幼儿、学龄前儿童和老年人等特定人群的生理特点。

2.能够说出孕妇、乳母、幼儿、学龄前儿童和老年人的特定营养需求。

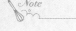

3.能够根据孕妇、乳母、幼儿、学龄前儿童和老年人的膳食指南合理指导这类人群的膳食。

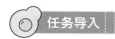
任务导入

特定人群包括孕妇、乳母、婴幼儿、学龄前儿童、儿童青少年及老年人。不同的特定人群有着各自的生理特点和营养需要。如何根据孕妇和乳母的生理特点和营养需要,合理指导其膳食?对于幼儿和学龄前儿童如何进行膳食指南以满足身体快速增长的需要?对于老年人,如何适应其生理和营养需要变化安排膳食以提高健康水平和生命质量?

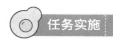
任务实施

一、孕期妇女的生理特点和营养需求

孕期妇女是指处于妊娠特定生理状态的人群。孕期妇女通过胎盘供给胎儿生长发育所需营养,经过 280 天,将一个肉眼看不见的受精卵孕育成体重约 3.2 kg 的新生儿。

（一）孕期的生理特点

妊娠是一种正常的生理现象。在胎儿发育的同时,母体各器官、系统及代谢等方面都会发生一些变化。

❶ **孕期内分泌改变**　母体卵巢及胎盘激素分泌增加,同时孕期甲状腺素及其他激素水平都发生改变,母体中这些内分泌发生改变的目的是对营养素代谢进行调节,增加营养素的吸收或利用,以支持胎儿的发育和生长,保证妊娠的成功。

❷ **孕期消化功能改变**　受孕酮分泌的影响,胃肠道平滑肌细胞松弛,张力减弱,蠕动减慢,胃排空及食物在肠道停留时间延长,孕妇易出现饱胀感以及便秘;孕期消化液和消化酶分泌减少,易出现消化不良;由于贲门括约肌松弛,胃内容物可逆流入食管下部,引起反胃等早孕反应。另外,消化系统的上述改变,延长了食物在肠道停留的时间,使一些营养素,如钙、铁、维生素 B_{12} 及叶酸等的肠道吸收量增加,与孕妇、胎儿对营养素的需要量增加相适应。

❸ **孕期血液和肾功能改变**　血浆容积随孕期进展逐渐增加,红细胞和血红蛋白的量也增加,但血浆容积和红细胞增加程度不一致,导致血红蛋白浓度下降 20% 以上,红细胞比容下降约 15%,红细胞计数下降,形成血液的相对稀释,称为孕期生理性贫血。世界卫生组织建议,孕早期和孕晚期贫血的界定值是 Hb≤110 g/L,孕中期是 Hb≤105 g/L。

有效肾血浆流量及肾小球滤过率增加,但肾小管再吸收能力未相应增加,尿中葡萄糖、氨基酸和水溶性维生素的代谢终产物排出量增加。

❹ **孕期体重增加**　妊娠晚期,孕妇体重增加约 10 kg,包括胎儿、胎盘、羊水、孕妇子宫、乳房、体内脂肪等,由于膨大的子宫压迫胃肠道,可使孕妇每餐进食量减少,感到腹胀,出现便秘。

（二）孕期的营养需求

为适应孕妇的特殊生理需要,保证胎儿的正常发育,孕妇的膳食应在平衡膳食的基础上,在妊娠的不同阶段加以调整。孕妇的营养状况对于妊娠过程、胎儿的生长发育均起着极为重要的作用。

❶ **能量**　孕早期（12 周内）妇女每日需能量与普通妇女相同,为 2100 kcal 左右,从第五个月至分娩,胎儿生长进度较快,每日所需能量要在非孕基础上增加约 200 kcal,以供给胎儿、胎盘和乳房等组织的代谢和一些内分泌活动的需要。2013 年的中国 DRIs 建议孕中期（13～27 周）、孕晚期（28 周以上）能量在非孕期的基础上分别增加 200 kcal/d、350 g/d。

为了防止胎儿长得过大,增加难产机会,孕妇能量供给不宜过多。保证适宜能量摄入的最佳方法是密切监测和控制孕期每周体重的增长。

② 蛋白质　保证供给孕妇充足蛋白质极为重要，因为胎儿需要蛋白质来构成身体组织，母体需要蛋白质供给子宫、乳房和胎盘的发育，并为分娩过程中的消耗和产后乳汁分泌打下物质基础，所以2013年的中国DRIs建议孕中、晚期膳食蛋白质在非孕期的基础上分别增加15 g/d、30 g/d，即孕中期（13～27周）、孕晚期（28周以上）妇女蛋白质的推荐摄入量（RNI）为70 g/d和85 g/d。孕早期妇女不需额外增加。

③ 脂类　孕期需积累3～4 kg的脂肪以备产后泌乳，同时，孕20周开始，胎儿脑细胞分裂加速，作为脑细胞结构和功能成分的磷脂增加是脑细胞分裂的前提，而花生四烯酸（ARA）和二十二碳六烯酸（DHA）等是脑磷脂合成所必需的，需要由母体提供。

④ 矿物质　孕妇每日需钙1.5 g，磷2 g，供给足够的钙，可防止孕妇血钙低、掉牙，发生肌肉痉挛、手足抽搐，甚至骨质软化症。钙对于调节心律，促进血液凝固也有作用；它还是构成胎儿骨骼最重要的原料，故应进食含钙丰富的食物，如牛奶、豆制品、芝麻酱、虾皮，海带等食品。2013年中国的DRIs对孕中晚期和钙的推荐摄入量（RNI）为1000 mg/d，可耐受最高摄入量（UL）为2000 mg/d。过多钙摄入可能导致孕妇便秘，也可能影响其他营养素的吸收。

孕妇贫血是一个常见的疾病，已有大量的证据表明，孕早期的铁缺乏与早产和低出生体重有关。孕妇在孕中期以后，铁的需要量增加，除供给胎儿需要外，孕妇也要储备一定量的铁，以备分娩时因流血造成损失。2013年中国的DRIs推荐的孕中期RNI为24 mg/d，孕后期为29 mg/d。应多选用含铁丰富的食物，如肝、动物血、鸡蛋、绿色蔬菜等，同时进食维生素C丰富的新鲜蔬菜和水果，可促进铁的吸收和利用。

其他的矿物质在孕期需求也有相应的增加，具体请参见2013年中国的DRIs。

⑤ 维生素

（1）维生素A：母体维生素A营养低下与早产、婴儿低出生体重等有关，但过量摄入又可导致自发性流产和新生儿先天性缺陷。2013年中国的DRIs中孕中、晚期维生素A的推荐摄入量（RNI）为770 μgRE/d，UL为3000 μgRE/d。

（2）维生素D：孕期维生素D缺乏可导致母体和出生的子代代谢紊乱，包括新生儿低钙血症、手足搐搦、婴儿牙釉质发育不良，以及母体骨质软化症。由于含维生素D的食物有限，在日光照射不足的情况下维生素D补充极为重要。2013年中国的DRIs中孕期维生素D的RNI为10 μg/d，UL为50 μg/d。过量摄入维生素D可导致胎儿畸形。

（3）叶酸：叶酸摄入不足对妊娠的影响包括出生低体重、胎盘早剥和神经管畸形，在发展中国家比较常见的是孕妇巨幼细胞贫血。2013年中国的DRIs建议围孕期妇女应多摄入富含叶酸的食物，孕期叶酸RNI为600 μgDFE/d。由于食物叶酸的生物利用率仅为补充剂的50%，因此补充400 μgDFE/d叶酸补充剂或叶酸强化食物更为有效（尤其是围孕期妇女）。

（4）维生素B_1：孕期缺乏维生素B_1可导致新生儿缺乏维生素B_1。维生素B_1缺乏也影响胃肠道功能，这在孕早期特别重要，因为早孕反应使食物摄入量减少，极易引起维生素B_1缺乏，并因此导致胃肠道功能下降，进一步加重早孕反应，引起营养不良。2013年中国的DRIs建议孕中、晚期维生素B_1的RNI分别增加到1.4 mg/d、1.5 mg/d。动物内脏、瘦肉、豆类和粗加工的粮谷类是维生素B_1的良好来源。

（5）维生素B_2：孕期维生素B_2缺乏，胎儿可出现生长发育迟缓。研究表明缺铁性贫血也与维生素B_2缺乏有关。2013年中国的DRIs中孕中期和孕晚期维生素B_2的RNI分别增加到1.4 mg/d、1.5 mg/d。肝脏、蛋黄、肉类、奶类是维生素B_2的主要来源，谷类、蔬菜、水果也含有少量的维生素B_2。

（6）维生素B_6：在临床上，有使用维生素B_6辅助治疗早孕反应，也使用维生素B_6、叶酸和维生素B_{12}预防妊高症。2013年中国的DRIs中孕期维生素B_6的RNI增加到为2.2 mg/d。食物来源主要是动物肝脏、肉类、豆类以及坚果（瓜子、核桃）等。

（三）孕期膳食指南

❶ **孕早期妇女膳食指南**　孕早期胎儿生长发育速度相对缓慢,但是孕早期妊娠反应使其消化功能发生改变,多数妇女孕早期可出现恶心、呕吐、食欲下降等症状。因此,孕早期的膳食应富营养、少油腻、易消化及适口。妊娠的头 4 周是胎儿神经管分化形成的重要时期,重视预防胎儿神经管畸形也极为重要。在一般人群膳食指南十条基础上,孕早期妇女膳食指南还应补充以下五条内容。

（1）膳食清淡、适口。清淡、适口的膳食能增进食欲,易于消化,并有利于降低怀孕早期的妊娠反应,使孕妇尽可能多地摄取食物,满足其对营养的需要。清淡、适口的食物包括各种新鲜蔬菜和水果、大豆制品、鱼、禽、蛋以及各种谷类制品,可根据孕妇当时的喜好适宜地进行安排。

（2）少食多餐。怀孕早期反应较重的孕妇,不必像常人那样强调饮食的规律性,更不可强制进食,进食的餐次、数量、种类及时间应根据孕妇的食欲和反应的轻重及时进行调整,采取少食多餐的办法,保证进食量。为减少妊娠反应,可口服少量 B 族维生素,以缓解症状。随着孕吐的减轻,应逐步过渡到平衡膳食。

（3）保证摄入足量富含碳水化合物的食物。怀孕早期应尽量多摄入富含碳水化合物的谷类或水果,保证每天至少摄入 150 g 碳水化合物(约合谷类 200 g)。因妊娠反应严重而完全不能进食的孕妇,应及时就医,以避免因脂肪分解产生酮体对胎儿早期脑发育造成不良影响。

（4）多摄入富含叶酸的食物并补充叶酸。怀孕早期叶酸缺乏可增加胎儿发生神经管畸形及早产的危险。妇女应从计划妊娠开始尽可能早地多摄取富含叶酸的动物肝脏、深绿色蔬菜及豆类。由于叶酸补充剂比食物中的叶酸能更好地被机体吸收利用,因此建议,受孕后每日应继续补充叶酸 400 $\mu gDFE$,至整个孕期。叶酸除有助于预防胎儿神经管畸形外,也有利于降低妊娠高脂血症发生的危险。

（5）戒烟、禁酒。孕妇吸烟或经常被动吸烟,烟草中的尼古丁和烟雾中的氰化物、一氧化碳可能导致胎儿缺氧和营养不良、发育迟缓。孕妇饮酒,酒精可以通过胎盘进入胎儿血液,造成胎儿宫内发育不良、中枢神经系统发育异常、智力低下等,称为酒精中毒综合征。为了生育一个健康的婴儿,孕妇应戒烟、禁酒,并远离吸烟环境。

❷ **孕中、晚期妇女膳食指南**　从孕中期开始,胎儿进入快速生长发育期,直至分娩。与胎儿的生长发育相适应,母体的子宫、乳腺等生殖器官也逐渐发育,并且母体还需要为产后泌乳开始储备能量以及营养素。因此,孕中、晚期均需要相应增加食物量,以满足孕妇显著增加的营养素需要。在一般人群膳食指南基础上,孕中、晚期妇女膳食指南增加以下五条内容。

（1）适当增加鱼、禽、蛋、瘦肉、海产品的摄入量。鱼、禽、蛋、瘦肉是优质蛋白质的良好来源,其中鱼类除了提供优质蛋白质外,还可提供 n-3 多不饱和脂肪酸(如二十二碳六烯酸),这对孕 20 周后胎儿脑和视网膜功能发育极为重要。蛋类尤其是蛋黄,是卵磷脂、维生素 A 和维生素 B_2 的良好来源。建议孕中、晚期每日增加 50～100 g 的鱼、禽、蛋、瘦肉的摄入量。鱼类作为动物性食物的首选,每周最好能摄入 2～3 次,每天还应摄入 1 个鸡蛋。除食用加碘盐外,每周至少进食一次海产品,以满足孕期碘的需要。

（2）适当增加奶类的摄入。奶或奶制品富含蛋白质,对孕期蛋白质的补充具有重要意义,同时也是钙的良好来源。由于中国传统膳食不含或少有奶制品,每日膳食钙的摄入量仅 400 mg 左右,远低于建议的钙适宜摄入量。从孕中期开始,每日至少摄入 250 mL 的牛奶或相当量的奶制品及补充 300 mg 的钙,或喝 400～500 mL 的低脂牛奶,以满足钙的需要。

（3）常吃含铁丰富的食物。伴随着从孕中期开始的血容量和血红蛋白的增加,孕妇成为缺铁性贫血的高危人群。此外,基于胎儿铁储备的需要,宜从孕中期开始增加铁的摄入量,建议常摄入含铁丰富的食物,如动物血、肝脏、瘦肉等,必要时可在医生指导下补充小剂量的铁剂。同时,注意多摄入富含维生素 C 的蔬菜、水果,或在补充铁剂时补充维生素 C,以促进铁的吸收和利用。

（4）适量身体活动，维持体重的适宜增长。由于孕期对多种微量营养素需要的增加大于能量需要的增加，通过增加食物摄入量以满足微量营养素的需要极有可能引起体重过多增长，并因此会增加发生妊娠糖尿病和出生巨大儿的风险。因此，孕妇应适时监测自身的体重，并根据体重增长的速率适当调节食物摄入量。也应根据自身的体能每天进行不少于 30 min 的低强度身体活动，最好是 1～2 h 的户外活动，如散步、做体操等。因为适宜的身体活动有利于维持体重的适宜增长和自然分娩，户外活动还有助于改善维生素 D 的营养状况，以促进胎儿骨骼的发育和母体自身的骨骼健康。妊娠后期胎儿的生长速度更快，因此孕妇膳食中的热能要满足其生长的需要，尽量选择体积小、营养价值高（动物性食品等）的食物，少吃主食，尽量不吃营养价值低而体积大（如土豆、白薯等）的食物，避免造成胎儿体重超重，影响分娩。

（5）禁烟戒酒，少吃刺激性食物。烟草、酒精对胚胎发育的各个阶段都有明显的毒性作用，如容易引起早产、流产、胎儿畸形等。有吸烟、饮酒习惯的妇女，孕期必须禁烟戒酒，并要远离吸烟环境。浓茶、咖啡应尽量避免，刺激性食物亦应尽量少吃。

为了帮助专业人员和广大公众更好地践行《国民营养计划（2017—2030 年）》，在生命早期 1000 天营养健康行动中更好地使用《中国居民膳食指南（2022）》，中国营养学会妇幼营养分会 2022 年修订和发布了中国妇幼人群平衡膳食宝塔/婴儿母乳喂养指南关键推荐示意图，其中孕期妇女平衡膳食宝塔如图 8-1 所示。

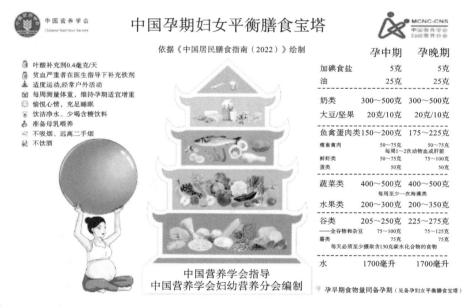

图 8-1　中国孕期妇女平衡膳食宝塔

二、哺乳期妇女（乳母）的膳食营养

（一）乳母的生理特点

在正常的情况下，新生儿在出生 8 h 后应该开始得到母乳的喂哺，即摄入初乳。因此，一个产妇从孕妇进而变为乳母的过渡时间是短的。乳母与正常女性不同，除了自身需要外，还要分泌乳汁。为了保证婴儿的正常健康生长，就要保证乳汁的质量，而乳汁的质与量与乳母的营养状况直接相关。在产后的一段时间内，母体的子宫及其附件将逐渐恢复至孕前状态，而乳房则进一步加强它的活动，两者是相互影响的。哺乳有利于产后性器官和机体有关部分更快地复原。

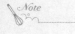

（二）乳母的营养需求

乳母的营养很重要。乳母的营养需要包括两个方面：其一是为泌乳提供物质基础和正常泌乳条件；其二是恢复或维持母体健康的需要。所以，乳母的营养需要量比孕妇还要高。乳母每天分泌 600～800 mL 的乳汁来喂养孩子，当营养供应不足时，即会破坏本身的组织来满足婴儿对乳汁的需要，所以为了保护母亲和分泌乳汁的需要，必须供给乳母充足的营养。

❶ 能量 除乳母本身的能量消耗外，还有乳汁的能量消耗。增加的能量消耗除来自孕期的储备脂肪外，还需由膳食提供。我国 DRIs 建议乳母能量每日增加 500 kcal。

❷ 蛋白质 许多观察证明，适宜的蛋白质有利于乳汁的正常分泌，而严重缺乏蛋白质时，可影响乳内的蛋白质含量。750 mL 的乳汁约含蛋白质 9 g，母体膳食蛋白质转变为乳汁蛋白质的有效率为 70％，因此，我国的 DRIs 建议乳母膳食蛋白质每日应增加 20 g，其中 1/3 以上为优质蛋白质。所以，乳母应多进食含蛋白质丰富的食物，如鸡蛋、瘦肉、动物肝脏、牛奶、腰子（肾）、动物血、鱼。动物实验证明：牛肉、猪肝、猪肚、鸡蛋中蛋白质最适于促进乳汁分泌。豆类及制品营养价值也较丰富，不可忽视。

❸ 脂肪 脂肪是婴儿能量的重要来源，婴儿中枢神经系统发育和脂溶性维生素的吸收也需要脂肪，因而，乳母需要适量的脂类。目前我国乳母脂肪推荐与成人相同，膳食脂肪提供的能量应占总能量的 20％～30％。

❹ 矿物质 为保证乳汁中钙含量的稳定及母体钙平衡，应增加乳母的钙的摄入量。乳母膳食钙参考摄入量为 1200 mg/d。尽管母乳中铁含量极少，仅为 0.05 mg/100 mL，为恢复孕期缺铁和分娩时损失，应注意铁的补充。

❺ 维生素 由于维生素 A 可以通过乳腺进入乳汁，乳母膳食维生素 A 的摄入量可以影响乳汁中维生素 A 的含量。乳母维生素 A 的 RNI 为 1300 μgRE/d，UL 为 3000 μgRE/d。乳母需注意膳食的合理调配，多选用富含维生素 A 的食物。

由于维生素 D 几乎不能通过乳腺，母乳中维生素 D 含量很低。乳母膳食维生素 D 的 RNI 为 10 g/d，UL 为 50 g/d。建议多进行户外活动来改善维生素 D 的营养状况以促进膳食钙的吸收，必要时可补充维生素 D 制剂。

维生素 B_1 能够改善乳母的食欲和促进乳汁分泌，预防婴儿维生素 B_1 缺乏病。乳母膳食维生素 B_1 的 RNI 为 1.5 mg/d，维生素 B_2 的 RNI 为 1.5 mg/d。乳汁中维生素 C 与乳母的膳食也有密切关系，我国 2013 年 DRIs 中的膳食维生素 C 的 RNI 为 150 mg/d。

（三）乳母的膳食指南

乳母一方面要逐步补偿妊娠、分娩时所损耗的营养素储备，促进各器官、系统功能的恢复；另一方面还要分泌乳汁、哺育婴儿。如果营养不足，将影响母体健康，减少乳汁分泌量，降低乳汁质量，影响婴儿的生长发育。因此，应根据哺乳期的生理特点及乳汁分泌的需要，合理安排膳食，保证充足的营养供给。在一般人群膳食指南基础上，乳母膳食指南增加以下五条内容。

❶ 增加鱼、禽、蛋、瘦肉及海产品摄入 动物性食品如鱼、禽、蛋、瘦肉等可提供丰富的优质蛋白质，乳母每天应增加总量 100～150 g 的鱼、禽、蛋、瘦肉，其提供的蛋白质应占总蛋白质的 1/3 以上。如果增加动物性食品有困难时，可多食用大豆类食品以补充优质蛋白质。为预防或纠正缺铁性贫血，也应多摄入些动物肝脏、动物血、瘦肉等含铁丰富的食物。

此外，乳母还应多吃些海产品，对婴儿的生长发育有益。海产鱼虾除蛋白质丰富外，其脂肪富含 n-3 多不饱和脂肪酸，牡蛎还富含锌，海带、紫菜富含碘。这些营养素都是婴儿生长发育尤其是脑和神经系统发育必需的营养素。有研究显示，能量平衡时，乳汁脂肪酸含量和组成与乳母膳食脂肪摄入量和种类有关。母乳中锌、碘含量也受乳母膳食中锌、碘含量的影响。因此乳母增加海产品摄入可使乳汁中 DHA、锌、碘等含量增加，从而有利于婴儿的生长发育，特别是脑和神经系统发育。

❷ **适当增饮奶类，多喝汤水** 奶类含钙量高，易于吸收利用，是钙的最好食物来源。乳母每日若能饮用牛奶500 mL，则可从中得到约600 mg优质钙。对那些不能或没有条件饮奶的乳母，建议适当多摄入可连骨带壳食用的小鱼、小虾，大豆及其制品，以及芝麻酱及深绿色蔬菜等含钙丰富的食物。必要时可在保健医生的指导下适当补充钙制剂。

由于产妇的基础代谢较高，出汗多，再加上乳汁分泌，需水量高于一般人，因此产妇多喝一些汤是有益的。鱼汤、鸡汤、肉汤营养丰富，含有可溶性氨基酸、维生素和矿物质等营养成分；鱼汤、鸡汤、肉汤不仅味道鲜美，还能刺激消化液分泌，改善食欲，帮助消化，促进乳汁的分泌；用大豆、花生加上各种肉类（如猪腿或猪排骨）煮成汤，鲫鱼汤，蘑菇煨鸡汤，猪腿和鸡蛋一起煮汤，均可促进乳汁分泌。如经济条件有限，不能多吃动物性食品，可用豆腐汤或骨头汤配以适量黄豆、豆腐和青菜等来代替。

❸ **产褥期食物多样，不过量** 产褥期的膳食同样应是多样化的平衡膳食，以满足营养需要为原则，无须特别禁忌。我国大部分地区都有将大量食物集中在产褥期消费的习惯；有的地区乳母在产褥期膳食单调，大量进食鸡蛋等动物性食品，其他食品如蔬菜、水果则很少选用。要注意纠正这种食物选择和分配不均衡的问题，保持产褥期食物多样充足而不过量，以利于乳母健康，保证乳汁的质与量和持续地进行母乳喂养。

❹ **忌烟酒，避免喝浓茶和咖啡** 乳母吸烟（包括间接吸烟）、饮酒对婴儿健康有害，喝浓茶、咖啡也可能通过乳汁影响婴儿的健康。因此，为了婴儿的健康，哺乳期应忌烟酒，避免饮用浓茶和咖啡。

❺ **科学活动和锻炼，保持健康体重** 大多数妇女生育后，体重都会较孕时有不同程度的增加。有的妇女分娩后体重居高不下，导致生育性肥胖。研究表明，孕期体重过度增加及产后不能成功减重，是导致女性肥胖发生的重要原因。因此，乳母除注意合理膳食外，还应适当运动及做产后健身操，这样可促使产妇机体复原，保持健康体重，同时减少产后并发症的发生。坚持母乳喂养有利于减轻体重，而乳母进行一定强度的、规律性的身体活动和锻炼，也不会影响母乳喂养的效果。

中国营养学会妇幼营养分会2022年修订和发布了中国妇幼人群平衡膳食宝塔/婴儿母乳喂养指南关键推荐示意图，其中哺乳期妇女平衡膳食宝塔如图8-2所示。

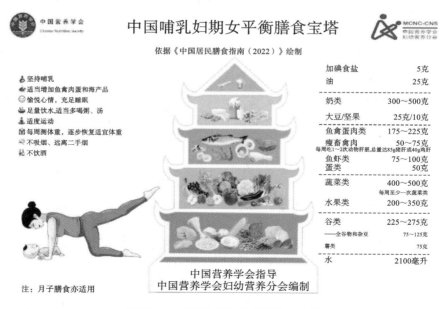

图8-2 中国哺乳期妇女平衡膳食宝塔

三、幼儿的膳食营养

婴儿出生后 6 个月内最理想的食品是母乳,只要能坚持母乳喂养,婴儿就能够正常生长发育。对于由于种种原因不能用母乳喂养的婴儿,应首选婴儿配方奶粉喂养,不宜用非婴儿配方(奶)粉或液态奶直接喂养婴儿。

婴儿 6 月龄后,在母乳喂养的基础上,应逐步地、小心地为婴儿添加辅助食品,以补充其营养需要,并且使婴儿逐步地适应母乳以外的食物,包括不同的食物性状,接受咀嚼和吞咽的训练等,在这个过程中,母乳仍然是主要的。

1～3 岁为幼儿期。这一时期是养成良好饮食习惯的关键时期,也是完成从以母乳为营养到以谷类等食物为营养的过渡期。幼儿生长发育虽不及婴儿迅速,但亦非常旺盛。尽管幼儿胃的容量已从婴儿时的 200 mL 增加至 300 mL,但牙齿的数目有限,胃肠道消化酶的分泌及胃肠道蠕动能力也远不如成人,所以不可过早地让幼儿进食一般家庭膳食。

(一)幼儿期生长发育特点

❶ 体格发育

(1)体重:1 岁后增长速度减慢,全年增长 2.5～3.0 kg。至 2 岁时体重约 12 kg,为出生时的 4 倍。2 岁后的体重增长变慢,增长的速度趋于缓慢。

(2)身长:幼儿期身长增长的速度减慢,在整个幼儿期共增长约 25 cm,因此,3 岁时身长约 100 cm,为出生时身长的 2 倍。

❷ 脑和神经系统的发育 出生 6 个月后,脑细胞增殖速度开始减慢,但脑细胞的体积开始增大。到出生后 12～15 个月时,脑细胞一次性分裂完成。进入幼儿期后,大脑发育速度已显著减慢,但并未结束。在幼儿期,神经细胞间的联系逐渐复杂,而在神经纤维外层起绝缘作用的髓鞘则在出生后 4 年才完全发育成熟。由于神经髓鞘形成不全,外界的刺激信号因无髓鞘的隔离,被传至大脑多处,难以在大脑特定的区域形成兴奋灶,同时信号传导在无髓鞘隔离的神经纤维中也较慢,因此小儿对外来刺激反应慢且易于泛化。

❸ 消化系统发育 1 岁萌出上下左右第一乳磨牙,到 2.5 岁时全部乳牙应出现。由于幼儿的牙齿还处于生长过程,故咀嚼功能尚未发育完善。18 月龄胃蛋白酶的分泌已达到成人水平;1 岁后,胰蛋白酶、糜蛋白酶、羧肽酶和脂酶的活性接近成人水平。

(二)营养需要及参考摄入量

❶ 能量 幼儿对能量需要包括基础代谢、体力活动、食物特殊动力作用和生长发育所需。婴幼儿的基础代谢所需能量约占总能量的 60%。由于幼儿的体表面积相对较大,基础代谢率高于成年人,但男女孩之间的差别不大。具体幼儿的能量每日推荐摄入量请参见我国的 DRIs。

❷ 蛋白质 幼儿对蛋白质不仅数量需求相对比成人多,而且质量要求也比成人高。一般要求蛋白质所供能量应占膳食总能量的 12%～15%,其中优质蛋白质应占 50% 以上。我国 2013 年 DRIs 的 1、2 和 3 岁幼儿蛋白质推荐摄入量分别为 25 g、25 g 和 30 g。膳食蛋白质供给占总能量的 12%～14%。

❸ 脂肪 对于 1～3 岁的幼儿,由脂肪提供的能量在 30%～35% 为宜,幼儿膳食中含有适量的脂肪也有助于增加食欲。幼儿膳食脂肪中必需脂肪酸应占总能量的 1%,才能保证正常生长。我国 2013 年 DRIs 中 1～3 岁的幼儿的膳食脂肪 AMDR 值为总能量的 30%。

❹ 碳水化合物 对于 2 岁以下的幼儿,较多的能量来自淀粉和糖是不合适的,因为富含碳水化合物的食物占体积较大,可能会降低食物的营养密度及总能量的摄入。2 岁以后,要逐渐增加来自淀粉类食物的能量,供能为总能量的 50%～55%。同时,相应地减少来自脂肪的能量。

❺ 矿物质

（1）钙：奶及其制品是膳食钙的良好来源。1～3 岁幼儿的钙 RNI 为 600 mg/d。

（2）幼儿期每天从各种途径损失的铁不超过 1 mg，加上生长需要，每天平均需要 1.0 mg 的铁。由于铁的吸收率较低，1～3 岁幼儿铁的 RNI 为 9 mg/d。膳食中良好的食物来源是动物的肝脏和血。

（3）锌：1～3 岁幼儿锌的 RNI 为 4.0 mg/d。锌的最好食物来源是蛤贝类，如牡蛎、扇贝等，其次是动物内脏、蘑菇、坚果类和豆类，肉类和蛋也含有一定量的锌，其他食物含量低。

（4）碘：碘对幼儿生长发育影响很大。1～3 岁幼儿碘的 RNI 为 90 g/d。

❻ 维生素

（1）维生素 A：1～3 岁幼儿维生素 A 的 RNI 为 310 μgRE/d。

（2）维生素 D：维生素 D 的膳食来源较少，主要来源是户外活动时由紫外线照射皮肤，使 7-脱氢胆固醇转变成维生素 D。我国 DRIs 中维生素 D 的 RNI 为 10 g/d，幼儿也可适量补充含维生素 D 的鱼肝油。

（3）其他维生素：幼儿维生素 B_1 的 RNI 为 0.6 mg/d，维生素 B_2 的 RNI 为 0.6 mg/d，维生素 C 的 RNI 为 40 mg/d。

（三）1～3 岁幼儿喂养指南

1～3 岁的幼儿正处在快速生长发育的时期，对各种营养素的需求相对较高，同时，幼儿机体各项生理功能也在逐步发育完善，但是对外界不良刺激的防御性能仍然较差，因此对于幼儿的膳食安排，不能完全与成人相同，需要特别关照。

（1）继续给予母乳喂养或其他乳制品，逐步过渡到食物多样。可继续给予母乳喂养直到 2 岁（24 月龄），或每日给予不少于相当于 350 mL 液体奶的幼儿配方奶粉，但是不宜直接喂普通液态奶、成人奶粉或大豆蛋白粉等。建议首选适当的幼儿配方奶粉，或者给予强化铁、维生素 A 等多种微量营养素的食品。因条件所限，不能给予幼儿配方奶粉者，可将液态奶稀释，或与淀粉、蔗糖类食物调制，喂养幼儿。如果幼儿不能摄入适量的奶制品，需要通过其他途径补充优质的蛋白质和钙质。可用 100 g 左右鸡蛋经适当加工来代替，如蒸蛋羹等。当幼儿满 2 岁时，可逐渐停止母乳喂养，但是每日应继续提供幼儿配方奶粉或其他的乳制品。同时，应根据幼儿的牙齿发育情况，适时增加细、软、碎、烂的膳食，种类不断丰富，数量不断增加，逐渐向食物多样化过渡。

（2）选择营养全面、丰富、易消化的食物。幼儿食物的选择应依据营养全面、丰富、易消化的原则，应充分考虑满足能量需要，增加优质蛋白质的摄入，以保证幼儿生长发育的需要；增加铁质的供应，以避免铁缺乏和缺铁性贫血的发生。鱼类脂肪有利于儿童的神经系统发育，可适当多选用鱼虾类食物，尤其是海鱼类。对于 1～3 岁幼儿，应每月选用猪肝 75 g（一两半），或鸡肝 50 g（一两），或羊肝 25 g（半两），做成肝泥，分次食用，以增加维生素 A 的摄入量。不宜给幼儿直接食用坚硬的食物、易误吸入气管的硬壳果类（如花生）、腌腊食品和油炸类食品。

除摄入乳制品外，对于 1～2 岁幼儿，建议每日膳食可选蛋类、鱼虾类、瘦畜禽肉类等 100 g，米和面粉等粮谷类食物 100～125 g，用 20 g 植物油烹制上述食物；选用新鲜绿色、红黄色蔬菜和水果各 150 g，以果菜泥、果菜汁或者果菜末的形式喂予幼儿。对于 2～3 岁幼儿，建议每日膳食选蛋类、鱼虾类、瘦畜禽肉类等 100 g，米和面粉等粮谷类食物 125～150 g，用 20～25 g 植物油烹制上述食物；选用新鲜绿色、红黄色蔬菜和水果各 150～200 g。

（3）采用适宜的烹调方式，单独加工制作膳食。幼儿膳食应专门单独加工、烹制，并选用适合的烹调方式和加工方法。应将食物切碎煮烂，易于幼儿咀嚼、吞咽和消化，特别注意要完全去除皮、骨、刺、核等；大豆、花生等硬果类食物，应先磨碎，制成泥糊浆等状态进食；烹调方式上，宜采用蒸、煮、炖、煨等烹调方式，不宜采用油炸、烤、烙等方式。口味以清淡为好，不应过咸，更不宜食辛辣刺激性食物,尽可能少用或不用味精或鸡精、色素、糖精等。要注重品种的交替更换,以利于幼儿保持对进食的兴趣。

(4)在良好环境下规律进餐,重视良好饮食习惯的培养。幼儿饮食要一日5～6餐,即一天进主餐三次,上下午两主餐之间各安排以奶类、水果和其他稀软面食为内容的加餐,晚饭后也可加餐或零食,但睡前应忌食甜食,以预防龋齿。要重视幼儿饮食习惯的培养,饮食安排上要逐渐做到定时、适量,有规律地进餐,不随意改变幼儿的进餐时间和进餐量。鼓励和安排较大幼儿与全家人一同进餐,以利于幼儿日后能更好地接受家庭膳食;培养孩子集中精力进食,暂停其他活动;家长应以身作则,用良好的饮食习惯影响幼儿,使幼儿避免出现偏食、挑食的不良习惯。要创造良好的进餐环境,进餐场所要安静愉悦。餐桌椅、餐具可适当儿童化,鼓励、引导和教育儿童使用勺子、筷子等自主进餐。

(5)鼓励幼儿多做户外游戏与活动,合理安排零食,避免过瘦与肥胖。由于奶类和普通食物中维生素D含量十分有限,幼儿单纯依靠普通膳食难以满足维生素D需要量。适宜的日光照射可促进儿童皮肤中维生素D的形成,对儿童钙质吸收和骨骼发育具有重要意义。每日安排幼儿1～2 h的户外游戏与活动,既可接受日光照射,促进皮肤中维生素D的形成和钙质吸收,又可以通过体力活动实现对幼儿体能、智能的锻炼培养和维持能量平衡。

正确选择零食品种,合理安排零食时机,使之既可增加儿童对饮食的兴趣,并有利于能量补充,又可避免影响主餐食欲和进食量。应以水果、乳制品等营养丰富的食物为主。应控制纯能量类零食的食用量,如糖果、甜饮料等含糖量高的食物。鼓励儿童参加适度的活动和游戏,有利于维持儿童能量平衡,使儿童保持合理体重增长,避免儿童瘦弱、超重和肥胖。

(6)每天足量饮水,少喝含糖高的饮料。幼儿新陈代谢相对高于成人,对能量和各种营养素的需要量也相对更多,对水的需要量也更高。1～3岁幼儿每日每千克体重约需水125 mL,全日总需水量为1250～2000 mL。幼儿需要的水除了来自营养素在体内代谢生成的水和膳食食物所含的水分(特别是奶类、汤汁类食物含水较多)外,大约有一半的水需要通过直接饮水来满足,为600～1000 mL。幼儿的最好饮料是白开水。目前市场上许多含糖饮料和碳酸饮料含有葡萄糖、碳酸、磷酸等物质,过多地饮用这些饮料,不仅会影响孩子的食欲,使儿童容易发生龋齿,而且还会造成过多能量摄入,从而导致肥胖或营养不良等问题,不利于儿童的生长发育,应该严格控制摄入。

(7)定期监测生长发育状况。身长和体重等生长发育指标反映幼儿的营养状况,父母可以在家里对幼儿进行定期的测量,1～3岁幼儿应每2～3个月测量一次。

(8)确保饮食卫生,严格消毒餐具。因为幼儿胃肠道抵抗感染的能力极为薄弱,需要格外强调幼儿膳食的饮食卫生,减少儿童肠道细菌和病毒感染以及寄生虫感染的机会。切忌养护人用口给幼儿喂食。选择清洁不变质的食物原料,不食隔夜饭菜和不洁变质的食物,在选用半成品或者熟食时,应彻底加热后方可食用。幼儿餐具应彻底清洗和加热消毒。养护人注意个人卫生。培养幼儿养成饭前、便后洗手等良好的卫生习惯,以减少肠道细菌、病毒以及寄生虫感染的机会。

四、学龄前儿童的膳食营养

小儿3岁后至6～7岁入小学前称为学龄前期,处于学龄前期的儿童则被称为学龄前儿童(4～6岁)。与婴幼儿相比,此期生长发育速度减慢,脑及神经系统发育持续并逐渐成熟。而与成人相比,此期儿童仍然处于迅速生长发育之中,加上活泼好动,需要更多的营养。影响此期间儿童良好营养的因素较多,如挑食、贪玩、不吃好正餐而乱吃零食、咀嚼不充分、食欲不振、喜欢饮料而不喜欢食物等。因此,供给其生长发育所需的足够营养,帮助其建立良好的饮食习惯,将为其一生建立健康膳食模式奠定坚实的基础。

(一)学龄前儿童的生理特点

❶ 体格发育特点 生长发育是连续的过程,但各阶段速度不同,一般而言,年龄越小,发育越

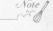

快。与婴儿期相比,学龄前儿童体格发育速度相对减慢,但仍保持稳步地增长。

2岁至青春期前期体重、身高增长的粗略估计公式为:

$$体重(kg)=年龄\times 2+7(或 8)$$
$$身高(cm)=年龄\times 7+70$$

❷ 脑及神经系统发育特点 神经系统的发育在胎儿期先于其他各系统。3岁时神经细胞的分化基本完成,但脑细胞体积的增大及神经纤维的髓鞘化仍继续进行。随着神经纤维髓鞘化的完成,运动转为由大脑皮质中枢调节,神经冲动传导的速度加快,从而改变了婴儿期各种刺激引起的神经冲动传导缓慢,易于泛化、疲劳而进入睡眠的状况。

❸ 消化功能发育特点 3岁儿童20颗乳牙已出齐。6岁时第一颗恒牙可能萌出,但咀嚼能力仅达到成人的40%,消化能力也仍有限,尤其是对固体食物需要较长时间适应,不能过早进食家庭成人的膳食,以免导致消化吸收紊乱,造成营养不良,尤其是3岁小儿。

❹ 心理发育特征 5~6岁儿童具有短暂地控制注意力的能力,时间约15 min。但注意力分散仍然是学龄前儿童的行为表现之一,这一特征在饮食行为上的表现是不专心进餐,吃饭时边吃边玩,使进餐时间延长,食物摄入不足而致营养缺乏。学龄前儿童个性有明显发展,生活基本能自理,主动性强,好奇心强。在行为方面表现为独立性和主动性。在饮食行为上的表现是自我做主,对父母要求其进食的食物产生反感甚至厌恶,久之导致挑食、偏食等不良饮食行为。

(二)学龄前儿童的营养需要及参考摄入量

❶ 能量 4~6岁儿童基础代谢耗能每日每千克体重约104 kJ。其基础代谢的能量消耗约为总能量消耗的60%。4~6岁较婴儿期生长减缓,能量需要相对减少。好运动小儿的需要比安静小儿需要可能高3~4倍。一般而言,学龄前儿童食物特殊动力作用所消耗的能量约为总能量的5%。考虑到基础代谢耗能、活动耗能可能降低,加上流行病学证实儿童肥胖发生率增加,儿童总的能量需要估计量可能较以往有所下降。2013年我国的DRIs中4~6岁学龄前儿童总能量的RNI为5230~6070 kJ/d,其中男孩稍高于女孩,具体数值请参见DRIs表。

❷ 蛋白质 学龄前儿童生长发育每增加1 kg体重约需160 g的蛋白质的积累。学龄前儿童摄入蛋白质最主要的目的是满足细胞、组织的增长,因此,对蛋白质的质量,尤其是必需氨基酸的种类和数量有一定的要求。一般而言,儿童必需氨基酸需要量占总氨基酸需要量的36%。中国营养学会建议学龄前儿童蛋白质参考摄入量为30~35 g/d(具体请参见DRIs表)。蛋白质供能为总能量的14%~15%,其中来源于动物性食物的蛋白质应占50%。在农村应充分利用大豆所含的优质蛋白质来预防儿童蛋白质营养不良引起的低体重和生长发育迟缓。

❸ 脂肪 儿童生长发育所需的能量、免疫功能的维持、脑的发育和神经髓鞘的形成都需要脂肪,尤其是必需脂肪酸。学龄前儿童每日每千克体重需总脂肪4~6 g。其膳食脂肪供能比占总能量的20%~30%,亚油酸供能不应低于总能量的4%,亚麻酸供能不低于总能量的0.6%。建议使用含有α-亚麻酸的大豆油、低芥酸菜籽油或脂肪酸比例适宜的调和油为烹调油,在对动物性食品选择时,也可多选用鱼类等富含n-3长链多不饱和脂肪酸的水产品。

❹ 碳水化合物 经幼儿期的逐渐适应,学龄前期儿童的膳食基本完成了从以奶和奶制品为主到以谷类为主的过渡。谷类所含有的丰富碳水化合物是其能量的主要来源。碳水化合物所提供的能量占总能量的50%~65%,但不宜用过多的糖和甜食,而应以含有多糖的谷类为主,如大米、面粉、红豆、绿豆等。

适量的膳食纤维是学龄前儿童所必需的。美国对2岁以上幼儿膳食纤维的每天最低推荐量为年龄加5 g。如3岁儿童,每天至少摄入8 g,4岁儿童至少摄入9 g。粗麦面包、麦片粥、蔬菜、水果是膳食纤维的主要来源。但过量的膳食纤维在肠道易膨胀,引起胃肠胀气、不适或腹泻,影响食欲和营养素的吸收。

❺ 矿物质

（1）钙：为满足学龄前儿童骨骼生长，每日平均骨骼钙储留量为 100～150 mg。食物钙的平均吸收率为 35%。我国 DRIs 中学龄前儿童钙的 RNI 为 800 mg/d，UL 为 1500 mg/d。奶及奶制品钙含量丰富，是儿童最理想的钙来源。除此之外，还有豆类及其制品、芝麻、小虾皮、海带等也含有一定的钙。要保证学龄前儿童钙的适宜摄入水平，每日奶的摄入量应不低于 300 mL/d，但也不宜超过 600 mL/d。

（2）碘：我国 DRIs 提出学龄前儿童碘的 RNI 为 90 g/d。为保证这一摄入水平，除必需使用碘强化食盐烹调外，还建议每周膳食至少安排一次海产食品。

（3）铁：铁缺乏引起的缺铁性贫血是儿童期最常见的疾病。学龄前儿童铁缺乏有如下原因：一方面是儿童生长发育快，需要的铁较多；另一方面，儿童与成人不同，内源性可利用的铁较少，其需要的铁更依赖食物铁的补充，而学龄前儿童的膳食中奶类食物仍占较大的比重，其他富铁食物少，这也是铁缺乏的原因。我国的 DRIs 中学龄前儿童铁的 RNI 为 10 mg/d，UL 为 30 mg/d。动物肝脏、动物血、瘦肉是铁的良好来源。

（4）锌：我国的 DRIs 提出学龄前儿童锌的 RNI 为 5.5 mg/d。除海鱼、牡蛎外，鱼、禽、蛋、肉等蛋白质食物锌含量丰富，利用率也较高。

❻ 维生素

（1）维生素 A：维生素 A 对学龄前儿童生长，尤其是骨骼生长有重要作用。在我国仍然有相当比例学龄前儿童维生素 A 亚临床缺乏或水平低于正常值，尤其是农村和偏远地区。我国的 DRIs 提出学龄前儿童维生素 A 的 RNI 为 310 μgRE/d，可考虑每周摄入 1 次含维生素 A 丰富的动物肝脏，每天摄入一定量蛋黄、牛奶或在医生指导下补充鱼肝油，也可摄入一定量的深绿色或黄红色蔬菜补充胡萝卜素。由于学龄前儿童的咀嚼能力有限，叶菜应切碎，煮软，这种烹调方法，对维生素 C 破坏较大，但胡萝卜素的损失相对较低。

（2）B 族维生素：亚临床维生素 B_1 缺乏影响儿童的食欲、消化功能。缺铁性贫血的儿童常伴有维生素 B_2 缺乏。我国的 DRIs 提出学龄前儿童维生素 B_1、B_2 的 RNI 分别为 0.8 mg/d、0.7 mg/d。维生素 B_1 主要来源于非精制的粮谷类、坚果、鲜豆、瘦肉和动物内脏，发酵生产的酵母制品也含有丰富的维生素 B_1。维生素 B_2 主要来源于各种瘦肉、蛋类、奶类。

（3）维生素 C：由于维生素 C 对免疫功能以及慢性病的预防作用，我国 2013 年 DRIs 中维生素 C 的 RNI 为 50 mg/d。维生素 C 主要来源于新鲜蔬菜和水果，尤其是鲜枣类、柑橘类水果和有色蔬菜。

（三）学龄前儿童膳食指导

❶ 食物多样，谷类为主　学龄前儿童正处在生长发育阶段，新陈代谢旺盛，对各种营养素的需要量相对高于成人，合理营养不仅能保证他们的正常生长发育，也可为其成年后的健康打下良好基础。人类的食物是多种多样的，各种食物所含的营养成分不完全相同，任何一种天然食物都不能提供人体所必需的全部营养素。儿童的膳食必须是由多种食物组成的平衡膳食，才能满足其各种营养素的需要，因而提倡广泛食用多种食物。

谷类食物是人体能量的主要来源，也是我国传统膳食的主体，可为学龄前儿童提供碳水化合物、蛋白质、膳食纤维和 B 族维生素等。学龄前儿童的膳食也应该以谷类食物为主体，并适当注意粗细粮的合理搭配。

❷ 多吃新鲜蔬菜和水果　应鼓励学龄前儿童适当多吃蔬菜和水果。蔬菜和水果所含的营养成分并不完全相同，不能相互替代。在制备儿童膳食时，应注意将蔬菜切小、切细以利于儿童咀嚼和吞咽，同时还要注重蔬菜水果品种、颜色和口味的变化，以引起儿童多吃蔬菜水果的兴趣。

❸ 经常吃适量的鱼、禽、蛋、瘦肉　鱼、禽、蛋、瘦肉等动物性食物是优质蛋白质、脂溶性维生素和矿物质的良好来源。动物蛋白的氨基酸组成更适合人体需要，且赖氨酸含量较高，有利于补充植

175

物蛋白中赖氨酸的不足。肉类中铁的利用率高,鱼类特别是海产鱼所含不饱和脂肪酸有利于儿童神经系统的发育。动物肝脏含维生素 A 极为丰富,还富含维生素 B_2、叶酸等。我国农村还有相当数量的学龄前儿童平均动物性食物的消费量还很低,应适当增加摄入量,但是部分大城市学龄前儿童膳食中优质蛋白质比例已满足需要甚至过多,同时膳食中饱和脂肪酸的摄入量较高,谷类和蔬菜的消费量明显不足,这对儿童的健康不利。鱼、禽、兔肉等含蛋白质较多、饱和脂肪酸较少,建议儿童可经常吃这类食物。

❹ **每天饮奶,常吃大豆及其制品**　奶类是一种营养成分齐全、组成比例适宜、易消化吸收、营养价值很高的天然食品。除含有丰富的优质蛋白质、维生素 A、维生素 B_2 外,含钙量较高,且利用率也很好,是天然钙质的极好来源。儿童摄入充足的钙有助于增加骨密度,从而延缓其成年后发生骨质疏松的速度。目前我国居民膳食提供的钙普遍偏少,因此,对处于快速生长发育阶段的学龄前儿童,应鼓励每日饮奶。

大豆是我国的传统食品,含丰富的优质蛋白质、不饱和脂肪酸、钙及维生素 B_1、维生素 B_2、烟酸等。为提高农村儿童的蛋白质摄入量及避免城市中由于过多消费肉类带来的不利影响,建议常吃大豆及其制品。

❺ **膳食清淡少盐,正确选择零食,少喝含糖高的饮料**　在为学龄前儿童烹调加工食物时,应尽可能保持食物的原汁原味,让孩子首先品尝和接纳各种食物的自然味道。为了保护儿童较敏感的消化系统,避免干扰或影响儿童对食物本身的感知和喜好、食物的正确选择和膳食多样的实现、预防偏食和挑食的不良饮食习惯,儿童的膳食应清淡、少盐、少油脂。并避免添加辛辣等刺激性物质和调味品。

学龄前儿童胃容量小,肝脏中糖原储存量少,又活泼好动,容易饥饿。应通过适当增加餐次来适应学龄前儿童的消化功能特点,以一日"三餐两点"制为宜。各餐营养素和能量合理分配,早中晚正餐之间加适量的加餐食物,既保证了营养需要,又不增加胃肠道负担。通常情况下,三餐能量分配中,早餐提供的能量约占 30%(包括上午 10 点的加餐),午餐提供的能量约占一日的 40%(含下午 3 点的午点),晚餐提供的能量约占一日的 30%(含晚上 8 点的少量水果、牛奶等)。零食是学龄前儿童饮食中的重要内容,应予以科学的认识和合理的选择。零食是指正餐以外所进食的食物和饮料。对学龄前儿童来讲,零食是指一日三餐两点之外添加的食物,用以补充不足的能量和营养素。

学龄前儿童新陈代谢旺盛,活动量多,所以营养素需要量相对比成人多。水分需要量也大,建议学龄前儿童每日饮水量为 1000~1500 mL。其饮料应以白开水为主。

❻ **食量与体力活动要平衡,保证正常体重增长**　儿童需要保持食量与能量消耗之间的平衡。消瘦的儿童则应适当增加食量和油脂的摄入,以维持正常生长发育的需要和适宜的体重增长;肥胖的儿童应控制总进食量和高油脂食物摄入量,适当增加活动(锻炼)强度及持续时间,在保证营养素充足供应的前提下,适当控制体重的过度增长。

❼ **不挑食、不偏食,培养良好饮食习惯**　学龄前儿童开始具有一定的独立性活动,模仿能力强,兴趣增加,易出现饮食不规律,吃零食过多,食物过量。当受冷受热,有疾病或情绪不定时,易影响消化功能,可能造成厌食、偏食等不良饮食习惯。所以要特别注意培养儿童良好的饮食习惯,不挑食,不偏食。

学龄前期是培养良好饮食行为和习惯的最重要和最关键阶段。帮助学龄前儿童养成良好的饮食习惯,需要特别注意以下方面。

①合理安排饮食,一日三餐加 1~2 次点心,定时、定点、定量用餐。

②饭前不吃糖果,不饮汽水等。

③饭前洗手,饭后漱口,吃饭前不做剧烈运动。

④养成自己吃饭的习惯,让孩子自己使用筷、匙,既可增加进食的兴趣,又可培养孩子的自信心和独立能力。

⑤吃饭时专心,不边看电视或边玩边吃。

⑥吃饭应细嚼慢咽,但也不能拖延时间,最好能在 30 min 内吃完。

⑦不要一次给孩子盛太多的饭菜,先少盛,吃完后再添,以免养成剩菜、剩饭的习惯。

⑧不要吃一口饭喝一口水或经常吃汤泡饭,这样容易稀释消化液,影响消化与吸收。

⑨不挑食、不偏食,在许可范围内允许孩子选择食物。

⑩不宜用食物作为奖励,避免诱导孩子对某种食物产生偏好。家长和看护人应以身作则、言传身教,帮助孩子从小养成良好的饮食习惯和行为。

❽ **吃清洁卫生、未变质的食物**　注意儿童的进餐卫生,包括进餐环境、餐具和供餐者的健康与卫生状况。幼儿园集体用餐要提倡分餐制,减少疾病传染的机会。不要饮用生的(未经高温消毒)牛奶和未煮熟的豆浆,不要吃生鸡蛋和未熟的肉类加工食品,不吃污染变质、不卫生的食物。

五、老年人的膳食营养

按照国际规定,65 周岁以上的人确定为老年人。在中国,60 周岁以上的公民为老年人。如何加强老年保健、延缓衰老、防治各种老年常见病,达到健康长寿和提高生命质量的目的,已成为医学界正在大力研究的重要课题。老年营养是其中极为重要的一部分,合理的营养有助于延缓衰老,而营养不良或营养过剩、紊乱则有可能加速衰老的进程。

(一)老年人的生理特点

随着年龄的增长,人体各种器官的生理功能都会有不同程度地减退,尤其是消化和代谢功能,直接影响人体的营养状况。主要表现为以下几方面的变化。

❶ **代谢功能降低**

(1)老年人基础代谢降低,活动量也减少,能量需要比壮年期减少 20%～30%。

(2)合成代谢降低,分解代谢增高,合成与分解代谢失去平衡,引起细胞功能下降。

❷ **体内成分改变**　体内脂肪组织随年龄增长而增加,而脂肪以外的组织随年龄增长而减少,具体表现为以下三个方面。

(1)细胞量下降。突出表现为肌肉组织的重量减少而出现肌肉萎缩。

(2)体内水分减少。主要为细胞内液减少,影响体温调节,从而降低了老年人对环境湿度的适应能力。

(3)骨组织矿物质减少,尤其是钙减少,因而出现骨密度降低。

骨密度是指单位体积骨骼内组织的重量,正常人在成年后骨量仍可增加,至 30～35 岁时骨密度达到峰值,随后逐渐降低,至 70 岁时可降低 20%～30%。妇女在绝经后由于雌激素分泌不足,骨量减少更甚,10 年内骨密度可减少 10%～15%。因此老年人易发生不同程度的骨质疏松症及骨折。

❸ **器官功能改变**

(1)消化系统改变:系统消化液、消化酶活性降低,胃酸分泌量减少,味觉、嗅觉减退,致使食物的消化和吸收受影响。胃扩张能力减弱,胃肠蠕动缓慢,胃排空速度减慢,易发生便秘。多数老年人有牙齿松动或脱落现象,从而影响食物的咀嚼和消化。

(2)血管功能改变:心脏功能降低致使心率降低,心搏出量减少,血管逐渐硬化。

(3)脑、肝、肾功能下降:脑功能、肾功能及肝代谢能力均随年龄增高而有不同程度的下降。脑细胞及肾细胞数量大大减少,肾单位再生能力下降,肾小球滤过率降低,糖耐量下降。

(二)影响老年人营养状况的因素

❶ **生理因素**

(1)多数老年人因牙齿脱落或对假牙不适应,影响食物的咀嚼,因此不愿选用蔬菜、水果和瘦肉等食物。

（2）消化吸收功能减弱,摄入营养素吸收率下降。

（3）肝肾功能的衰竭使维生素 D 不能在体内有效地转化成具有活性的形式。

（4）由于慢性病常服用各种药物,干扰了营养素的吸收利用。

② 环境因素

（1）部分老年人由于经济状况不好、购买力下降或因行动不便而外出采购困难,影响了对食物的选择。

（2）丧偶老年人、空巢老年人由于生活孤寂,缺少兴趣,干扰了正常的摄食心态。

（3）有些老年人因退休而离开工作岗位和工作环境,一时不能适应,引起食欲下降。

（三）老年人的营养需求

① 能量 老年人身体组织萎缩,新陈代谢减慢。一般认为老年人的基础代谢比成人降低 10%~15%,同时老年人体力活动减少,相应能量消耗也减少,故老年人的膳食中的能量可根据具体活动情况适当减少,60 岁以上老年人每日总能量控制在 1700~2350 kcal 较为适宜。具体推荐摄入量请参见我国的 DRIs 表。摄入能量过多时,易发生肥胖,肥胖对老年人健康不利,故应控制老年人的能量,也就是控制食量,这一点非常重要。

② 蛋白质 蛋白质对老年人非常重要,因老年人体内代谢过程以消耗（分解代谢）为主,所以,需要较丰富的蛋白质来补偿组织蛋白质消耗。一般认为,每日摄入量达到 1~1.2 g/kg 为宜,供能占膳食总能量的 13%~14% 较适宜。老年人蛋白质供应应该量少而质优,优质蛋白质要占 50% 左右,优选各类豆制品及含脂肪较少的鱼类、禽肉、瘦肉、牛奶等食品。大豆富含蛋白质 35%~40%,而且氨基酸组成适宜于人体的需要。大豆蛋白质可明显降低血清胆固醇,大豆中脂肪、卵磷脂、植物固醇以及大豆异黄酮对老年人尤其是老年女性更有利,所以大豆及其制品是老年人最佳的食物之一。相反,摄入过多蛋白质对老年人不适当,因老年人消化力较弱,肾脏功能减退,特别在严重肝病、肾病时,若蛋白质摄入过多,就会加重肝、肾的负担,而且过多功能蛋白质还可增加胆固醇的合成。具体的推荐摄入量请参见我国的 DRIs 表。

③ 脂肪 老年期常有脂类代谢异常,不少报告指出血清总胆固醇值随年龄增加而增加,并认为脂类代谢异常和血管老化有关。老年人常伴随动脉硬化、高血压、冠心病、肥胖症。老年人胆汁酸减少,酶活性降低,消化脂肪的功能下降,故摄入的脂肪能量比应以 10% 为宜,并应以植物油为主。含饱和脂肪酸和胆固醇较多的动物性脂肪应该限量,多选用含有不饱和脂肪酸为主的植物油,如豆油、花生油和麻油等。

④ 碳水化合物 老年人的碳水化合物饮食应以多糖为主,因为老年人的糖耐量下降,对糖代谢的调节较成人减弱,容易发生血糖升高,每日碳水化合物供给应占总能量的 55%~60%。老年人脂肪摄入量减少,相应的碳水化合物的量应适当增多,主要以淀粉类为主食,且多选择粗杂粮,不宜使用蔗糖等简单的碳水化合物。对老年人来说,果糖较为适宜,容易吸收,能比较迅速地转化为氨基酸,而转化为脂肪的可能性比葡萄糖要小得多。故老年人饮食中,可供给一定量含果糖的蜂蜜及某些糖果、糕点等。宜多吃水果、蔬菜等富含膳食纤维的食物,增加肠蠕动,防止便秘。

⑤ 矿物质

（1）钙:胃肠功能降低,肝肾功能衰退及老年人活化维生素 D 的功能下降,加上户外活动减少和缺乏日照,使皮下 7-脱氢胆固醇转变为维生素 D 的来源减少。老年人对钙的吸收利用能力下降,钙的吸收率一般在 20% 左右,钙摄入不足使老年人出现钙的负平衡,体力活动的减少又可增加骨钙的流失,以致骨质疏松症较常见,尤其是女性老年人。我国营养学会提出钙的 RNI 为 1000 mg/d,但也不宜过多,每日摄入钙 UL 值不应超过 2000 mg。

（2）铁:老年人对铁的吸收利用能力下降,造血功能减退,血红蛋白含量减少,易出现缺铁性贫血,其原因除铁的摄入量不足,吸收利用差外,还可能与蛋白质合成减少、维生素 B_{12}、维生素 B_6 及叶酸缺乏有关,故铁的摄入量应充足,其 RNI 为 12 mg/d。

(3)钠:摄入量过多是导致高血压的主要原因。老年人常有钠相对过多和肾排泄减少的现象发生,如膳食中饮水量不足,则容易发生高钠血症。为了减轻老年人的心脏和肾脏负担,预防动脉粥样硬化和原发性高血压,老年人钠的适宜推荐量(AI)为 1400 mg/d。

(4)钾:老年人常用利尿药和通便药,且老年人进食减少,使红细胞内钾水平降低。人在衰老的进程中,细胞内的钾水平也在逐渐下降。因此老年人特别容易发生缺钾,从而引起周身乏力、肠蠕动减慢、心律失常、直立性低血压、记忆力减退等症状。所以老年人每天应注意进食含钾丰富的食物,如香菇、口蘑、木耳、黄花菜等。老年人钾的 AI 为 2000 mg/d。

此外,锌是老年人维持和调节正常免疫功能所必需的,硒可提高机体抗氧化能力,与延缓衰老有关,适量的铬可使胰岛素充分发挥作用,并使低密度脂蛋白水平降低,高密度脂蛋白水平升高,故老年人应注意摄入富含这些微量营养素的食物。

❻ **维生素**　老年人由于体内代谢和免疫功能降低,需要充足的各种维生素以促进代谢、延缓衰老及增强抵抗力。中国营养学会为老年人推荐的微量营养素摄入量与 50 岁的成年人基本一致。

胡萝卜素是我国居民膳食维生素 A 的主要来源,由于老年人进食量少,如果牙齿不好,摄入蔬菜的数量更有限,易出现维生素 A 缺乏。老年人应注意多食用黄绿色蔬菜、水果。

由于老年人户外活动减少以及活化维生素 D 的能力下降,易出现维生素 D 缺乏而影响钙、磷吸收及骨骼矿化,出现骨质疏松症,故 65 岁以上老年人维生素 D 的 RNI 增加为 15 g/d,高于中年人和青年人。

国内外近年来对维生素 E 抗衰老的功能十分重视。因其有较强的抗氧化功能,能减少动脉硬化的形成及血脂含量。因此维生素 E 可以防治老年人常见的冠心病、动脉粥样硬化等病症。含维生素 E 丰富的食物有花生仁、葵花子、油面筋、香菇等。

维生素 C 可促进胶原蛋白合成,保持毛细血管的弹性,减少脆性,防止老年血管硬化,并可降低胆固醇、增强免疫力、抗氧化,因此老年人应摄入充足的维生素 C。

目前,相当一部分老年人开始关心自己的血脂状况与动脉粥样硬化的关系,尤其是极低密度脂蛋白、胆固醇与动脉硬化的关系,此外,高同型半胱氨酸血症也是动脉粥样硬化的独立危险因素。同型半胱氨酸是蛋氨酸代谢的中间产物,维生素 B_{12}、叶酸、维生素 B_6 的不足可引起高同型半胱氨酸血症。因此,这三种 B 族维生素的及时补充,将有助于降低动脉硬化的患病风险。

老年人其他维生素的参考摄入量请参见中国的 DRIs 表。

❼ **水**　老年人对水的要求不低于中年人和青年人,有时还比其他年龄组要求高,因为老年人对失水与脱水的反应会迟钝于其他年龄组,加之水的代谢有助于其他物质代谢以及排泄代谢废物,目前老年人每日每千克体重应摄入 30 mL 的水。大量排汗、腹泻、发热等状态下还必须按情况增加。关键是老年人不应在感到口渴时才饮水,而应该有规律地主动饮水,其中可包括不太浓的茶。

(四)中国老年人膳食指南

人体衰老是不可逆转的发展过程。随着年龄的增加,老年人器官功能逐渐衰退,容易发生代谢紊乱,导致营养缺乏病和慢性非传染性疾病的危险性增加。合理饮食是身体健康的物质基础,对改善老年人的营养状况、增强抵抗力、预防疾病、延年益寿、提高生活质量具有重要作用。针对我国老年人生理特点和营养需求,在一般人群膳食指南的基础上补充以下四条内容。

❶ **少量多餐细软,预防营养缺乏**　食物多样,制作细软,少量多餐,可预防营养缺乏。不少老年人牙齿缺损,消化液分泌和胃肠蠕动减弱,容易出现食欲下降和早饱现象,造成食物摄入量不足和营养素缺乏,因此老年人膳食更应注意合理设计、精准营养。对于高龄老年人和身体虚弱以及体重出现明显下降的老年人,应特别要注意增加餐次,除三餐外可增加两到三次加餐,保证充足的食物摄入。食量小的老年人,应注意在餐前和餐时少喝汤水,少吃汤泡饭。对于有吞咽障碍和 80 岁以上的

老年人,可选择软食,进食中要细嚼慢咽,预防呛咳和误吸。对于贫血及钙、维生素 D、维生素 A 等营养素缺乏的老年人,建议在营养师和医生的指导下,选择适合自己的营养强化食品。

❷ **主动足量饮水,积极户外活动**　老年人身体对缺水的耐受性下降,要主动饮水,每天的饮水量达到 1500～1700 mL,首选温热的白开水。户外活动能够更好地接受紫外光照射,有利于体内维生素 D 合成和延缓骨质疏松的发展。一般认为老年人每天户外锻炼 1～2 次,每次 1 h 左右,以轻微出汗为宜;或每天走至少六千步。注意每次运动要量力而行,强度不要过大,运动持续时间不要过长,可以分多次运动。

❸ **延缓肌肉衰减,维持适宜体重**　骨骼肌肉是身体的重要组成部分,延缓肌肉衰减对维持老年人活动能力和健康状况极为重要。延缓肌肉衰减的有效方法是吃动结合,一方面要增加摄入富含优质蛋白质的瘦肉、海鱼、豆类等食物,另一方面要进行有氧运动和适当的抗阻运动。老年人体重应维持在正常稳定水平,不应过度苛求减重,体重过高或过低都会影响健康。从降低营养不良风险和死亡风险的角度考虑,70 岁以上的老年人的 BMI 应不低于 20 kg/m² 为好。血脂等指标正常的情况下,BMI 上限值可略放宽到 26 kg/m²。

❹ **摄入充足食物,鼓励陪伴进餐**　老年人每天应至少摄入 12 种食物。采用多种方法增加食欲和进食量,吃好三餐。早餐宜有 1～2 种主食、1 个鸡蛋、1 杯奶,另有蔬菜或水果。中餐、晚餐宜有 2 种以上主食、1～2 种荤菜、1～2 种蔬菜、1 份豆制品。饭菜应色香味美、温度适宜。老年人应积极主动参与家庭和社会活动,主动与家人或朋友一起进餐或活动,积极快乐享受生活。适当参与食物的准备与烹饪,通过变换烹饪方法和食物的品种,烹制自己喜爱的食物,可提升进食的乐趣,享受家庭喜悦和亲情快乐。对于孤寡、独居老年人,建议多结交朋友,或者去集体用餐地点(社区老年食堂或助餐点、托老所)用餐,可增进交流,促进食欲,摄入更多丰富食物。对于生活自理有困难的老年人,家人应多陪伴,采用辅助用餐、送餐上门等方法,保障食物摄入和营养状况。家人应对老年人给予更多的关心照顾、陪伴交流,注意饮食和体重变化,及时发现和预防疾病的发生和发展。

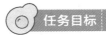 任务四　一餐平衡设计

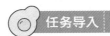 **任务目标**

1.能够正确计算一餐所需能量。
2.能够正确评价一餐营养是否达到平衡。

任务导入

在进行一餐营养配餐时,关键是一餐的能量需求是否满足以及三大产热营养素是否满足,而其他营养素在一日中得以满足即可。所以设计一餐食谱,达到一餐营养平衡的重点在于两个方面。

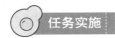 **任务实施**

一、一餐平衡所需要的能量确定

首先需得到某个人的一日所需能量,然后根据三餐能量比例计算出一餐所需能量。一般情况下普通人群三餐能量比为早：中：晚＝30％：40％：30％。

❶ 查表法 无疾病的人群可以通过查找 DRIs 表得知。

例 1：24 岁女性文秘一日三餐所需能量为多少？

第一步：确定就餐者的劳动强度，文秘为轻体力劳动强度，即 PAL Ⅰ级。

第二步：根据年龄、性别、劳动强度查中国 18～49 岁成年居民膳食营养素参考摄入量表，得需要能量 7.53 MJ，约 1800 kcal。

第三步：根据三餐能量比计算三餐所需能量。

早餐所需能量为 540 kcal(1800×30%)，中餐为 720 kcal(1800×40%)，晚餐为 540 kcal(1800×30%)。

❷ 标准体重法 用于成人，已知身高与体重、劳动强度。

计算步骤如下。

(1) 根据成人的身高，计算其标准体重。

公式为：

$$标准体重(kg) = 身高(cm) - 105$$

(2) 根据成人的体质指数(BMI)，判断其属于正常、肥胖还是消瘦。

公式为：

$$体质指数(kg/m^2) = 实际体重(kg)/身高^2(m^2)$$

BMI 被认为是反映蛋白质热量营养不良以及肥胖症的可靠指标。

判断我国成人超重和肥胖的界限值可参考表 8-5。

表 8-5　BMI 判断表

BMI	<18.5	18.5～23.9	24～27.9	28～30	>30
体重判断	消瘦	正常	超重	肥胖	极度肥胖

注：未满 18 岁、运动员、正在做重量训练、怀孕或哺乳、身体虚弱或久坐不动的老人并不适用此方法。

(3) 根据成人日能量供给表、劳动强度及胖瘦情况确定能量供给量。

公式为：

$$全日能量供给量(kcal) = 标准体重(kg) × 单位标准体重能量需要量(kcal/kg)$$

成人每日单位能量供给量见表 8-6。

表 8-6　成人每日单位能量供给量(kcal/kg 标准体重)

体　　型	体力活动量			
	极轻体力劳动	轻体力劳动	中等体力劳动	重体力劳动
消瘦	30	35	40	40～45
正常	20～25	30	35	40
肥胖	15～20	10～25	30	35

例 2：某就餐者 24 岁，身高 165 cm，体重 55 kg，从事轻体力劳动，一日三餐分别需要多少能量？

第一步：计算标准体重。标准体重＝165－105＝60 kg。

第二步：计算体质指数(BMI)，判断体型。BMI＝55/(1.65×1.65)＝20.2；体型正常。

第三步：确定能量供给量。查表 8-6，体型正常、轻体力劳动对应的单位能量供给量为 30 kcal/kg，则每日能量供给量＝60×30＝1800 kcal。

答：早餐所需能量为 540 kcal，中餐为 720 kcal，晚餐为 540 kcal。

二、一餐平衡所需的产热营养素确定

❶ 中国营养学会推荐的正常成人每日膳食中三大产热营养素的产热比

（1）蛋白质的产热比：10％～15％。

（2）脂肪的产热比：20％～30％。

（3）碳水化合物的产热比：50％～65％。

❷ 三大营养素的产热系数（能量系数）

（1）蛋白质的产热系数：4 kcal/g。

（2）脂肪的产热系数：9 kcal/g。

（3）碳水化合物的产热系数：4 kcal/g。

❸ 计算一餐所需的产热营养素

例3：已知某年轻女性，午餐需要 720 kcal 能量，问午餐需要蛋白质、脂肪、碳水化合物各多少？

第一步：计算蛋白质、脂肪、碳水化合物应该提供的能量。

$$蛋白质应提供的热量＝720×（10％～15％）＝72～108\ kcal$$

$$脂肪应提供的热量＝720×（20％～30％）＝144～216\ kcal$$

$$碳水化合物应提供的热量＝720×（50％～65％）＝360～468\ kcal$$

第二步：计算蛋白质、脂肪、碳水化合物需要量。

$$蛋白质需要量＝（72～108）/4＝18～27\ g$$

$$脂肪需要量＝（144～216）/9＝16～24\ g$$

$$碳水化合物需要量＝（360～468）/4＝90～117\ g$$

三、评价一餐是否达到营养平衡

评价在一餐是否达到营养平衡，关键是评价一餐所摄入能量、三大产热营养素是否达到要求。如没有达到要求，可使用 EXCEL 表调整，方便、快捷。

例4：一名 45 岁中年男子从事中等体力劳动，早餐他吃了两个煮鸡蛋（60 g），150 g 花卷，200 g 牛奶，50 g 火腿肠，200 g 素沙拉。这个男子的早餐合理吗？ 如不合理，如何调整才科学合理？

分析：首先要计算这名中年男子早餐需要多少能量和三大产热营养素，然后计算所食用的食物中提供多少，最后比较、调整。

❶ 计算男子早餐所需能量和三大产热营养素　　查 DRIs 表可知中年男子一天需要能量 10.88 MJ（2600 kcal）。

（1）早餐所需能量：2600×30％＝780 kcal。

（2）早餐摄入蛋白质、脂肪、碳水化合物各自应提供的能量如下。

蛋白质：780×（10％～15％）＝78～117 kcal。

脂肪：780×（20％～30％）＝156～234 kcal。

碳水化合物：780×（50％～65％）＝390～507 kcal。

（3）计算早餐应摄入蛋白质、脂肪、碳水化合物的量。

蛋白质：（78～117）÷4＝19.5～29.3 g。早餐应摄入蛋白质 19.5～29.3 g。

脂肪：（156～234）÷9＝17.3～26.0 g。早餐应摄入脂肪 17.3～26.0 g。

碳水化合物：（390～507）÷4＝97.5～126.8 g。早餐应摄入碳水化合物 97.5～126.8 g。

❷ 计算实际提供的能量及三大产热营养素　　查食物成分表，将每 100 g 食物的营养素数据填入表 8-7 的 100 g 提供的相应位置中，并利用 EXCEL 表计算早餐实际提供蛋白质、脂肪、碳水化合物的量。

表 8-7　实际提供的能量与三大产热营养素计算表

食物名称	重量/g	食部	重量×食部		能量/kcal	蛋白质/g	脂肪/g	碳水化合物/g
鸡蛋	120	88%	105.6	100 g 提供	156	12.8	11.3	1.3
				实际提供	164.7	13.5	11.9	1.4
花卷	150	100%	150.0	100 g 提供	274	6.5	3.2	58.9
				实际提供	411	9.8	4.8	88.4
火腿肠	50	100%	50.0	100 g 提供	212	14	10.4	15.6
				实际提供	106	7	5.2	7.8
牛奶	200	100%	200.0	100 g 提供	54	3	3.2	3.4
				实际提供	108	6	6.4	6.8
素沙拉	200	100%	200.0	100 g 提供	40	1	2.5	3.4
				实际提供	80	2	5	6.8
合计	720	—	705.6	—	869.7	38.3	33.3	111.2

❸ **比较实际提供与应摄入的量**　比较早餐实际提供的能量、蛋白质、脂肪、碳水化合物的量与应摄入的量。

早餐应摄入能量为 780 kcal,而实际提供 869.7 kcal。

实际提供超出部分占应提供百分比=(869.7−780)×100%/780=11.5%,能量摄入量稍超标。

早餐应摄入蛋白质为 19.5～29.3 g,而实际摄入 38.3 g,蛋白质摄入量超标。

早餐应摄入的脂肪为 17.3 g～26.0 g,而实际摄入 33.3 g,脂肪摄入量超标。

早餐应摄入的碳水化合物为 97.5～126.8 g,而实际摄入 111.2 g,碳水化合物摄入量合适。

❹ **调整并计算**　根据实际摄入蛋白质、脂肪、碳水化合物的量与应摄入的量,应减少蛋白质、脂肪的摄入量;将鸡蛋减少 60 g、火腿肠减少 30 g,利用 EXCEL 表重新计算得表 8-8。

表 8-8　调整后提供的能量与产热营养素计算表

食物名称	重量	食部	重量×食部		能量/kcal	蛋白质/g	脂肪/g	碳水化合物/g
鸡蛋	60	88%	52.8	100 g 提供	156	12.8	11.3	1.3
				实际提供	82.368	6.7584	5.9664	0.6864
花卷	150	100%	150.0	100 g 提供	274	6.5	3.2	58.9
				实际提供	411	9.8	4.8	88.4
火腿肠	20	100%	20.0	100 g 提供	212	14	10.4	15.6
				实际提供	42.4	2.8	2.08	3.12
牛奶	200	100%	200.0	100 g 提供	54	3	3.2	3.4
				实际提供	108	6	6.4	6.8
素沙拉	200	100%	200.0	100 g 提供	40	1	2.5	3.4
				实际提供	80	2	5	6.8
合计	630	—	622.8	—	723.8	27.4	24.2	105.8

❺ **再比较**　调整后蛋白质为 27.4 g,脂肪为 24.2 g,碳水化合物为 105.8 g,均在应摄入的范围值内。

调整后实际摄入的能量为 723.8 kcal,比应摄入能量少 56.2 kcal。

不足部分占应提供百分比＝(723.8－780)×100％/780＝－7％,在允许范围内(±10％)。

说明此调整方案适宜,故该中年男子早餐调整为一个煮鸡蛋(60 g),150 g 花卷,200 g 牛奶,20 g 火腿肠,200 g 素沙拉,这样能够满足早餐的营养需求。

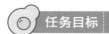

任务五 营养计算法设计一日食谱

任务目标

1.熟练使用食物成分表。

2.明确营养配餐的原则。

3.能够利用 EXCEL 表进行一日营养食谱设计。

任务导入

营养食谱的编制常用方法有三种:常规计算法、食品交换法、营养软件法。营养软件法只要输入一定的条件就能够自动生成一日营养食谱、一周营养食谱,这种方法简单、易学,但往往应用起来有一定的局限性,生成的食谱菜肴可能本单位条件所限不能烹制或不是该地区习惯的菜肴或者在市场上采购不到该原料,需要设计者根据经验进行调整。虽然常规计算法计算查表麻烦,需要丰富的营养学、烹饪和原料等相关知识,但准确、可操作性强,是食品交换法和营养软件法的基础。

任务实施

常规计算法又称营养计算法、EXCEL 法,是利用 EXCEL 表来进行计算。常规计算法首先要确定所设计的个人或家庭所需要能量和营养素供给量,然后选择就餐者所需的主食、副食、调味品等,将所选择的食物所含各种营养素计算出来,比较是否达到所需能量和营养素,如不够,则继续增加。达到标准后,将食物合理搭配,选择适当的烹调方法,形成常见的菜品,再将菜品分配到一日三餐,形成一日食谱。

一、一日营养食谱的设计技巧

❶ **原料品种要丰富多彩** 因为膳食平衡的第一个要求就是膳食摄入量充足,品种多样。所以在膳食的安排上尽可能地多样化,避免单调乏味,同时也得到了多种营养素的摄取。

谷薯类选择三种以上,粗细搭配。蔬菜要根、茎、叶、花、果尽量安排全;同时,考虑到不同颜色植物性食物含有不同类型的抗氧化物质,所以选择时尽量搭配不同色泽的植物性食物。

例 1:分析下列一日膳食安排是否科学。

早餐:烧饼、油条、肉馅馄饨、小酱萝卜丁、榨菜丝。

中餐:油盐千层蒸饼、软炸里脊、新蒜苗烧茄、香辣黄瓜条、冬瓜丸子汤。

晚餐:西葫芦猪肉水饺。

分析:这套食谱花样和口感可谓丰富,但从平衡膳食的要求来分析,这一天的安排并不科学,原料过于单调。

主食原料一日三餐全部都是面粉,副食只有猪肉和果类蔬菜,而且以瓜果类蔬菜为主(黄瓜、冬瓜、西葫芦为瓜果类蔬菜,茄子为茄果类蔬菜)。各种蔬菜中果类蔬菜的营养价值远不及绿叶蔬菜和红黄色的蔬菜。长时间吃原料单调的膳食,就会造成某些必需营养素的缺乏。

例2:分析下列午餐食谱。

主食:绿豆二米饭,素包子(油菜、香菇馅)。

副食:红烧鲜鱼、奶汁番茄菜花(菜花、番茄、牛奶)、三色杏仁(芥菜丁、胡萝卜丁、杏仁)、八宝酱菜、酸辣汤(肉丝、豆腐、动物血、木耳、鸡蛋、香菜)。

分析:这一餐食谱中注意了主副食,粗细杂粮,荤与素,酸性食物与碱性食物的搭配;同时注意了色彩的配合与口味的调剂;注意了实用性与科学性的结合。

从图8-3不难看出,这一餐所用的原料几乎涵盖了各种类的食物,蔬菜中的叶、茎、根、花、果以及食用菌、咸菜都被选用,做到了原料多样化。

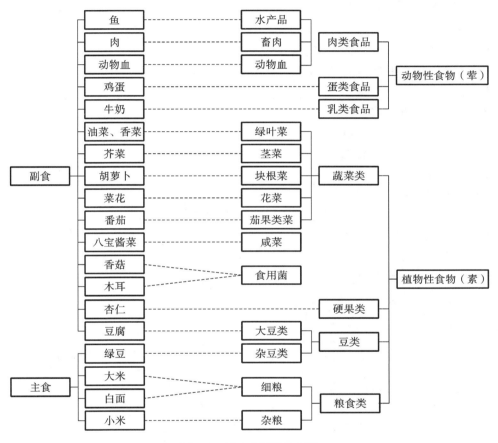

图 8-3　例 2 中所用的原料

❷ **荤素搭配总相宜**　一餐几乎全部是动物性食物,而一餐全部是植物性食物的搭配是不科学的。

❸ **早餐要重视**　早餐食物要优质,早晨起来食欲往往不太好,而为了满足上午对能量和营养素的需要,早餐的食物往往选择营养密度高的食物。

早餐需要选择的四类食物有谷物、蛋白质类(乳及制品类、鸡蛋或肉类)、蔬菜和水果。

二、食谱的标示方法与格式

食谱是根据就餐者的营养需要量、饮食习惯、食物供应状况等,将一天或一周各餐主、副食的食物原料名称、数量、烹调方法、进餐时间等做详细的计划,并以表格的形式展示给就餐者及食物加工人员(厨师)。

完整的食谱包括以下六项内容。

①标题 说明食谱的就餐对象、餐次数（一餐、一日、一周）。

②餐次 如早餐、中餐、晚餐，或者两餐之间的加餐。

③食物名称 菜肴的名称或主食的名称。

④原料组成和质量 说明食物具体的原料组成。

⑤烹调方法 食谱中一个非常重要的信息。选择合理的烹调方法在食谱编制时十分重要，尤其给厨师使用的食谱更需要此项。

⑥备注 对原料的选择、烹调方法的使用等附加说明，或者提醒就餐者、厨师注意的方面。

三、一日营养食谱的设计步骤

一日营养食谱的设计有如下七个步骤。

（1）确定就餐者一日能量和营养素供给量。

（2）确定主食的种类与数量。

（3）确定副食的种类与数量。

（4）确定油、糖等调味品的数量。

（5）设计食物提供能量和营养素合计与食物调整。

（6）将各种食物分配至三餐中。

（7）形成一日食谱。

根据这七个设计步骤，在 EXCEL 中可先建 7～10 个 EXCEL 表，给每一个 EXCEL 表命名为简洁的步骤名，如："1 全家所需"，代表第一步确定就餐者（全家）一日能量和营养素供给量；"2 主食"，代表第二步确定主食的种类与数量（图 8-4）。这样设计食谱的七大步骤全部搭建完成。

姓名	性别	年龄	职业	能量	能量系数									
		总能量系数												

标准人的脂肪需要量：
标准人的糖需要量：

	能量系数	能量/kcal	蛋白质/g	脂肪/g	碳水化合物/g	维生素A/μgRE	硫胺素/mg	核黄素/mg	维生素C/mg	钙/mg	铁/mg	镁/mg
标准人												
全家		0.00	0.00	0.00	0.00	0.00	0.00	0.00	0.00	0.00	0.00	0.00

▶▶│ 1全家所需 / 2主食 / 3副食 / 4调味品 / 5实际合计与调整 / 6早餐 / 6午餐 / 6晚餐 / 7一日食谱（厨师）/ 7一日食谱（就餐者）│◀│

图 8-4 常规计算法的 EXCEL 表示意图

四、一日营养食谱设计案例导入

给一个三口之家设计一日营养食谱。其中，父亲 54 岁，办公室职员；母亲 52 岁，电工；女儿 20 岁，大学生。

①确定能量和营养素供给量 能量和营养素供给量的确定，主要是根据就餐者的性别、年龄、劳动强度等，通过查 DRIs 表得到。若为年龄、性别、劳动强度相差比较大的人群进行科学配餐与食谱的编制，就应该利用能量需要系数计算。能量需要系数是指将"标准人"的能量供给量作为标准（1.0），用"自然人"的能量需要量与其做比较，计算的值称为能量需要系数。"标准人"可以是轻体力劳动的成年男性，也可以任定。

父亲，办公室职员，属于轻体力劳动强度即 PAL Ⅰ 级；母亲，电工，属于中等体力劳动强度，PAL Ⅱ 级；女儿，大学生，属于中等体力劳动强度，PAL Ⅱ 级。

查 DRIs 表，一家三口的能量供给标准分别为 8.79 MJ(2100 kcal)、8.58 MJ(2050 kcal)、8.79 MJ(2100 kcal)。确定以轻体力劳动强度的成年男性即该家庭中的父亲为"标准人"，则他们的能量需要系数分别为：2100÷2100＝1.0;2050÷2100＝0.98;2100÷2100＝1.0。

全家一日能量需要系数为：　　　　1.0＋0.98＋1.0＝2.98

"标准人"的脂肪量为：　　2100×(20%～30%)÷9＝46.7～70.0 g

利用 EXCEL 表，计算总能量需要系数，如表 8-9 所示。

表 8-9　一家三口总能量需要系数计算表

姓　名	性　别	年　龄	职　业	能　量	能量需要系数
父亲	男	54	办公室职员	2100 kcal	1
母亲	女	52	电工	2050 kcal	0.98
女儿	女	20	大学生	2100 kcal	1
总能量需要系数					2.98

查 DRIs 表得，"标准人"蛋白质需要量为 65 g。

碳水化合物的量为：　　　　(2100×80%－65×4)÷4＝355 g

(2100×70%－65×4)÷4＝302.5 g

查 DRIs 表可知"标准人"一日能量及各种营养素的供给量，将数据输入 EXCEL 表中，可得到全家的能量及营养素供给量，见表 8-10。

表 8-10　一日能量及营养素供给量

	能量需要系数	能量/kcal	蛋白质/g	脂肪/g	碳水化合物/g	维生素 A/μgRE	硫胺素/mg	核黄素/mg	维生素 C/mg	钙/mg	铁/mg	锌/mg
"标准人"	1	2100	65	46.7～70.0	302.5～355	800	1.4	1.4	100	1000	12	12.5
全家	2.98	6258	193.7	139.2～208.6	901.5～1057.9	2384	4.172	4.172	298	2980	35.76	37.25

②　确定主食的种类与数量　由表 8-10 可知，全家一日碳水化合物的供给量为 901.5～1057.9 g。按我国目前粮食的消费情况以及中国居民平衡膳食宝塔建议，每标准人每日消费主食 350 g 左右。

根据我国居民的膳食习惯，主食由大米和面粉组成，另外可适当增加一些杂粮和粗粮，粮食与薯类每日建议三种以上，利用类似表 8-7 的 EXCEL 表将全家主食所提供的能量和营养素计算出来，如表 8-11 所示。

表 8-11　一日主食所提供的能量与营养素

原料名称	实际用量/g	能量/kcal	蛋白质/g	脂肪/g	碳水化合物/g	维生素 A/μgRE	硫胺素/mg	核黄素/mg	维生素 C/mg	钙/mg	铁/mg	锌/mg
富强粉	500	1742	49.5	5.5	376.0	0	0.86	0.30	0	135	13.6	4.84
粳米	500	1715	36.8	3.0	387.0	0	0.80	0.40	0	55	5.5	7.25
小米	100	358	9.0	3.1	73.5	0	0.33	0.10	0	41	5.1	1.87

续表

原料名称	实际用量/g	能量/kcal	蛋白质/g	脂肪/g	碳水化合物/g	维生素A/μgRE	硫胺素/mg	核黄素/mg	维生素C/mg	钙/mg	铁/mg	锌/mg
小计	1100	3815	95.3	11.6	836.5	0	1.99	0.80	0	231	24.2	13.96

由表 8-11 可以看出主食 1100 g 所含的各类营养素中,有些营养素不足,不足的部分需要从副食中补充。

❸ **确定副食的种类与数量** 副食包括动物性食物与植物性食物两类。

(1)确定动物性食物及大豆制品种类及数量:大多数动物性食物及大豆制品,是人体优质蛋白质的重要来源,同时也能供给比较丰富的脂溶性维生素和钙、铁等主食所缺乏的营养素。

在选择动物性食物时,从健康的角度出发,如经济条件许可,应多选择水产类原料,特别是海产品,以及禽类、蛋类等,乳类及乳制品也是不可缺少的,不但儿童每天要饮用,成年人也应有适当的供给量。

可以依据《中国居民平衡膳食宝塔》的建议设计每人每天平均摄入食物种类及数量,如一个标准人每日供给蛋类 1 份(50 g)、豆类 30 g、乳类 300 g、肉类(含水产品)80 g~150 g。可以根据这个基础量,结合具体情况(例如家庭收入、食物供应、家庭成员的健康状况等)决定动物性食物的供给量。

(2)确定植物性食物及种类:副食中植物性食物主要是供给人体水溶性维生素、膳食纤维等营养素。在选择蔬菜时,应注意在允许的范围内选择多品种的蔬菜,特别是嫩茎、叶、花、鲜豆类及茄果、藻类等;选择水果时,也应尽量选择新鲜的水果,而避免选择储存较长时间的水果。蔬菜和水果的数量可参照《中国居民平衡膳食宝塔》建议,每人每天蔬菜摄入量为 300~500 g,水果为 200~350 g。

将上述食物种类和数量确定后,查找食物成分表,利用类似表 8-7 的 EXCEL 表将全家副食所提供的能量和营养素计算出来,如表 8-12 所示。

表 8-12 一日副食所提供的能量与营养素

原料名称	实际用量/g	能量/kcal	蛋白质/g	脂肪/g	碳水化合物/g	维生素A/μgRE	硫胺素/mg	核黄素/mg	维生素C/mg	钙/mg	铁/mg	锌/mg
牛奶	900	459	24.3	18.0	50.4	594	0.18	0.72	27	1260	1.9	3.42
鸡肉	50	84	9.6	4.7	0.7	24	0.03	0.05	0	5	0.7	0.5
火腿	25	132	3.1	12.6	1.6	0	0.04	0	2	0	0.0	0
牛肉	150	144	27.1	2.9	0.2	3	0.03	0.26	0	10	3.1	1.79
鸡蛋	150	206	16.9	14.7	1.7	256	0.17	0.42	0	58	3.0	1.33
虾皮	30	46	9.2	0.7	0.8	6	0.01	0.04	0	297	0.9	1.1
鲤鱼	150	88	13.3	3.3	0.4	20	0.02	0.07	0	41	0.8	1.68
豆腐	150	122	11.2	5.6	5.7	0	0.06	0.05	0	246	2.9	1.67
白菜	500	97	7.8	0.9	14.3	0	0.28	0.32	216	317	2.3	0.97
菠菜	200	48	5.6	0.6	9.0	974	0.08	0.22	64	132	5.8	1.7
冬瓜	200	22	0.8	0.4	3.8	26	0.02	0.02	36	38	0.4	0.14

续表

原料名称	实际用量/g	能量/kcal	蛋白质/g	脂肪/g	碳水化合物/g	维生素A/μgRE	硫胺素/mg	核黄素/mg	维生素C/mg	钙/mg	铁/mg	锌/mg
胡萝卜	200	92	2.8	0.4	20.4	1336	0.08	0.08	32	64	1.0	0.28
黄瓜	100	15	0.8	0.2	2.4	0	0.02	0.03		24	0.5	0.18
莴笋	100	9	0.6	0.1	1.4		0.01	0.01	2	14	0.6	0.2
金针菇	100	26	2.4	0.4	3.3	0	0.15	0.19	2	0	1.4	0.39
番茄	300	55	2.6	0.6	10.2	268	0.09	0.09	55	29	1.2	0.38
苹果	300	119	0.5	0.5	28.0	7	0.14	0.05	9	5	9.1	1.37
橙子	300	104	1.8	0.5	23.3	0	0.11	0.09	73	44	0.9	0.32
合计	3905	1868	140.4	67.1	177.6	3514	1.52	2.71	518	2584	36.5	17.42

❹ **确定食用油、糖等调味品的数量**　根据主食、副食已供给脂类的量,参照供给量标准,就可确定食用油的供给量;糖的供给量以每"标准人"不超过50 g为宜,不可过多。确定好调味品的种类和数量后,查找食物成分表,利用类似表8-7的EXCEL表将调味品所提供的能量和营养素计算出来,如表8-13所示。

表8-13　一日食用油等调味品的供给量

原料名称	实际用量/g	能量/kcal	蛋白质/g	脂肪/g	碳水化合物/g	维生素A/μgRE	硫胺素/mg	核黄素/mg	维生素C/mg	钙/mg	铁/mg	锌/mg
食用油	75	675	0.0	74.9	0.0	0	0.00	0.00	0	9	2.2	6.36
盐	20	0	0.0	0.0	0.0	0	0.00	0.00	0	4	0.2	0.05
酱油	15	9	0.8	0.0	1.5	0	0.01	0.02	0	10	1.3	0.18
醋	15	5	0.3	0.1	1.0	0	0.00	0.00	0	3	0.9	0.19
合计	125	688	1.1	75.0	1.6	0	0.01	0.03	0	26	4.6	6.78

烹饪过程中常常还使用其他的一些调味品,例如生姜、味精等,用量比较少时可不计。

❺ **食物提供能量和营养素合计与食物调整**

（1）将主食、副食与调味品提供的能量与营养素合计并与全家应供给量比较:将一天食物的种类和数量粗略确定后进行合计,利用EXCEL表与全家应供给量比较,以便进行适当的调整(表8-14)。

表8-14　一日食物中营养素提供量与全家应供给量比较

食物类别	能量/kcal	蛋白质/g	脂肪/g	碳水化合物/g	维生素A/μgRE	硫胺素/mg	核黄素/mg	维生素C/mg	钙/mg	铁/mg	锌/mg
主食	3815	95.3	11.6	836.5	0	1.99	0.8	0	231	24.2	13.96
副食	1868	140.4	67.1	177.6	3514	1.52	2.71	518	2584	36.5	17.42

续表

食物类别	能量/kcal	蛋白质/g	脂肪/g	碳水化合物/g	维生素A/μgRE	硫胺素/mg	核黄素/mg	维生素C/mg	钙/mg	铁/mg	锌/mg
调味品	688	1.2	75.0	1.6	0	0.01	0.03	0	28	4.7	6.80
合计	6371	236.9	153.7	1015.7	3514	3.52	3.54	518	2843	65.4	38.18
全家应供给量	6258	193.7	139.2～208.6	901.5～1057.9	2384	4.172	4.172	298	2980	35.76	37.25
占全家应供给量的百分比	102%	123%	范围内	范围内	148%	84%	85%	174%	95%	183%	103%

从表 8-14 可见,选择这些食物,能量、脂肪、碳水化合物、钙、锌满足实际需要量,蛋白质、维生素A、维生素C、铁提供丰富,硫胺素和核黄素稍不足。蛋白质提供能量未超过总提供能量的 15%,不调整。维生素A、维生素C丰富但均未超过 UL 值。

(2) 食物的调整:由于主食面粉选用的富强粉,缺乏硫胺素和核黄素,将其中 100 g 富强粉换为 100 g 玉米面,粗细搭配,并添加酵母粉(8 g)制作成发酵主食,既增加硫胺素和核黄素,同时也促进其他营养素的吸收。调整后如表 8-15、表 8-16、表 8-17 所示。

表 8-15   调整后一日主食所提供的能量与营养素

原料名称	实际用量/g	能量/kcal	蛋白质/g	脂肪/g	碳水化合物/g	维生素A/μgRE	硫胺素/mg	核黄素/mg	维生素C/mg	钙/mg	铁/mg	锌/mg
富强粉	400	1394	39.6	4.4	300.8	0	0.69	0.24	0	108	10.9	3.87
粳米	500	1715	36.8	3.0	387.0	0	0.80	0.40	0	55	5.5	7.25
小米	100	358	9.0	3.1	73.5	0	0.33	0.10	0	41	5.1	1.87
玉米粉	100	340	8.0	4.5	73.2	0	0.34	0.06	0	12	1.3	1.22
小计	1100	3807	93.4	15.0	834.5	0	2.16	0.80	0	216	22.8	14.21

表 8-16   调整后一日调味品所提供的能量与营养素

原料名称	实际用量/g	能量/kcal	蛋白质/g	脂肪/g	碳水化合物/g	维生素A/μgRE	硫胺素/mg	核黄素/mg	维生素C/mg	钙/mg	铁/mg	锌/mg
食用油	75	675	0.0	74.9	0.0	0	0.00	0.00	0	9	2.2	6.36

续表

原料名称	实际用量/g	能量/kcal	蛋白质/g	脂肪/g	碳水化合物/g	维生素A/μgRE	硫胺素/mg	核黄素/mg	维生素C/mg	钙/mg	铁/mg	锌/mg
盐	20	0	0.0	0.0	0.0	0	0.00	0.00	0	4	0.2	0.05
酱油	15	9	0.8	0.0	1.5	0	0.01	0.02	0	10	1.3	0.18
醋	15	5	0.3	0.1	0.1	0	0.00	0.01	0	3	0.9	0.19
酵母	8	28	3.8	0.1	3.6	0	0.52	0.27	0	8	1.5	0.00
合计	133	716	4.9	75.1	5.2	0	0.53	0.30	0	34	6.1	6.78

表 8-17　调整后一日食物中营养素供给量与需要量比较

食物类别	能量/kcal	蛋白质/g	脂肪/g	碳水化合物/g	维生素A/μgRE	硫胺素/mg	核黄素/mg	维生素C/mg	钙/mg	铁/mg	锌/mg
主食	3807	93.4	15.0	834.5	0	2.16	0.80	0	216	22.8	14.22
副食	1868	140.4	67.1	177.6	3514	1.52	2.71	518	2584	36.5	17.42
调味品	716	5.0	75.1	5.2	0	0.53	0.30	0	34	6.0	6.78
合计	6391	238.8	157.2	1017.3	3514	4.21	3.81	518	2834	65.3	38.42
全家应供给量	6258	193.7	139.2~208.6	901.5~1057.9	2384	4.172	4.172	298	2980	35.76	37.25
占全家应供给量的百分比	102%	124%	范围内	范围内	148%	101%	91%	174%	95%	183%	103%

　　经过调整,能量与各营养素的提供达到要求。蛋白质占应供给量的124%,但蛋白质提供能量占总能量比为14.9%,说明提供蛋白质丰富,但还未过量,故不调整。

　　❻ **将各种食物分配至三餐中**　在分配食物时要注意结合个人的生活习惯,同时也要注意改变一些不合理的饮食方法,特别要注意早餐的能量和蛋白质的供给,增加早餐的营养素供给和食物的花色品种,使三餐的能量比例大体为30%、40%、30%,避免出现将一日的能量和营养素都集中在晚餐的现象。三餐食物分配见表8-18。

表 8-18　三餐食物分配

餐　　次	食物名称	质量/g	能量/kcal	占全日总能量
早餐	牛奶	900	459	31%
	鸡蛋	150	206	
	富强粉	200	697	
	玉米粉	100	340	
	酵母	4	14	
	火腿	25	132	
	黄瓜	100	15	
	金针菇	100	26	
	食用油	12	108	
	盐	2	0	
	醋	5	2	
合计	—	—	1999	
中餐	粳米	500	1715	41%
	虾皮	30	46	
	冬瓜	200	22	
	莴笋	100	9	
	鸡肉	50	84	
	胡萝卜	200	92	
	牛肉	150	144	
	番茄	300	55	
	菠菜	200	48	
	食用油	33	297	
	盐	10	0	
	酱油	8	5	
	橙子	300	104	
合计	—	—	2621	
晚餐	富强粉	200	697	28%
	小米	100	358	
	鲤鱼	150	88	
	豆腐	150	122	
	白菜	500	97	
	食用油	30	270	
	酵母	4	14	
	盐	8	0	
	醋	10	3.33	
	酱油	7	4.2	
	苹果	300	119	
合计	—	—	1772.53	

⑦ 形成一日食谱　食谱可以以两种形式出现,一种形式是给食物制作者作为膳食制作的依据;另一种提供给就餐者。这两种形式的食谱由于目的不同,因而其内容有一定的差异。为食物制作者所编制的食谱,应含有食物的名称和食物原料的种类、数量、烹调方法等(表8-19)。而为就餐者编制的食谱,则应包括各餐次中食物的名称及主要营养素和能量的数量,以便就餐者及时了解自己的膳食与营养状况(表8-20)。或者也可以将两个表结合起来,一方面能更加详细地给就餐者提供有关的信息,另一方面也可以满足一些特殊就餐者对食物选择的需要。

表 8-19　三口之家的一日食谱(食物制作者用)

餐　　次	食 物 名 称	原 料 组 成	质量/g	烹 调 方 法
早餐	牛奶	牛奶	900	煮
	煎鸡蛋	鸡蛋	150	煎
		食用油	10	
		盐	1	
	火腿	火腿	25	
	杂粮发糕	富强粉	200	蒸
		玉米粉	100	
		酵母	4	
	凉拌金针菇	黄瓜	100	凉拌
		金针菇	100	
		食用油	2	
		盐	1	
		醋	5	
午餐	米饭	粳米	500	蒸
	海米冬瓜	虾皮	30	炒
		冬瓜	200	
		食用油	10	
		盐	2	
	青笋鸡片	青笋	100	炒
		鸡肉	50	
		食用油	10	
		盐	3	
	胡萝卜炖牛肉	牛肉	150	炖
		胡萝卜	200	
		食用油	10	
		盐	4	
		酱油	8	
	番茄菠菜汤	菠菜	200	煮
		番茄	300	
		食用油	3	
		盐	1	
	橙子	橙子	300	午加餐

餐　　次	食物名称	原料组成	质量/g	烹调方法
晚餐	馒头	富强粉	200	蒸
		酵母	4	
	红烧鲤鱼	鲤鱼	150	烧
		食用油	20	
		盐	4	
		酱油	7	
		醋	10	
	白菜炖豆腐	白菜	500	炖
		豆腐	150	
		食用油	10	
		盐	4	
	小米粥	小米	100	煮
		水	800	
	苹果	苹果	300	晚加餐

表 8-20　三口之家的一日食谱（就餐者用）

餐　　次	食物名称	能量/kcal	蛋白质/g	脂肪/g	碳水化合物/g
早餐	牛奶	459	24.3	18.0	50.4
	煎鸡蛋	296	16.9	24.7	1.7
	火腿	132	3.1	12.6	1.6
	杂粮发糕	1051	29.7	6.8	225.4
	凉拌金针菇	61	3.3	2.6	5.7
合计		1999	77.3	64.7	284.8
午餐	米饭	1715	36.8	3.0	387.0
	海米冬瓜	158	10.0	11.1	4.6
	青笋鸡片	182	10.2	14.8	2.1
	胡萝卜炖牛肉	331	30.33	13.3	21.4
	番茄菠菜汤	130	8.2	4.2	19.2
	橙子	104	1.8	0.5	23.3
合计		2620	97.33	46.9	457.6
晚餐	馒头	711	21.7	2.3	152.2
	红烧鲤鱼	275.53	13.87	23.37	1.17
	白菜炖豆腐	309	19.0	16.5	20.0
	小米粥	358	9.0	3.1	73.5
	苹果	119	0.5	0.5	28.0
合计		1772.53	64.07	45.77	274.87

❽ **特别提示**　以上我们是以一个家庭为例,用计算的方法来进行一日科学配餐与食谱的编制,这个方法是基于"标准人"的能量需要量,来推算和确定其他人员的能量和营养素的供给,因而对于一个具体的就餐者来说,首先要根据自己的能量系数确定食物的数量;另外,人体能量的需要量与其他营养素的需要量之间的关系并不完全都是这样的能量系数关系。例如儿童对于钙的需要量比成年人高,所以在这种情况下还需要根据各种人群的生理状况来进行食物分配的调整。这也提醒我们,在选择"标准人"时,一般以轻体力劳动者为宜,劳动强度越大,则能量的需要量越高,但其他营养素的供给量不是按比例增加的。

任务六　食品交换法设计一日食谱

任务目标

1.能够利用食品交换法快速计算出摄入的能量和三大产热营养素的量。
2.能够利用食品交换法快速设计糖尿病患者一日食谱。
3.能够利用食品交换法快速设计正常人群一日食谱。

任务导入

用计算法进行科学配餐和食谱的编制比较精确,但计算的工作量比较大,比较适合于小范围的食谱编制工作。在一些比较大的餐饮集团,每天有大量的就餐者;或在医院病房,就餐者的数量比较多,且每一例患者的营养和膳食需要都有一定的差异,要进行科学配餐与食谱的编制,就可以采用食品交换法。

任务实施

食品交换法是编制合理而又平衡的膳食食谱的另一种方法。例如医院,每天需要根据不同患者计算营养食谱,应用食品交换法比较合适。据一家医院报道,对肝病合并糖尿病患者的饮食治疗中,以往用的膳食计算方法常常不易被接受和不易适应病情变化的需要。以后试用食品交换法,按规定的营养素及交换内容,患者可在挑选的基础上灵活多样地进食,获得了良好的治疗效果。这种方法也适用于正常人的食谱安排。

一、食品交换法(90 kcal换算法)原理

食品交换法(90 kcal换算法)是在食物成分表或营养计算图的基础上设计的一种选食办法。它先将常用食物按其所含营养素量的近似值归类,计算出每类食物每份所含的营养素值;然后将每类食物的内容、每单位数量列出表格供交换使用;最后,根据不同能量需要,按蛋白质、脂肪、碳水化合物的合理分配比例,计算出各类食物的交换份数和实际重量,并按每份食物等值交换表选食,一般都能达到合理而又平衡的膳食结构。

根据食物所含的营养素,分成四大类(八小类),各类食物交换份所含的产热营养素见表8-21。
同类食品等值交换表如表8-21至表8-28所示。

表 8-21　每一份交换食品的产热营养素含量表

组　　别	类　　别	每份重量/g	能量/kcal	蛋白质/g	脂肪/g	碳水化合物/g	主要营养素
谷薯组	谷薯类	25	90	2	—	20	碳水化合物、膳食纤维
蔬果组	蔬菜类	500	90	5	—	17	无机盐、维生素、膳食纤维
	水果类	200	90	1	—	21	
肉蛋组	大豆类	25	90	9	4	4	蛋白质
	奶类	160	90	5	5	6	
	肉蛋类	50	90	9	6		
油脂组	硬果类	15	90	4	7	2	脂　肪
	油脂类	10	90		10		

表 8-22　谷薯类等值交换表

（每份谷薯类供蛋白质 2 g、碳水化合物 20 g、能量 90 kcal）

食　　品	重量/g	食　　品	重量/g
大米、小米、糯米、薏米	25	干粉条、干莲子	25
高粱米、玉米糁	25	油条、油饼、苏打饼干	25
面粉、米粉、玉米面	25	烧饼、烙饼、馒头	35
混合面	25	咸面包、窝窝头	35
燕麦面、莜麦面	25	生面条、魔芋生面条	35
荞麦面、苦荞面	25	马铃薯	100
各种挂面、龙须面、通心粉	25	湿粉皮	150
绿豆、红豆、芸豆、干豌豆	25	鲜玉米（1 中个，带棒心）	200

注：根茎类一律以净食部分计算。

表 8-23　蔬菜类等值交换表

（每份蔬菜供蛋白质 5 g、碳水化合物 17 g、能量 90 kcal）

食　　品	重量/g	食　　品	重量/g
大白菜、圆白菜、菠菜、油菜	500	白萝卜、青椒、茭白、冬笋	400
韭菜、茴香、茼蒿	500	南瓜、菜花	350
芹菜、莴笋、油菜薹	500	鲜豇豆、扁豆、洋葱、蒜苗	250
西葫芦、番茄、冬瓜、苦瓜	500	胡萝卜	200
黄瓜、茄子、丝瓜	500	山药、荸荠、藕、凉薯	150
芥蓝菜、瓢儿菜、塌棵菜	500	茨菰、百合、芋头	100
蕹菜、苋菜、龙须菜	500	毛豆、鲜豌豆	70
绿豆芽、鲜蘑、水浸海带	500		

注：每份蔬菜一律以净食部分计算。

表 8-24　肉蛋类等值交换表

（每份肉蛋类供蛋白质 9 g、脂肪 6 g、能量 90 kcal）

食　品	重量/g	食　品	重量/g
熟火腿、香肠	20	鸡蛋、鸭蛋、松花蛋（带壳）	60
肥瘦猪肉	25	鹌鹑蛋（带壳）	60
熟叉烧肉（无糖）、午餐肉	35	鸡蛋清	80
熟酱牛肉、熟酱鸭、大肉肠	35	带鱼、草鱼、鲤鱼、甲鱼、鲫鱼	80
瘦肉、牛肉、羊肉	50	比目鱼、大黄鱼、鳝鱼、鲢鱼	80
带骨排骨、鸭肉、鹅肉、鸡肉	50	对虾、青虾、鲜贝	80
兔肉、蟹肉、水浸鱿鱼	100	水浸海参	350
鸡蛋粉	15		

注：除蛋类为市品重量外，其余一律以净食部分计算。

表 8-25　奶类等值交换表

（每份奶类供蛋白质 5 g、脂肪 5 g、碳水化合物 6 g、能量 90 kcal）

食　品	重量/g	食　品	重量/g
奶粉	20	牛奶、羊奶	160
脱脂奶粉、乳酪	25	无糖酸奶	130

表 8-26　大豆食品等值交换表

（每份大豆类供蛋白质 9 g、脂肪 4 g、碳水化合物 4 g、能量 90 kcal）

食　品	重量/g	食　品	重量/g
腐竹	20	北豆腐	100
大豆、大豆粉	25	南豆腐（嫩豆腐）	150
豆腐丝、豆腐干、熏干	50	豆浆（黄豆、水重量比例为 1∶8）	400

表 8-27　水果类等值交换表

（每份水果类供蛋白质 1 g、碳水化合物 21 g、能量 90 kcal）

食　品	重量/g	食　品	重量/g
鲜枣	75	梨、桃、苹果、橘子、猕猴桃	200
红果	95	橙子、柚子、李子、杏、葡萄	200
柿子	120	菠萝	220
柿、香蕉、鲜荔枝	150	哈密瓜	260
樱桃	200	草莓	300
		西瓜	500

注：每份水果以市品重量计算。

表 8-28　硬果、油脂类食品等值交换表

（每份油脂类供脂肪 10 g、能量 90 kcal）

食　品	重量/g	食　品	重量/g
花生油、香油、豆油	10	核桃	13
玉米油、菜籽油、红花油	10	炒松子	14
猪油、牛油	10	鲜花生仁、黑芝麻、炒葵花子	15

食　　品	重量/g	食　　品	重量/g
羊油、黄油	10	腰果、炒西瓜子、炒南瓜子	16

食品交换法最早多使用于医院糖尿病患者的食谱设计,表 8-29 为不同能量糖尿病患者每日膳食所需食物交换份数。可依据患者所需能量的不同,选择不同份数的各类食物。

表 8-29　不同能量糖尿病患者每日膳食所需食物交换份数

能量/kcal	交换份数	谷薯类 份	谷薯类 重量/g	蔬果类 份	蔬果类 重量/g	肉蛋类 瘦肉类 份	肉蛋类 瘦肉类 重量/g	肉蛋类 蛋类 份	肉蛋类 蛋类 重量/g	肉蛋类 奶类 份	肉蛋类 奶类 重量/g	肉蛋类 大豆 份	肉蛋类 大豆 重量/g	油脂类 植物油 份	油脂类 植物油 重量/g
1200	13.5	7	175	1	500	1	50	1	50	1.5	250	1	25	1	10
1400	15.5	8	200	1	500	2	100	1	50	1.5	250	1	25	1	10
1600	17.5	9	225	1	500	2	100	1	50	1.5	250	1	25	1	10
1800	20	12	300	1	500	2	100	1	50	1.5	250	1	25	1.5	15
2000	22.5	14	350	1	500	2.5	125	1	50	1.5	250	1	25	1.5	15
2200	24.5	16	400	1	500	2.5	125	1	50	1.5	250	1	25	1.5	15
2400	26.5	18	450	1	500	2.5	125	1	50	1.5	250	1	25	1.5	15

依据《中国居民平衡膳食宝塔》建议的 7 个能量级别下各类食物摄入量(摄入量均为食物可食部的生重),推算各类食物的交换份数。因水产品加工较麻烦,不一定需要每天食用,故归在肉类一起折算交换份数,同时根据总能量的要求进行了适当微调,得到不同能量正常人群膳食所需食物交换份数,如表 8-30 所示。

表 8-30　不同能量正常人群膳食所需食物交换份数

能量/kcal	总交换份数	谷薯类 份	谷薯类 重量/g	蔬果类 蔬菜 份	蔬果类 蔬菜 重量/g	蔬果类 水果 份	蔬果类 水果 重量/g	肉蛋类 肉类 份	肉蛋类 肉类 重量/g	肉蛋类 蛋类 份	肉蛋类 蛋类 重量/g	肉蛋类 奶类 份	肉蛋类 奶类 重量/g	肉蛋类 大豆 份	肉蛋类 大豆 重量/g	油脂类 植物油 份	油脂类 植物油 重量/g
1600	17.7	9	225	0.6	300	1	200	1.5	75	0.5	25	1.9	300	1.2	30	2	20
1800	19.7	10	250	0.6	300	1	200	2	100	0.5	25	1.9	300	1.2	30	2.5	25
2000	22.8	12	300	0.7	350	1.5	300	2.5	125	0.5	25	1.9	300	1.2	30	2.5	25
2200	24.9	13	325	0.8	400	1.5	300	3	150	1	50	1.9	300	1.2	30	2.5	25
2400	27.0	14	350	0.9	450	2	400	3	150	1	50	1.9	300	1.2	30	3	30
2600	29.6	16	400	1	500	2	400	3.5	175	1	50	1.9	300	1.2	30	3	30
2800	31.6	18	450	1	500	2	400	3.5	175	1	50	1.9	300	1.2	30	3	30

二、食品交换法的简单运用

利用食品交换法可以快速计算出摄入的能量和三大产热营养素的量。

例1: 张某中餐吃了 200 g 米饭(折合大米 90.9 g)、肉末豆腐(其中北豆腐 100 g、瘦肉末 50 g)、炒圆白菜(200 g),炒菜用油 10 g,求出此人中餐共摄入多少能量和多少蛋白质?

分析:查表 8-22,可知大米 90.9 g 为 3.64 个交换份;查表 8-26,可知北豆腐 100 g 为 1 个交换份;查表 8-24,可知瘦肉 50 g 为 1 个交换份;查表 8-23,可知圆白菜为 0.4 个交换份;查表 8-28,可知油 10 g 为 1 个交换份。

张某中餐共摄入食物 7.04 个交换份。中餐摄入能量为:7.04×90≈634 kcal。

查表 8-22、表 8-23、表 8-24、表 8-26 可知,1 个交换份谷类(大米)提供蛋白质 2 g,1 交换份北豆腐、瘦肉提供蛋白质 9 g,1 交换份蔬菜提供蛋白质 5 g。

张某中餐约摄入蛋白质:2×3.64+9×2+5×0.4≈27.3 g。

三、一日食谱设计案例

例2: 利用食品交换法为 45 岁糖尿病患者快速设计一日营养食谱。该患者身高 172 cm,体重 80 kg,司机。

(1)计算此患者每日能量供给量。

①计算标准体重:标准体重＝172－105＝67 kg。

②计算体质指数(BMI),判断体型:BMI＝80/(1.72×1.72)≈27,则体型为超重,接近肥胖。

③确定能量供给量。

司机属于中等体力劳动,查表 8-6,可知体型肥胖、中等体力劳动对应的单位能量供给量＝30 kcal/kg,则该患者每日能量供给量＝67×30＝2010 kcal。

(2)查交换份数与数量。

通过查表 8-29 可知 2000 kcal 所需交换份数为 22.5 份,其中谷薯类 14 份,肉蛋类 6 份(瘦肉类 2.5 份、蛋类 1 份、奶类 1.5 份、大豆 1 份),蔬果 1 份,油脂类 1.5 份。

(3)确定每日餐次比及每餐的食物交换份数。

每日餐次比:早餐:中餐:晚餐:加餐＝25%:40%:30%:5%

每餐食物交换份数＝每餐餐次比×总交换份数

早餐所需食物份数＝25%×22.5≈5.6 份

中餐所需食物份数＝40%×22.5＝9 份

晚餐所需食物份数＝30%×22.5≈6.8 份

加餐所需食物份数＝5%×22.5≈1.1 份

(4)利用食物交换份数表选用的食物,并分配到三餐及加餐中,具体方案如表 8-31 所示。

表 8-31　中等体力劳动的糖尿病患者各餐的食物交换份数及食物组成

食物类别	食物交换份数	早餐				中餐				晚餐				加餐		
		交换份数	品种	份数	重量/g	交换份数	品种	份数	重量/g	交换份数	品种	份数	重量/g	品种	份数	重量/g
谷类	14	2.8	咸面包(面粉)	2.8	98	5.6	大米	4.6	115	4.5	面粉	4.5	112.5	鲜玉米	1.1	220
							高粱米	1	25							

续表

食物类别	食物交换份数	早餐				中餐				晚餐				加餐		
		交换份数	品种	份数	重量/g	交换份数	品种	份数	重量/g	交换份数	品种	份数	重量/g	品种	份数	重量/g
肉蛋奶豆类	肉类2.5	2.5	—	—	—	2	鸡肉	1	50	1.5	猪肉	1.5	37.5	—	—	—
	蛋类1		鸡蛋	1	60		—	—	—		—	—	—	—	—	—
	奶类1.5		牛奶	1.5	240		—	—	—		—	—	—	—	—	—
	大豆1		—	—	—		熏干	1	50		—	—	—	—	—	—
蔬果类	1	0.2	黄瓜	0.2	100	0.4	芹菜	0.2	100	0.4	韭菜	0.4	200	—	—	—
							苦瓜	0.2	100							
油脂	1.5	0.1	香油	0.1	1	1	花生油	1	10	0.4	花生油	0.4	4	—	—	—
食物份数交换合计	22.5	5.6	—	—	—	9.0	—	—	—	6.8	—	—	—	—	—	1.1

注:如果选择少量低糖的水果,需适当减少相应份数的主食。

（5）食谱编制:将所选的食物编制成食谱,如表8-32所示。

表8-32　中等体力劳动糖尿病患者的一日食谱

餐　次	食　谱　内　容
早餐	咸面包(面粉98 g) 煮鸡蛋(鸡蛋60 g)、牛奶(240 g) 拌黄瓜(黄瓜100 g,香油1 g,醋盐少许)
中餐	杂粮饭(大米115 g,高粱米25 g) 苦瓜炒鸡片(鸡肉50 g,苦瓜100 g,花生油6 g) 熏干炒芹菜(熏干50 g,芹菜100 g,花生油4 g)
晚餐	猪肉韭菜饺子(面粉112.5 g,韭菜200 g,猪肉37.5 g,花生油4 g)
加餐	煮玉米(鲜玉米220 g)

例3:利用食品交换法给45岁男电工设计一日营养食谱。

（1）确定此男电工的一日能量供给量。

电工为中等体力劳动强度即PAL(Ⅱ)。

通过查DRIs表,可知能量供给量为10.88 MJ,约2600 kcal。

（2）确定所需食品总交换份数和各类食物交换份类。

通过查表8-30可知,需要食品总交换份数为29.6份,其中谷薯类16份,蔬菜1份(500 g),水果2份(400 g),肉类3.5份(175 g),蛋类1份(50 g),奶类1.9份(300 g),大豆1.2份(30 g),油脂类3份(30 g)。

（3）确定每日餐次比及每餐的食物交换份数。

每日餐次比:早餐：中餐：晚餐＝30％：40％：30％

每餐食物交换份数＝每餐餐次比×总交换份数

早餐所需食物份数＝30％×29.6≈8.9 份

中餐所需食物份数＝40％×29.6≈11.8 份

晚餐所需食物份数＝30％×29.6≈8.9 份

（4）利用食物交换份数表选用的食物,并分配到三餐中,具体方案如表 8-33 所示。

表 8-33　45 岁男电工各餐的食物交换份数及食物组成

食物类别	食物交换份数	早餐				中餐				晚餐			
		交换份数	品种	份数	重量/g	交换份数	品种	份数	重量/g	交换份数	品种	份数	重量/g
谷类	16	5.2	面粉	4.8	120	5.8	大米	4	100	5	面粉	5	125
			燕麦面	0.4	10		小米	1.8	45				
肉蛋奶类	肉类 3.5	3.4	—	—	—	2.7	鸡肉	1	50	1.5	牛肉	1.5	75
							草鱼	1	80				
	蛋类 1		鸡蛋	1	60								
	奶类 1.9		牛奶	1.9	304								
	豆类 1.2		豆腐干	0.5	25		北豆腐	0.7	70		—	—	—
蔬果类	蔬菜 1	0.2	胡萝卜	0.1	20	1.4	番茄	0.1	50	1.4	大白菜	0.3	150
			莴笋	0.1	50		菜花	0.2	70		鲜蘑	0.1	50
							青椒	0.1	40				
	水果 2		—	—	—		猕猴桃	1	200		苹果	0.5	100
											梨	0.5	100
油脂	3	0.1	香油	0.1	1	1.9	花生油	1.9	19	1	花生油	1	10
食物份数合计	29.6	8.9	—	—	—	11.8	—	—	—	8.9	—	—	—

（5）食谱编制:将所选的食物编制成食谱,如表 8-34 所示。

表 8-34　45 岁男电工的一日食谱

餐　　次	食 谱 内 容
早餐	花卷(面粉 120 g) 煮鸡蛋(鸡蛋 60 g) 牛奶燕麦(牛奶 304 g,燕麦 10 g) 凉拌三丝(豆腐干 25 g,胡萝卜 20 g,莴笋 50 g,香油 1 g)

续表

餐　　次	食 谱 内 容
中餐	二米饭(大米 100 g,小米 45 g) 菜花炒鸡片(鸡肉 50 g,菜花 70 g,青椒 40 g,花生油 6 g) 红烧草鱼(草鱼 80 g,花生油 12 g) 番茄豆腐汤(北豆腐 70 g,番茄 50 g,花生油 1 g) 水果(猕猴桃 200 g)
晚餐	牛肉香菇白菜饺子(面粉 125 g,大白菜 150 g,鲜香菇 50 g,牛肉 75 g,花生油 10 g) 水果沙拉(苹果 100 g,梨 100 g,沙拉酱少许)

项目九

食品原料和菜点的营养价值评价

扫码看课件

项目描述

　　人体需要摄入各种食物来获得能量及营养素来维持机体生命和健康。能量及营养素摄入过多可能会导致肥胖、高血压、高血脂、痛风等慢性病的发生率增加,能量及营养素摄入过少可能会导致消瘦、贫血、生长迟缓等营养不良疾病发生。因此,需要对食品原料和菜点的营养价值进行综合评价,以判断食物能量与营养素之间的供求关系。本项目将学习预包装食品的营养标签,食品原料及菜点的营养价值评价。

项目目标

　　1.掌握预包装食品营养标签的内容。
　　2.掌握食品原料营养价值的评价方法。
　　3.掌握菜点营养成分标示的步骤及营养价值评价的方法。

任务一　预包装食品的营养标签

任务目标

　　1.了解预包装食品营养标签的意义。
　　2.熟悉预包装食品营养声称和功能声称的原则。
　　3.掌握预包装食品营养标签的内容。

任务导入

　　认识食物和会挑选食物是健康生活的第一步。我们应了解各种食物营养特点,学会阅读食品标签,合理选择预包装食品。

看营养标签——科学选购食品

　　很多人都纳闷,为什么同样是买零食,别人却越吃越瘦,自己越吃越胖了呢? 也许,从一开始,你就错把"没空运动"和"没空做饭",当成了减肥路上的首要大敌,而忽略了更加重要的这件小事:读懂营养标签!

　　适合减脂塑形的零食,肯定能量越低越好。要想知道零食的能量,就要学会看营养成分表。比如某品牌的可乐,每100 mL 的能量是180 kJ,而同样品牌的无糖(零度)可乐,每100 mL 的能量是0

Note

kJ,所以显而易见,减脂塑形期间想喝可乐的话,适合选择购买无糖(零度)可乐。

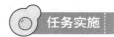 任务实施

一、预包装食品

预包装食品是指经预先定量包装,或装入(灌入)容器中,向消费者直接提供的食品。预包装食品包括预先定量包装以及预先定量制作在包装材质和容器中并且在一定范围内具有统一的质量或体积标识的食品。

二、食品营养标签的定义及意义

(一)食品营养标签的定义

食品营养标签是指向消费者提供食品营养成分信息和特性的确切说明,由营养成分表、营养声称和营养成分功能声称三部分组成。

以下几种情况下的食品可以不进行营养标签标示:①食品每日食入量<10 g 或 10 mL。②包装的生肉、生鱼、生蔬菜及水果。③包装的总表面积<100 cm² 的食品。④现做现售的食品。⑤酒精含量≥5%的产品。⑥其他法律、行政法规和标准规定无须标示营养标签的食品。

(二)食品营养标签的意义

食品营养标签是对食品的复杂特性和相关营养学信息的声明,在保护消费者的知情权和身体健康、食品进出口贸易方面起着非常大的作用。其意义主要在于以下三点。

❶ **指导消费者平衡膳食** 食品营养标签可帮助消费者了解食品营养性,让消费者有知情权。在选购食品时有获得营养健康知识的途径和依据,从而引导消费者合理选择和搭配食品,促进膳食营养平衡,有效地预防和减少营养相关性疾病。

❷ **规范食品企业的营养标签标示** 食品营养标签的标示内容应当真实、客观,不得虚假,不得夸大产品的营养作用,不得对营养声称方式和用语进行删改,也不得明示或暗示治疗疾病的作用,以杜绝欺骗和误导消费者的现象发生。

❸ **引导生产企业,促进国际贸易** 生产企业在生产食品的时候,需要考虑食品营养成分是要标注告知所有消费者的,从而引导企业不断进行产品优化升级,生产满足消费者营养需求的食品,以及增加食品的国际竞争力,促进国际贸易。

三、营养成分表

(一)概念

营养成分表是标示每100 g、100 mL 或每份食入量食品中营养素种类、含量和占营养素参考值百分数的规范性表格(表9-1)。

(二)标示的营养成分

❶ **必须标示的营养成分** 我国对于食品标签强制标示能量及 4 种核心营养成分(蛋白质、脂肪、碳水化合物、钠),简称"1+4"。

①能量:主要来自碳水化合物、蛋白质和脂肪这三大产热营养素的能量总和,我国营养成分表中默认能量单位为千焦(kJ)。

②蛋白质:作为人体必要的营养素,在牛奶、酸奶及奶酪等乳制品、肉类制品中,含量都很丰富。蛋白质在营养成分表中,可以作为判断食物好坏的标准。例如,国家标准规定:全脂或低脂牛奶,蛋白质含量不应低于 2.9%。

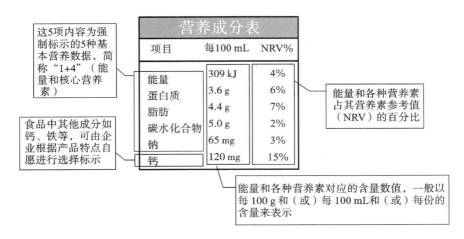

图 9-1　营养成分表的组成

③脂肪：首先要明确一点，脂肪并非完全有害，必要的脂肪酸是人体必需的营养素，把握好量才是关键。食品中常见的脂肪来源主要为坚果类、食用油、油炸类食品。

④碳水化合物：身体主要的能量来源。一般来讲，配料表中，小麦粉、玉米淀粉靠前的食品，在营养成分表中，碳水化合物的含量更高。

⑤食盐：营养素中最容易被忽视的就是钠了。在强调低盐饮食的健康饮食原则下，要关注食品中的钠含量。例如话梅，每 100 g 的话梅含有 2512 mg 钠，相当于 6.4 g 的食盐，也就是如果你今天吃了 100 g 这种话梅，就不用再吃盐了。

❷ **推荐标示的营养成分**　推荐标示的营养成分包括饱和脂肪（酸）、膳食纤维、钙和维生素 A。

❸ **其他营养成分**　包括维生素 D、维生素 E、维生素 K、维生素 B_1（硫胺素）、维生素 B_2（核黄素）、维生素 B_6、维生素 B_{12}、维生素 C（抗坏血酸）、烟酸（烟酰胺）、叶酸、泛酸、生物素、胆碱以及磷、钾、镁、铁、锌、碘、硒、铜、氟、铬、锰和钼。

（三）营养成分含量的标示单位与修约间隔

营养成分含量的标示单位与修约间隔如表 9-1 所示。

表 9-1　营养成分含量的标示单位与修约间隔

营 养 成 分		单　　位	修约间隔
能量和核心营养成分	能量	千焦(kJ)或千焦(kJ)[千卡(kcal)]	1
	蛋白质	克(g)	0.1
	脂肪	克(g)	0.1
	碳水化合物	克(g)	0.1
	钠	毫克(mg)	1
推荐营养成分	饱和脂肪（酸）	克(g)	0.1
	胆固醇	毫克(mg)	1
	膳食纤维	克(g)	0.1
	钙	毫克(mg)	1
	维生素 A	微克视黄醇当量(μgRE)	1
	胡萝卜素	微克视黄醇当量(μgRE)	1

续表

营 养 成 分		单 位	修 约 间 隔
其他营养成分	维生素 D	毫克(mg)	0.1
	维生素 E	毫克 α-生育酚当量(mg α-TE)	0.01
	维生素 K	毫克(mg)	0.1
	维生素 B_1	毫克(mg)	0.01
	维生素 B_2	毫克(mg)	0.01
	维生素 B_6	毫克(mg)	0.01
	维生素 B_{12}	毫克(mg)	0.1
	维生素 C	毫克(mg)	0.1
	烟酸	毫克(mg)	0.01
	叶酸	微克叶酸当量(μgDFE)	1
	泛酸	毫克(mg)	0.01
	生物素	毫克(mg)	0.1
	胆碱	毫克(mg)	0.1
	磷	毫克(mg)	1
	钾	毫克(mg)	1
	镁	毫克(mg)	1
	铁	毫克(mg)	0.1
	锌	毫克(mg)	0.01
	碘	微克(μg)	0.1
	硒	微克(μg)	0.1
	铜	毫克(mg)	0.1
	氟	毫克(mg)	0.01
	铬	毫克(mg)	0.1
	锰	毫克(mg)	0.01
	钼	毫克(mg)	0.1

注：①食品中总维生素 A(μgRE)＝维生素 A(μgRE)＋β-胡萝卜素(μgRE)。

②胡萝卜素转换为维生素 A 的公式为：维生素 A(μgRE)＝β-胡萝卜素(μg)/6。

当某食品营养成分含量微量,或其摄入量对人体健康的影响很小时,可以标示为"0",如表 9-2 所示。

表 9-2 营养成分含量标示"0"的界限值

营 养 成 分	"0"的界限值（每 100 g 食物）	营 养 成 分	"0"的界限值（每 100 g 食物）
能量	≤17 kJ(4 kcal)	糖	≤0.5 g
蛋白质	≤0.5 g	膳食纤维	≤0.5 g
脂肪	≤0.5 g	钠	≤5 mg
饱和脂肪(酸)	≤0.5 g	钙	≤1%NRV
或能量来源于饱和脂肪(酸)	≤20 g	钾	≤1%NRV

续表

营 养 成 分	"0"的界限值 (每 100 g 食物)	营 养 成 分	"0"的界限值 (每 100 g 食物)
胆固醇	≤5 mg	维生素 A	≤1% NRV
碳水化合物	≤0.5 g	其他维生素及矿物质	≤2% NRV

注:食品数量用份表示时,要符合每 100 g 食物标示为"0"的界限值要求。

（四）营养成分标示的顺序

营养成分表的营养素应依照下列序列书写,其中若缺少某项时按顺序依次上移(表 9-3)。

表 9-3　营养成分表中营养成分的标示顺序

序　　号	营 养 成 分
1	能量
2	蛋白质
3	脂肪
4	饱和脂肪(酸)
5	不饱和脂肪(酸)
6	反式脂肪(酸)
7	胆固醇
8	碳水化合物
9	糖
10	可溶性膳食纤维
11	不溶性膳食纤维
12	钠
13	钙
14	维生素 A
15	胡萝卜素
16	其他营养素

注:其他维生素和矿物质的顺序见表 9-1 的顺序。

（五）营养素参考值百分数

❶ 营养素参考值(NRV)的概念　营养素参考值是指食品营养标签上比较食品营养成分含量多少的参考标准,制定依据为我国居民膳食营养素推荐摄入量(RNI)或适宜摄入量(AI)。营养素参考值的应用范围是除小于 4 岁的婴幼儿食品和孕妇食品的标签外的所有预包装食品的营养标签(表 9-4)。

表 9-4　能量和部分营养成分的营养素参考值

营 养 素	NRV/d	营 养 素	NRV/d	营 养 素	NRV/d
能量	8400 kJ(2008 kcal)	维生素 B_2	1.4 mg	钠	2000 mg
蛋白质	60 g	维生素 B_6	1.4 mg	镁	300 mg

续表

营 养 素	NRV/d	营 养 素	NRV/d	营 养 素	NRV/d
脂肪	<60 g	维生素 B₁₂	2.4 mg	铁	15 mg
饱和脂肪酸	<20 g	维生素 C	100 mg	锌	15 mg
胆固醇	<300 mg	烟酸	14 mg	碘	150 μg
碳水化合物	300 g	叶酸	400 DFE	硒	50 μg
膳食纤维	25 g	泛酸	5 mg	铜	1.5 mg
维生素 A	800 μgRE	生物素	30	氟	1 mg
维生素 D	5 μg	胆碱	450 mg	铬	50 μg
维生素 E	14 mg α-TE	钙	800 mg	锰	3 mg
维生素 K	80 μg	磷	700 mg	钼	40 μg
维生素 B₁	1.4 mg	钾	2000 mg		

注:蛋白质、脂肪、碳水化合物供能比分别占总能量的 13%、27%、60%。

❷ **营养素参考值百分数的计算** 营养素参考值百分数是指以 100 g 或 100 mL 或每份食品中营养素的含量占营养素参考值(NRV)的百分比,其修约间隔为 1。计算公式如下:

$$x = A \div NRV \times 100\%$$

式中:x,营养素参考值百分数,单位为%;A,100 g 或 100 mL 或每份食品中某营养成分的含量;NRV,该营养成分的营养素参考值。

(六)营养成分表参考格式

营养成分表中,除了能量和核心营养素必须表示外,其余营养素可根据实际需要选择标示。具体有如下几种参考格式。

❶ **基本参考格式** 如表 9-5 所示。

表 9-5　食品营养成分表(1)

营 养 成 分	每 100 克(g)或毫升(mL)或每份	营养素参考值百分数
能量	×千焦(kJ)	×%
蛋白质	×克(g)	×%
脂肪	×克(g)	×%
碳水化合物	×克(g)	×%
钠	×毫克(mg)	×%

❷ **拓展参考格式** 如表 9-6 所示。

表 9-6　食品营养成分表(2)

营 养 成 分	每 100 克(g)或毫升(mL)或每份	营养素参考值百分数
能量	×千焦(kJ)	×%
蛋白质	×克(g)	×%
脂肪	×克(g)	×%
饱和脂肪酸	×克(g)	×%
胆固醇	×毫克(mg)	×%
碳水化合物	×克(g)	×%

续表

营　养　成　分	每 100 克(g)或毫升(mL)或每份	营养素参考值百分数
糖	×克(g)	×%
膳食纤维	×克(g)	×%
钠	×毫克(mg)	×%
钙	×毫克(mg)	×%
维生素 A	×微克视黄醇当量(μgRE)	×%

能量和核心营养成分应为粗体或用其他方法使其显著。若再标示其他营养成分,应列在推荐的营养成分之下,并用横线隔开。

❸ **带声称的营养成分表**　如表 9-7 所示。

表 9-7　食品营养成分表(3)

营养成分	每 100 克(g)或毫升(mL)或每份	营养素参考值百分数
能量	×千焦(kJ)	×%
蛋白质	×克(g)	×%
脂肪	×克(g)	×%
碳水化合物	×克(g)	×%
钠	×毫克(mg)	×%
营养声称:如高钙××		
营养成分功能声称:如钙有助于骨骼和牙齿的发育		

营养声称可以标示在营养成分表上端、下端或其他任意位置;营养成分功能声称只能标示在营养成分表下端。

四、营养声称

营养标签上的营养声称是指在除小于 4 岁的婴幼儿配方食品和保健食品外的所有预包装食品营养标签上对食物营养特性的真实性描述和说明,如能量水平、蛋白质含量水平等。营养声称包括含量声称和比较声称。

按照 GB 28050—2011 的要求,营养声称属于可选择标示的内容,即营养成分表如果满足声称的条件,企业可以选择是否做该营养成分的声称。如果选择做声称,则必须满足相关标准的要求和条件,且声称方式和用语也需符合标准要求。

❶ **含量声称**　含量声称是指食品中对能量或营养素含量水平的描述,声称用语包括"含有""高""低"或"无"等。含量声称的方式、标准用语及声称条件见表 9-8。

表 9-8　营养素含量评价标准

营养素和能量	声　称　方　式	声　称　条　件
能量	减少能量	和同类食品相比减少 25% 以上
	低能量	固体≤170 kJ/100 g,液体≤80 kJ/100 mL

续表

营养素和能量	声 称 方 式	声 称 条 件
蛋白质	高或富含蛋白质	固体≥20%NRV/100 g,液体≥10%NRV/100 mL,或≥10%NRV/420 kJ/(100 kcal)
	蛋白质来源或含有蛋白质	固体≥10%NRV/100 g,液体≥5%NRV/100 mL,或≥5%NRV/420 kJ(100 kcal)
	低蛋白质	蛋白质提供的能量≤100 g或每份食品总能量的5%
脂肪	低脂肪	固体≤3 g/100 g,液体≤1.5 g/100 mL
	零,无或不含脂肪	固体≤0.5 g/100 g,液体≤0.5 g/100 mL
	低饱和脂肪(含反式脂肪)	固体≤1.5 g/100 g,液体≤0.75 g/100 mL,同时其提供的能量≤食品总能量的10%
	零,无或不含饱和脂肪	≤0.1 g/100 g或100 mL,指饱和脂肪和反式脂肪的合计
	脱脂	液态奶和酸奶≤0.5 g/100 g,奶粉≤1.5 g/100 g
	瘦	畜禽肉≤10 g/100 g
胆固醇	低胆固醇	固体≤20 mg/100 g,液体≤10 mg/100 mL
	零,无或不含胆固醇	固体≤5 mg/100 g,液体≤5 mg/100 mL
	以上声称,应同时符合低饱和脂肪的含量声称条件	
糖	低糖	固体≤5 g/100 g,液体≤5 mg/100 mL
	无或不含糖	固体≤0.5 g/100 g,液体≤0.5 mg/100 mL
膳食纤维	膳食纤维来源或含有膳食纤维	≥3 g/100 g或3 g/420 kJ(100 kcal)
	高或富膳食纤维	≥6 g/100 g或3 g/420 kJ(100 kcal)
钠	低钠	固体≤120 mg/100 g,液体≤120 mg/100 mL
	很低钠	固体≤40 mg/100 g,液体≤40 mg/100 mL
	零,无或不含钠	固体≤5 mg/100 g,液体≤5 mg/100 mL
其他矿物质	矿物质来源或含有矿物质	固体≥15%NRV/100 g,液体≥7.5%NRV/100 mL,或≥5%NRV/420 kJ(100 kcal)
	高或富矿物质	"来源"的2倍以上
维生素	维生素来源或含有维生素	固体≥15%NRV/100 g,液体≥7.5%NRV/100 mL,或≥5%NRV/420 kJ(100 kcal)
	高或富维生素	"来源"的2倍以上

❷ **比较声称** 比较声称是指与一种消费者熟知的同类食品进行比较,其营养成分含量或能量"增加"和"减少"等的声称。同类食品是指具有相同食物来源、相同性状,并为消费者所熟知的有着广泛食用历史的食品,又称为基准食品。如强化铁酱油可用普通酱油作为同类食品。

比较声称的条件为能量或营养素含量和同类食品相比较后必须不少于25%,方能使用"增加""减少""提高"等比较声称用词,同时还应按质量分数或倍数或百分数标示准差异。比较声称的方式、含量要求见表9-9。

表 9-9　营养素比较评价标准

项　　目	声 称 方 式	含 量 要 求
脂肪	减少或减脂肪	与基准食品相比减少25%以上

续表

项　目	声 称 方 式	含 量 要 求
胆固醇	减少或减胆固醇	与基准食品相比减少25％以上
糖	减少或减糖	与基准食品相比减少25％以上
钙或其他矿物质	增加、增，或减少、减××	与基准食品相比增加或减少25％以上
维生素	增加、增，减少、减××	与基准食品相比增加或减少25％以上
碳水化合物	增加、增，或减少、减××	与基准食品相比增加或减少25％以上

五、营养成分功能声称

营养标签上的营养成分功能声称是指某营养素在维持人体正常生长、发育和生理功能等方面的描述。

营养成分功能声称的方法是使用表9-10中能量和22种营养素的一条或多条功能声称的规范用语，其内容不得删改和增加，但前提条件是食品中能量或营养素必须达到含量声称要求。

表 9-10　营养成分功能声称

营 养 成 分	规 范 用 语
能量	人体需要能量来维持生命活动；机体的生长发育和一切活动都需要能量；适当的能量可以保持良好的健康状况
蛋白质	蛋白质是人体的主要构成物质并提供多种氨基酸；是人体生命活动中必需的重要物质，有助于组织的形成和生长；有助于构成和修复人体组织；有助于组织的形成和生长；是组织和生长的主要营养素
脂肪	脂肪可提供高能量；是人体的重要组成成分，可帮助脂溶性维生素的吸收；可提供人体必需脂肪酸。膳食脂肪占每日总能量的比例不宜超过30％。 饱和脂肪可促进食物中胆固醇的吸收；其摄入量应少于每日总脂肪的1/3，过多摄入有害健康；过多摄入可使胆固醇增多，摄入量应少于每日总能量的10％
胆固醇	每日膳食中胆固醇摄入量不宜超过300 mg
碳水化合物	碳水化合物是人类生存的基本物质；是人类能量的主要来源；是血糖的主要来源；膳食碳水化合物应占总能量的60％左右
膳食纤维	膳食纤维有助于维持正常的肠道功能
钠	钠能调节机体水分，可维持酸碱平衡；每日食盐摄入量不要超过6 g；摄入过高有害健康
钙	钙是人体骨骼和牙齿的主要组成成分，许多生理功能也需要钙的参与；是骨骼和牙齿的主要成分，并维持骨骼密度；有助于骨骼和牙齿的发育；有助于骨骼和牙齿更坚固
铁	铁是红细胞形成的因子，是血红细胞形成的必需的元素；对血红蛋白的产生是必需的
锌	锌是儿童生长发育必需的元素；有助于改善食欲；有助于皮肤健康
镁	镁是能量代谢、组织形成和骨骼发育的重要物质
碘	碘是甲状腺发挥正常功能的要素
维生素 A	维生素 A 有助于维持暗视力；有助于维持皮肤和黏膜健康
维生素 D	维生素 D 可促进钙的吸收；有助于骨骼和牙齿的健康；有助于骨骼形成
维生素 E	维生素 E 有抗氧化作用

营 养 成 分	规 范 用 语
维生素 C	维生素 C 有助于维持皮肤和黏膜健康;有助于维持骨骼、牙龈的健康;可以促进铁的吸收;有抗氧化作用
维生素 B$_1$	维生素 B$_1$ 是能量代谢中不可缺少的成分;有助于维持神经系统的正常生理功能
维生素 B$_2$	维生素 B$_2$ 有助于维持皮肤和黏膜健康,是能量代谢中不可缺少的部分
烟酸	烟酸有助于维持皮肤和黏膜健康;是能量代谢中不可缺少的成分;有助于维持神经系统健康
维生素 B$_6$	维生素 B$_6$ 有助于蛋白质的代谢和利用
维生素 B$_{12}$	维生素 B$_{12}$ 有助于红细胞形成
叶酸	叶酸有助于胎儿大脑和神经系统的正常发育;有助于红细胞形成;有助于胎儿正常发育
泛酸	泛酸是能量代谢和组织形成的要素

六、营养标签解读

某企业的预包装食品——高蛋白多种维生素羊奶蛋白粉,以乳清蛋白粉、大豆分离蛋白、食用葡萄糖、大豆卵磷脂、低聚果糖、复合氨基酸、牛磺酸、全脂羊奶粉(15%)、多种维生素(维生素 D、维生素 B$_1$、维生素 B$_2$、维生素 B$_6$)为原料生产,其营养成分和营养标签如表 9-11 所示。

表 9-11　高蛋白多种维生素羊奶蛋白粉营养成分表

项　　目	每 100 g	NRV%
能量	1690 kJ	20%
蛋白质	19.0 g	32%
脂肪	8.0 g	13%
碳水化合物	63.0 g	21%
钠	80 mg	4%
维生素 D	1.8 μg	36%
维生素 B$_1$	1.60 mg	114%
维生素 B$_2$	1.60 mg	114%
维生素 B$_6$	0.60 mg	43%
牛磺酸	0.12 g	—

蛋白质:	维生素 B$_1$:
蛋白质是人体的主要构成物质并提供多种氨基酸。	维生素 B$_1$ 是能量代谢中不可缺少的成分。
蛋白质是人体生命活动中必需的重要物质,有助于组织的形成和生长。	维生素 B$_1$ 有助于维持神经系统的正常生理功能。
蛋白质有助于构成或修复人体组织。	维生素 B$_2$:
蛋白质有助于组织形成和生长。	维生素 B$_2$ 有助于维持皮肤和黏膜健康。
蛋白质是组织形成和生长的主要营养素。	维生素 B$_2$ 是能量代谢中不可缺少的成分。
维生素 D:	维生素 B$_6$:
维生素 D 可促进钙的吸收。	维生素 B$_6$ 有助于蛋白质的代谢和利用。
维生素 D 有助于骨骼和牙齿的健康。	
维生素 D 有助于骨骼的形成。	

❶ 营养成分种类评价　该羊奶蛋白粉所含的主要营养成分有能量、蛋白质、脂肪、碳水化合物、钠、维生素(维生素 D、维生素 B_1、维生素 B_2、维生素 B_6)和牛磺酸。

❷ 营养成分含量评价　该企业产品为高蛋白多种维生素羊奶蛋白粉,这样的声明是否符合营养声称的条件呢?

经分析,该羊奶蛋白粉蛋白质的 NRV% 为:

$$NRV\% = 19.0 \text{ g} \div 60 \text{ g} \times 100 = 32\%$$

参照表 9-5 营养素含量评价标准,蛋白质的 NRV%≥20%NRV/100 g,含有维生素 4 种,达到 3 种以上,因此该预包装食品可以声称为高蛋白多种维生素羊奶蛋白粉。

❸ 营养成分功能声称评价　由于该奶粉的高蛋白符合含量声称条件,故可使用蛋白质营养素的功能声称,对照表 9-8 营养素含量评价标准,高蛋白的营养素功能声称内容满足要求。

$$维生素 D 的 NRV\% = 1.8 \text{ μg} \div 5 \text{ μg} \times 100\% = 36\%$$
$$维生素 B_1 的 NRV\% = 1.60 \text{ mg} \div 1.4 \text{ mg} \times 100\% = 114\%$$
$$维生素 B_2 的 NRV\% = 1.60 \text{ mg} \div 1.4 \text{ mg} \times 100\% = 114\%$$
$$维生素 B_6 的 NRV\% = 0.60 \text{ mg} \div 1.4 \text{ mg} \times 100\% = 43\%$$

这四种维生素的 NRV%≥15%NRV/100 g,均符合功能声称的条件和用语。

❹ 营养标签格式评价　该奶粉营养素标示的顺序及营养成分功能声称的格式均符合要求。

任务二　食品原料营养价值评价

任务目标

1. 了解食品原料营养价值评价的意义。
2. 熟悉食品原料营养价值评价的内容。
3. 掌握食品原料营养价值的评价方法。

任务导入

吃鱼好还是吃肉好?——科学评价食物

常有人说,吃四条腿不如两条腿,吃两条腿不如一条腿,吃一条腿不如没有腿,由此可见鱼类和肉类比较,鱼类对人体健康更有好处。事实真的如此吗?

红肉中,猪肉的蛋白质含量最低,脂肪含量最高,即使是"瘦肉",其中肉眼看不见的隐性脂肪也占 28%。更重要的是,肉的脂肪酸多为饱和脂肪酸,不饱和脂肪酸的含量很低(如牛肉中占总量的6.5%),而鱼类的不饱和脂肪酸含量较高(10%~20%),蛋白质含量高且微量元素比较齐全,鱼肉的肉质鲜美且易于消化。综合而言,吃鱼比吃肉好。

一、食品原料营养价值的概念

食品原料营养价值是指食品原料所含营养成分的种类、含量、相互间的比例、消化吸收和利用以及色香味等化学物质、植物化学物和抗营养因子这类非营养成分的构成和含量等方面满足机体需要的程度。

食品原料的全面营养价值评价包括对食品原料中营养素的种类、数量及质量的综合分析,如食品所含营养素的种类是否齐全、含量是否充足、存在形式如何、消化吸收及利用率、相互之间的影响、功能成分的含量等。食品原料营养素的种类和含量通过《中国食物成分表》(2009)和《中国食物成分表》(2018年标准版)可获得,而营养素质量一般需要进行动物和人体实验,根据生长、代谢、生化等指标才能得出结果。

二、食品原料营养价值评价的意义

① **充分利用食物资源** 全面了解不同食品原料中营养素和非营养成分等的种类及含量,提出现有食品原料的主要营养缺陷和开发新食品的思路,以及消除抗营养因子对食品原料营养质量的影响,使食物资源得到最大限度的利用。

② **加工烹调时尽量提高食品原料的营养价值** 了解营养素在加工烹调过程中的变化和损失规律,以便采取合理的方法提高食品原料的营养价值。

③ **指导合理选购和搭配食品原料** 只有科学地选购和搭配食品原料才能满足人们对合理营养的需求,达到膳食平衡,促进健康。

三、《中国食物成分表》的应用

食物成分表是对食物成分数据的记载,最新的版本有《中国食物成分表》(2009)和《中国食物成分表》(2018年标准版)。《中国食物成分表》的内容分为中英文使用说明、食物描述、食物成分表、附录和食物图片。其中食物成分表又分为食物一般营养成分表和食物氨基酸、脂肪、叶酸、碘及大豆异黄酮、食物胆碱、生物素、泛酸、维生素K、维生素D含量表,食物成分表所列食物包括食物原料、包装食品。附录部分收录了食物血糖生成指数、中国膳食营养素参考摄入量、食物名称中英文和中拉文对照表等。

① **食物类别及名称** 食物类别分为21类,同一个类别中根据食物的属性和加工方法,又分成不同的亚类。此外,将一些难以归入其中某一个具体亚类的食物单列为"其他"(表9-12)。

表 9-12 食物一般营养成分的分类

类　别	名　称	类　别	名　称
1	谷类及制品	12	鱼虾蟹贝类
2	薯类、淀粉及制品	13	婴幼儿食品
3	干豆类及制品	14	小吃、甜饼
4	蔬菜类及制品	15	速食食品
5	菌藻类	16	饮料类
6	水果类及制品	17	含酒精饮料
7	坚果、种子类	18	糖、果脯、蜜饯和蜂蜜
8	畜肉类及制品	19	油脂类
9	禽肉类及制品	20	调味品类
10	乳类及制品	21	其他
11	蛋黄及制品		

食物名称由中文名和别名构成,并对有些食物的产地、颜色、形状、质地、部位、加工方式和配方等进行了描述,还给出了食物的英文名称、拉丁文名称及食物图片。

② **食物编码** 《中国食物成分表》按食物分类的规划,采用6位数字的编码方式,前2位数字是食物的类别编码,第3位数字是食物的亚类编码,最后3位数字是食物在亚类中的排列序号。

如:编码为03-3-101食物(赤小豆),03代表第3大类为干豆类及其制品,3表示第3亚类为赤豆类,101 是赤小豆在亚类中的序列。

一条食物成分数据的编码在食物成分表中具有唯一性,在食物一般营养成分表、氨基酸含量表和脂肪含量等食物成分表中,相同的食物均为同一编码。

❸ **食物的可食部**　《中国食物成分表》中所有营养素的含量均以 100 g 可食部来表示。

食物可食部是指根据居民的饮食习惯、常用的烹调加工方式,将市场上采购的食品(称为"市品"或"样品")处理掉其中不能食用的部分后,得到的可以食用的部分。《中国食物成分表》中"食部"栏中的系数表示某一种食物中可食用部分占市品或样品的百分比,用于计算食物可食用部分的重量。具体计算公式如下:

$$EP = m_1 \div m_2 \times 100\%$$

式中:EP 表示食物的可食部比例(%);m_1 表示食物可食部的重量,单位为 g;m_2 表示食物市品的重量,单位为 g。

例:计算 1000 g 样品中营养成分的含量。

$$X = A \times 10 \times (EP/100)$$

式中:X 表示 1000 g 样品中某种营养素的含量;A 表示食物成分表中每 100 g 可食部中该营养素的含量;EP 表示食物成分表中的可食部比例。

比如:要计算 1000 g 赤小豆中的蛋白质含量。查《中国食物成分表》可得:赤小豆每 100 g 可食部中蛋白质的含量 A=20.2 g,可食部 EP=100,则 1000 g 赤小豆的蛋白质含量计算公式为:

$$X = A \times 10 \times (EP/100) = 20.2 \text{ g} \times 10 \times (100/100) = 202 \text{ g}$$

食物的可食部比例不是固定不变的,它会因运输、储藏和加工处理等方面的不同而有所不同,一般建议可采用实际测定的食物可食部的比例来计算营养素含量。

❹ **食物成分的标识与定义**　食物成分表中的数据除了各种单不饱和脂肪酸外,均为每 100 g 可食部食物中的营养成分含量。中国食物成分表中的计量单位可以采用中、英文名称或缩写两种方式标识(表 9-13)。

表 9-13　《中国食物成分表》中营养成分的计量单位

营 养 成 分	英文计量单位	中文计量单位
能量	kcal/kJ	千卡/千焦
水分	g	克
蛋白质	g	克
脂肪	g	克
碳水化合物	g	克
钠	mg	毫克
硒	μg	微克

(1)能量:能量为计算值,采用各供能营养素(蛋白质、脂肪、碳水化合物、酒精)含量乘以相应的能量折算系数,再求和得到。能量的单位采用千卡(kcal)和千焦(kJ),1948 年国际计量组织确定 1 cal 能量相当于 4.184 J,目前"J"是表达能量的国际单位。

(2)蛋白质:蛋白质实为粗蛋白,蛋白质的计量采用"微量凯氏定氮法"测定食物总含氮量,再乘以相应的蛋白质折算系数而得。

(3)脂肪:食物脂肪的数值代表粗脂肪。因其中除了脂肪外,尚有游离脂肪酸、磷脂、固醇、松脂及色素等脂溶性物质。

(4)碳水化合物:使用"减差法"计算总碳水化合物,其中包括了膳食纤维部分。计算公式为:碳水化合物=100-(水分+蛋白质+脂肪+灰分)。

❺ **符号说明** 数据表达中所涉及的符号意义说明如表 9-14 所示。

表 9-14 食物成分表所涉及的符号意义说明

符 号	意 义
—	未测定,理论上该食物应该含有一定量该成分
…或 Tr	未检出,或低于方法检测限值,含量极微
$\overline{X}$	该条数据为几种相同食物数据的均值
※或()	估计值,参考相似食物的给出值
(0)	估计零值,理论上为零值或不存在
un	不能计算
a※	中性洗涤法
b※	粗纤维测定法
c※	无原始数据,通过换算系数 4.184 进行能量值换算而得

四、食物原料的营养评价

❶ **营养素种类评价** 食品原料提供营养素的种类越全面,人体从该原料中获得的营养素种类就越多,营养价值就越高。如就营养素种类评价而言,根据表 9-15 可知,猪肉(肥瘦)和草鱼都含有能量、蛋白质、脂肪、维生素和矿物质,草鱼缺少碳水化合物。

❷ **营养素含量评价** 食品原料中营养素含量高低的评价,通过查找《中国食物成分表》(2009)就能够进行不同类别原料的营养素含量比较。如:猪肉和鱼肉都是膳食优质蛋白质的良好来源,将两者营养素含量进行比较,在食品原料重量相同时,猪肉(肥瘦)能量、脂肪、碳水化合物和维生素 A、铁含量高于草鱼,草鱼蛋白质、维生素 E、镁、钙含量高于猪肉(肥瘦)。鱼肉高蛋白、低脂肪,且维生素 E、镁、钙含量丰富,更有利于健康。

❸ **营养素质量评价**

(1)食物消化吸收率:食物消化吸收率是指人体摄取食物原料后对其消化、吸收的程度。该结果的值越大代表此食物原料的营养价值越高,反之,此原料的营养价值越低。例如:牛奶作为膳食钙的优质来源,其钙的吸收率可达 40%,而平日与食物一起摄入的钙片,其消化吸收率仅为 20% 左右。

(2)营养质量指数:营养质量指数(INQ)是一种结合能量和营养素对食物进行综合评价的方法,它能直观、综合地反映食物能量和营养素需求的情况。它是评价食物营养的简明指标,即单位重量食品原料的营养素密度与能量密度之比。计算公式为:

$$营养质量指数(INQ)=营养素密度/能量密度$$

INQ 的评价标准如下。

INQ＝1,说明食品原料中供给营养素的能力与供给能量的能力相当,两者能满足机体的营养需要。

INQ＞1,说明食品原料中供给营养素的能力高于供给能量的能力,表示原料中此营养素密度高,很适合超重、肥胖群体。但同时应当重视高 INQ 值的某些营养素的过剩,以避免发生该营养素中毒。

INQ＜1,说明食品原料中供给营养素的能力低于供给能量的能力,长期摄入此原料,可能发生该营养素的不足、缺乏或能量过剩,为营养素密度低的食品原料。

①能量密度:不同类型的食物能量差别极大,为直观表示食品所提供能量的多少,可采用能量密

度进行评估。选用 100 g 食物为计量单位,根据食物的能量数值或计算得到的能量数值,以及成人能量推荐摄入量,根据公式求出能量密度。

$$能量密度＝一定量食物提供的能量值/能量推荐摄入量$$

不同类型的食物能量密度各不相同,例如油脂、肉类属于高能量密度食物,蔬菜水果属于低能量密度食物。长期食用低能量密度食物,会影响儿童生长发育,长期食用高能量密度食物,会造成超重或肥胖。因此计算能量密度是判断食物能量高低,对人体满足程度的一个简单分析方法。

②营养素密度:食物的营养价值不能以一两种营养素的含量来决定,必须看它在膳食整体中对营养平衡的贡献。不同类型的食物营养素组成特点不同,在平衡膳食中所发挥的作用也不同。在评价各种食物的营养特点时,可采用"营养素密度"这个概念,即食物中某营养素满足人体需要的程度与该营养素的推荐摄入量的比值。计算公式为:

$$营养素密度＝一定量食物中营养素含量/相应营养素的推荐摄入量$$

由表 9-15 中数据得 100 g 猪肉的蛋白质营养质量指数计算如下:

$$能量密度＝(395.0 \ kcal/100 \ g)÷(2250 \ kcal/100 \ g)≈0.176$$
$$蛋白质密度＝(13.2 \ g/100 \ g)÷(73 \ g/100 \ g)≈0.181$$
$$100 \ g \ 猪肉(肥瘦)的蛋白质营养质量指数(INQ)＝0.181/0.176≈1.03$$

其他营养素类推。

表 9-15　猪肉(肥瘦)和草鱼 100 g 可食部的主要营养成分及 INQ 值

营 养 成 分	成年男性轻体力劳动的 RNI 或 AI	猪肉(肥瘦)		草鱼	
		营养含量/100 g	INQ	营养含量/100 g	INQ
能量/kcal	2250	395.0	—	113.0	—
蛋白质/g	73.0	13.2	1.03	16.6	4.55
脂肪/g	67.5	37.0	3.11	5.2	1.54
碳水化合物/g	337.5	2.4	0.04	0.0	0.00
胆固醇/mg	300	80.0	1.52	86.0	5.73
维生素 A/μgRE	800	18.0	0.13	11.0	0.28
维生素 E/mg	14	0.4	0.16	2.0	2.86
镁/mg	330	16.0	0.28	31.0	1.88
钙/mg	800	6.0	0.04	38.0	0.95
铁/mg	12	1.6	0.76	0.8	1.33

注:每日蛋白质、脂肪、碳水化合物的功能占总能量的 13%、60%、27%。

猪肉(肥瘦)中蛋白质、脂肪、胆固醇,草鱼中蛋白质、脂肪、胆固醇、维生素 E、镁、铁,其 INQ 值>1,表明猪肉(肥瘦)和草鱼的这些营养素密度高,能满足人体的需要。

猪肉(肥瘦)所含的碳水化合物、维生素 A、维生素 E、镁、钙、铁和草鱼含有的碳水化合物、维生素 A、钙,其 INQ<1,表明营养素密度低,长期吃此种食物原料会造成这些营养素的缺乏,应注意搭配相应的营养素含量丰富的食物。

以营养素 INQ 比较,草鱼不仅蛋白质、脂肪、胆固醇、维生素 E、镁、铁 INQ>1,并且高于猪肉(肥瘦),脂肪、碳水化合物的 INQ 值则低于猪肉(肥瘦),鱼肉高蛋白、低脂肪,矿物质营养质量指数高,特别适合塑身减脂人群食用。综上所述,鱼肉的营养价值总体高于猪肉。

任务三　菜点的营养价值评价

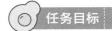

任务目标

1. 了解菜点原料的营养特点。
2. 熟悉烹调加工对菜点营养素的影响。
3. 掌握菜点营养成分标示的步骤及其营养价值评价。

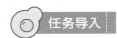

任务导入

各种炒饭营养价值大比拼

现在的很多人喜欢吃炒饭,炒饭不仅味道好,而且食材相对丰富,比较有营养。炒饭种类多样,最出名的有扬州炒饭、酱油炒饭、咖喱炒饭、菠萝炒饭、韩国泡菜炒饭、鸡蛋炒饭等。多数顾客会根据自己对炒饭的色、香、味、形及价格的要求来选择炒饭种类。随着人们生活质量的改善和提高,以及营养科学知识的普及,营养特点也成为选择炒饭的重要因素。每种炒饭的营养价值特点如何? 哪种更健康? 这些问题都要通过分析菜点的营养价值解决。

一、菜点营养价值的概念

一个菜点的质量应该从其营养性、卫生性和感官性状三方面进行评价。一个高品质的菜点,应该具有较高的营养价值,对人体无毒、无害,同时具有较好的色、香、味和外观形态。

菜点营养价值是指菜点所含营养成分的种类、含量、相互间的比例、消化吸收和利用率等方面满足机体需要的程度。营养价值高的菜点不仅要求营养素种类齐全,质量较高,数量充足,而且还要比例适当。此外,营养成分的消化率和吸收程度对菜肴的营养价值也有直接影响。例如植物性食物中的大豆,其蛋白质和脂肪含量都很高,但直接食用或加工不合理,有相当一部分营养素不易被人体消化吸收,如果将其磨碎再加热变形,制成豆腐或其他豆制品,其消化吸收率可大大提高。

菜点的营养价值评价多采用科学估算法,根据菜肴中所含各类食物的数量,查食物成分表计算出各种主料、辅料、调料所含的各种营养素,估算菜肴的总体营养素含量(根据具体烹调方法扣除各营养素的损失),即生料中的营养素含量乘以其保存率(1-损失率)就是菜肴的营养素含量。这种方法不是很精确但简便易行。还可以采用精确分析法,就是用直接测定熟食营养成分含量的方法获得菜点的营养价值,但这种方法要求菜肴的标准化,即主副原料、调料的标准定量,工艺及各环节处理加工时间、烹调加工程序标准化。菜肴标准化后可以将每一款菜肴按标准模式测量其营养成分,制成营养菜单,但这种方法工序复杂,成本高,目前还很难推广。

二、提高菜点营养价值的途径

❶ **合理选择原料**　制作一款菜肴,可以根据需要,有目的地选用不同的食物作为菜肴的原辅料。

一般来讲,主料为一两种(或两三种)含某种或几种主要营养素的食物原料。如高钙的菜肴可以选择含钙量高的食物,如大豆及其制品、鱼类、虾、海产品等,护眼明目的菜肴可以选择维生素 A 含量高的食物,如猪肝、蛋类及 β-胡萝卜素含量高的新鲜蔬菜和水果。

选好主料后,要根据主料的营养特点即所含的主要营养素的种类和特性等来选择配料,或有利于主料中营养素的保存和利用,或补充主料含量相对较少的营养素,或使两者营养物质互补搭配(如氨基酸互补)。如动物性食物为主料,可选用一些蔬菜或水果补充膳食纤维及维生素 C 等,促进动物性主料中铁的消化吸收,同时补充动物性食物中含量较少的膳食纤维;对于缺乏赖氨酸的谷类主食可以与富含赖氨酸的肉类或豆类食物相互搭配,如红豆饭、肉包子、饺子等;还有一些富含 β-胡萝卜素的主料可以与油脂或动物性食物相配合,如麻油胡萝卜丝、胡萝卜炖牛腩等。

❷ **合理选择调味料**　油脂在烹饪菜点时必不可少,直接影响菜点的营养。油脂的使用,首先要考虑菜肴的主配料情况,如果原料已含油脂较多,应尽量控制油脂的使用量;其次要考虑油脂的营养及质量问题,尽量选用营养价值高又容易消化吸收的植物油,可以定期更换食用油品种,以达到膳食脂肪酸摄入种类多样化;最后要注意科学用油,棕榈油、椰子油、黄油等热稳定性好,适合煎炸,菜籽油、花生油、葵花子油等热稳定性居中,适合炒菜,亚麻籽油、小麦胚芽油、特级初榨橄榄油热稳定性差,比较适合做凉拌菜或沙拉。

调味料在菜点制作过程中也必不可少,它们不仅赋予菜肴独特的味道,而且很多调味料都具有很高的营养价值和独特作用。在烹调过程中要注意调味料的科学使用和搭配,比如鸡精、蔗糖、豆豉、酱油、番茄酱、蜂蜜等含有较为丰富的营养物质;食醋、蒜、葱等具有杀菌作用,食醋还可以保护维生素、促进矿物质的溶出和吸收、促进蛋白质变性,从而有利于消化等,可合理使用。还有许多调味品作为营养强化载体,如食盐是加碘的载体,酱油是强化微量元素铁的载体,有助于解决个别营养素在膳食中缺乏的问题。

❸ **科学烹调加工**　要充分保证整个菜肴的营养价值,合理选择菜肴的主副料及调味料后,还需要进行科学的加工和烹调。否则不仅会在一定程度上破坏营养素,而且还可能由于烹调方法的不科学产生一些对人体有危害的物质。在初加工过程中,稻米、蔬菜、肉类等的洗涤要适度,否则一些水溶性的营养素大多流失;肉的切配形式、蔬菜的切洗程序不合理也会导致营养素的损失。烹饪方法除了满足工艺要求外,也应考虑原辅料的种类,以利于营养素的保存。面食多采用蒸、煮、发酵等方法,肉类采用上浆挂糊来保护营养素,炒、熘、滑等短时加热可以使营养素损失少,而长时间加热、高温加热方法如煮、蒸、炖、烧、炸、煎等对营养素破坏较大,应该控制好加热时间和温度。

三、菜点营养价值标示

确定菜品的主料、辅料、调味品及烹调加工方法后,可以通过原料或同类原料的能量、营养素含量推算出熟菜点的营养成分,对菜点所含营养素的种类、含量、营养素参考值百分数进行标示。

❶ **菜点营养成分标示的步骤**

(1)计算每份菜点中各种原料可食部的重量,可以是原料经摘洗处理后所称量的数值(可食部的重量),也可以称量原料连刺带骨或连皮制的数值,用《中国食物成分表》中可食部比例推算可食部的重量。计算公式为:

$$原料可食部的重量＝原料的市售重量×可食部比例(EP)$$

(2)列表写出菜点主辅调味料的原料名称及可食部重量。

(3)借助《中国食物成分表》计算各种原料可食部的能量及营养素含量。

(4)统计每份生菜点的能量和营养素含量;具体做法为将各种原料可食部所含的能量和营养素分别合计,即得每份生菜点的能量和营养素含量。

(5)计算每份或每 100 g 或每 100 mL 或每份熟菜点中能量和营养素含量。食物营养素在烹调加工过程中均会有不同程度的损失,最易损失的营养素是维生素 C、维生素 B_1、维生素 B_2 等水溶性维生素,其次是脂溶性维生素、矿物质、蛋白质、脂肪和碳水化合物,在一般情况下损失较少。因此,除需要对水溶性维生素和脂溶性维生素计算烹制后保存的含量外,其余营养素的含量通常认为在生菜点制熟后发生变化小,可不用考虑损失率。

每份熟菜点中维生素的含量用下列公式计算：

每份熟菜点中维生素的含量＝每份生菜点中维生素的含量×（1－该维生素的损失率）

每100 g或每100 mL或每份熟菜点中能量和营养素含量的计算公式为：

每100 g或每100 mL熟菜点中能量和营养素含量＝熟菜点的单位重量（100 g或100 mL或每份熟菜点重量）×每份熟菜点中能量和营养素的含量÷每份熟菜点的重量

（6）熟菜点的营养成分标示参照本项目预包装食品的营养标签格式。

❷ **菜点营养成分标示举例**　下面将以三种不同类型的炒饭为例，对其营养价值进行标示。

（1）炒饭的原料名称及可食部重量：如表9-16所示。

表 9-16　炒饭原料清单

序　号	蛋　炒　饭		杂　蔬　炒　饭		肉　丁　炒　饭	
	原料	可食部重量/g	原料	可食部重量/g	原料	可食部重量/g
1	米饭	250	米饭	250	米饭	250
2	鸡蛋	100	黄瓜	80	猪肉	60
3	玉米油	10	青豆（干）	15	蒜薹	30
4	酱油	3	玉米粒	15	青椒	30
5	食盐	3	胡萝卜	15	酱油	10
6			芹菜	15	玉米油	10
7			玉米油	10	江米酒	8
8			酱油	8	鸡粉	5
9					胡椒粉	5

（2）炒饭的营养成分计算：统计每份生菜点的能量和营养素含量，如：

250 g米饭的能量＝250 g×116 kcal/100 g＝290 kcal

其他各生菜点的营养素含量以此类推，可计算得每份或每100 g熟重的蛋炒饭、杂蔬炒饭、肉丁炒饭的能量及各种营养素含量（表9-17至表9-20）。

表 9-17　主要原料的营养成分表

食物成分	能量/kcal	蛋白质/g	脂肪/g	碳水化合物/g	膳食纤维/g	胆固醇/mg	维生素A/μgRE	维生素B_1/mg	维生素B_2/mg	维生素C/mg	钙/mg	钠/mg	铁/mg
米饭	116	2.6	0.3	25.9	0.3	0	0	0	0	0	7	2.5	1.3
鸡蛋	144	13.3	8.8	2.8	0	585	234	0.1	0.2	0	56	131.5	2
玉米油	895	0	99.2	0.5	0	0	0	0	0	0	1	1.4	1.4
酱油	63	5.6	0.1	10.1	0.2	0	0	0.1	0.1	0	66	5757.0	8.6
食盐	0	0	0	0	0	0	0	0	0	0	22	39311.0	1
黄瓜	16	0.8	0.2	2.9	0.5	0	8	0	0	9	24	4.9	0.5
青豆（干）	398	34.5	16	35.4	12.6	0	66	0.4	0.2	0	200	1.8	8.4
玉米（鲜）	112	4	1.2	22.8	2.9	0	0	0.2	0.1	16	0	1.1	1.1

续表

食物成分	能量/kcal	蛋白质/g	脂肪/g	碳水化合物/g	膳食纤维/g	胆固醇/mg	维生素A/μgRE	维生素B₁/mg	维生素B₂/mg	维生素C/mg	钙/mg	钠/mg	铁/mg
胡萝卜（嫩）	32	1	0.2	8.1	0	0	342	0	0	9	27	120.7	0.3
芹菜（西芹）	17	0.6	0.1	4.8	2.2	0	2	0	0	4	36	313.3	0.2
猪肉（肥瘦）	395	13.2	37	2.4	0	80	18	0.2	0.2	0	6	59.4	1.6
蒜薹	66	2	0.1	15.4	2.5	0	80	0	0.1	1	19	3.8	4.2
青椒	22	0.8	0.3	5.2	0	0	8	0	0	59	11	7	0.3
江米酒	91	1.6	0	0	0	0	0	0	0	0	16	1	0.1
鸡粉	224	13.2	5.1	33.5	1.1	0	0	0	0	0	0	1.0	0
胡椒粉	361	9.6	2.2	76.9	2.3	0	10	0.1	0.1	0	2	4.9	9.1

表 9-18　蛋炒饭营养素成分含量

原料名称	可食部重量/g	能量/kcal	蛋白质/g	脂肪/g	碳水化合物/g	膳食纤维/g	胆固醇/mg	维生素A/μgRE	维生素B₁/mg	维生素B₂/mg	维生素C/mg	钙/mg	钠/mg	铁/mg
米饭	250	290.00	6.50	0.75	64.75	0.75	0.00	0.00	0.00	0.00	0.00	17.50	6.25	3.25
鸡蛋	100	144.00	13.30	8.80	2.80	0.00	585.00	234.00	0.10	0.20	0.00	56.00	131.50	2.00
玉米油	10	89.50	0.00	9.92	0.05	0.00	0.00	0.00	0.00	0.00	0.00	0.10	0.14	0.14
酱油	3	1.89	0.17	0.00	0.30	0.01	0.00	0.00	0.00	0.00	0.00	1.98	172.71	0.26
食盐	3	0.00	0.00	0.00	0.00	0.00	0.00	0.00	0.00	0.00	0.00	0.00	0.00	0.00
生重	366	525.39	19.97	19.47	67.90	0.76	585.00	234.00	0.10	0.20	0.00	75.58	310.60	5.65
熟重	339	525.39	19.97	19.47	67.90	0.76	585.00	234.00	0.10	0.20	0.00	75.58	310.60	5.65
熟重/100 g	100	154.98	5.89	5.74	20.03	0.22	172.57	69.03	0.03	0.06	0.00	22.29	439.5	1.67

表 9-19　杂蔬炒饭营养素成分含量

原料名称	可食部重量/g	能量/kcal	蛋白质/g	脂肪/g	碳水化合物/g	膳食纤维/g	胆固醇/mg	维生素A/μgRE	维生素B₁/mg	维生素B₂/mg	维生素C/mg	钙/mg	钠/mg	铁/mg
米饭	250.00	290.00	6.50	0.75	64.75	0.75	0.00	0.00	0.00	0.00	0.00	17.50	6.25	3.25
黄瓜	80.00	12.80	0.64	0.16	2.32	0.40	0.00	6.40	0.00	0.00	7.20	19.20	3.92	0.40
青豆（干）	15.00	59.70	20.60	3.30	1.17	0.15	0.00	0.00	0.00	0.00	0.00	0.00	0.00	0.00

221

原料名称	可食部重量/g	能量/kcal	蛋白质/g	脂肪/g	碳水化合物/g	膳食纤维/g	胆固醇/mg	维生素A/μgRE	维生素B₁/mg	维生素B₂/mg	维生素C/mg	钙/mg	钠/mg	铁/mg
玉米粒	15.00	16.80	0.60	0.18	3.42	0.44	0.00	0.00	0.03	0.02	2.40	0.00	0.17	0.17
胡萝卜	15.00	4.80	0.15	0.03	1.22	0.00	0.00	51.30	0.00	0.00	1.35	4.05	18.11	0.05
芹菜	15.00	2.55	0.09	0.02	0.72	0.33	0.00	0.30	0.00	0.00	0.60	5.40	47.00	0.03
玉米油	10.00	89.50	0.00	9.92	0.05	0.00	0.00	0.00	0.00	0.00	0.00	0.10	0.14	0.14
酱油	8.00	5.04	0.45	0.01	0.81	0.02	0.00	0.00	0.01	0.01	0.00	5.28	460.56	0.69
生重	408.00	481.19	29.02	14.36	74.45	2.08	0.00	58.00	0.04	0.02	11.55	51.53	536.14	4.72
熟重	346.00	481.19	29.02	14.36	74.45	2.08	0.00	58.00	0.04	0.02	11.55	51.53	536.14	4.72
熟重/100 g	100.00	139.07	8.39	4.15	21.52	0.60	0.00	16.76	0.01	0.01	3.34	14.89	154.95	1.36

表 9-20　肉丁炒饭营养素成分含量

原料名称	可食部重量/g	能量/kcal	蛋白质/g	脂肪/g	碳水化合物/g	膳食纤维/g	胆固醇/mg	维生素A/μgRE	维生素B₁/mg	维生素B₂/mg	维生素C/mg	钙/mg	钠/mg	铁/mg
米饭	250.00	290.00	6.50	0.75	64.75	0.75	0.00	0.00	0.00	0.00	0.00	17.50	6.25	3.25
猪肉	60.00	237.00	7.92	22.20	1.44	0.00	48.00	10.80	0.12	0.12	0.00	3.60	35.64	0.96
蒜薹	30.00	19.80	0.60	0.03	4.62	0.75	0.00	24.00	0.00	0.03	0.30	5.70	1.14	1.26
青椒	30.00	6.60	0.24	0.09	1.56	0.00	0.00	2.40	0.00	0.00	17.70	3.30	2.10	0.09
酱油	10.00	6.30	0.56	0.01	1.01	0.02	0.00	0.00	0.01	0.01	0.00	6.60	575.70	0.86
玉米油	10.00	89.50	0.00	9.92	0.05	0.00	0.00	0.00	0.00	0.00	0.00	0.10	0.14	0.14
江米酒	8.00	7.28	0.13	0.00	0.00	0.00	0.00	0.00	0.00	0.00	0.00	1.28	0.08	0.01
鸡粉	5.00	11.20	0.66	0.26	1.68	0.06	0.00	0.00	0.00	0.00	0.00	0.00	1000.00	0.00
胡椒粉	5.00	18.05	0.48	0.11	3.85	0.12	0.00	0.50	0.01	0.01	0.00	0.10	0.25	0.46
生重	408.00	685.73	17.09	33.37	78.95	1.69	48.00	37.70	0.14	0.17	18.00	38.18	1621.30	7.02
熟重	325.00	685.73	17.09	33.37	78.95	1.69	48.00	37.70	0.14	0.17	18.00	38.18	1621.30	7.02
熟重/100 g	100.00	210.99	5.26	10.27	24.29	0.52	14.77	11.60	0.04	0.05	5.54	11.75	498.86	2.16

（3）炒饭的营养标签：如表 9-21 至表 9-23 所示。

表 9-21　蛋炒饭的营养标签

营 养 成 分	每 100 g 蛋炒饭营养含量	营养素参考值百分数或 NRV％
能量	155 千卡(kcal)	6％
蛋白质	5.9 克(g)	10％
脂肪	5.7 克(g)	10％
胆固醇	172.6 毫克(mg)	58％
碳水化合物	20.0 克(g)	7％
膳食纤维	0.2 克(g)	1％
钠	439.5 毫克(mg)	22％
钙	22.3 毫克(mg)	3％
维生素 A	69.0 微克视黄醇当量(μgRE)	9％
维生素 B$_1$	0.03 毫克(mg)	2％
维生素 B$_2$	0.06 毫克(mg)	4％
维生素 C	0.0 毫克(mg)	0％
铁	1.7 毫克(mg)	11％

表 9-22　杂蔬炒饭的营养标签

营 养 成 分	每 100 g 杂蔬炒饭营养含量	营养素参考值百分数或 NRV％
能量	139.1 千卡(kcal)	6％
蛋白质	8.4 克(g)	14％
脂肪	4.2 克(g)	7％
胆固醇	0 毫克(mg)	0％
碳水化合物	21.5 克(g)	7％
膳食纤维	0.6 克(g)	2％
钠	155.0 毫克(mg)	8％
钙	14.9 毫克(mg)	2％
维生素 A	16.8 微克视黄醇当量(μgRE)	2％
维生素 B$_1$	0.01 毫克(mg)	1％
维生素 B$_2$	0.01 毫克(mg)	1％
维生素 C	3.3 毫克(mg)	3％
铁	1.4 毫克(mg)	9％

表 9-23　肉丁炒饭的营养标签

营 养 成 分	每 100 g 肉丁炒饭营养含量	营养素参考值百分数或 NRV％
能量	211 千卡(kcal)	9％
蛋白质	5.3 克(g)	9％
脂肪	10.3 克(g)	17％
胆固醇	14.8 毫克(mg)	5％
碳水化合物	24.3 克(g)	8％
膳食纤维	0.5 克(g)	2％

续表

营 养 成 分	每100 g肉丁炒饭营养含量	营养素参考值百分数或NRV%
钠	498.9毫克(mg)	25%
钙	11.8毫克(mg)	1%
维生素A	11.6微克视黄醇当量(μgRE)	1%
维生素B₁	0.04毫克(mg)	3%
维生素B₂	0.05毫克(mg)	3%
维生素C	5.5毫克(mg)	6%
铁	2.2毫克(mg)	14%

四、菜点的营养评价

菜点的营养评价主要包括营养素种类评价、营养素含量评价及营养质量指数评价。

❶ 营养素种类评价 三种不同种类的炒饭相比,蛋炒饭中无果蔬原料,因此不含维生素C,杂蔬炒饭原料中不含动物性食材,所以不含胆固醇,肉丁炒饭营养素种类齐全。

❷ 营养素含量评价 蛋炒饭和杂蔬炒饭能量适中,肉丁炒饭能量相对较高。蛋炒饭中含有较多的蛋白质、脂肪、胆固醇、钠和铁,一定量的碳水化合物、维生素A、维生素B₁、维生素B₂、钙,以及微量的膳食纤维;杂蔬炒饭由于青豆的加入,含有较多的蛋白质、一定量的脂肪、碳水化合物、膳食纤维、维生素A、维生素C、钠、钙和铁,以及微量的维生素B₁和维生素B₂;肉丁炒饭含有较多的脂肪、钠和铁,一定量的蛋白质、胆固醇、碳水化合物、膳食纤维、维生素B₁、维生素B₂、维生素C,以及微量的维生素A和钙。各种营养素的含量与营养素参考值的百分数见表9-21至表9-23。

❸ 营养质量指数评价 三种炒饭的营养质量指数评价值见表9-24。

表 9-24　三种炒饭的营养成分的 INQ 值

营养成分	成年男性轻体力劳动RNI或AI	蛋炒饭		杂蔬炒饭		肉丁炒饭	
		每100 g炒饭的营养含量	INQ	每100 g炒饭的营养含量	INQ	每100 g炒饭的营养含量	INQ
能量/kcal	2250	155.0	0.1	139.1	0.1	211.0	0.1
蛋白质/g	73	5.9	1.2	8.4	1.9	5.3	0.8
脂肪/g	67.5	5.7	1.2	4.2	1.0	10.3	1.6
碳水化合物/g	337.5	20.0	0.9	21.5	1.0	24.3	0.8
膳食纤维/g	25	0.2	0.1	0.6	0.4	0.5	0.2
胆固醇/mg	300	172.6	8.3	0.0	0.0	14.8	0.5
维生素A/μgRE	800	69.0	1.3	16.8	0.3	11.6	0.2
维生素B₁/mg	1.4	0.03	0.3	0.01	0.1	0.04	0.3
维生素B₂/mg	1.4	0.06	0.6	0.01	0.1	0.05	0.4
维生素C/mg	100	0.0	0.0	3.3	0.5	5.5	0.6
钙/mg	800	22.3	0.4	14.9	0.3	11.8	0.2
钠/mg	2200	439.5	2.9	155.0	1.1	498.9	2.4
铁/mg	12	1.7	2.1	1.4	1.7	2.2	2.7

注:每日蛋白质、脂肪、碳水化合物供能比分别占总能量的13%、27%、60%。

表 9-24 所示,蛋炒饭中蛋白质、脂肪、胆固醇、维生素 A、钠、铁的 INQ 值>1,杂蔬炒饭中蛋白质、钠、铁的 INQ 值>1,肉丁炒饭中脂肪、钠、铁的 INQ 值>1,表明该食物提供的这些营养素质量是合格的,杂蔬炒饭中脂肪和碳水化合物 INQ 值=1,说明杂蔬炒饭供给的脂肪和碳水化合物与能量供给能力相当,而其他营养素的 INQ 值<1,表明长期进食该食物,可能发生这些种类营养素的不足或缺乏,应注意搭配 INQ 值>1 的该营养素含量丰富的食物。

综合来看蛋炒饭和杂蔬炒饭能量适中,若在杂蔬炒饭中添加适量的鸡蛋或在蛋炒饭中添加适量的杂蔬,营养将更加均衡全面。肉丁炒饭能量相对较高,属于高脂、高盐、高能量食物,不适合长期食用。

项目十

营养菜点的设计与制作

扫码看课件

项目描述

　　通过前面的学习,大家基本了解和掌握到了营养学的相关知识,对于营养素的保护方法与技巧也有一定的掌握。那么现实生活中,我们要如何将书本上的营养学知识和营养素保护的技巧应用到菜品中呢? 这就需要我们不但能够巧妙地进行科学的搭配,而且能够综合运用所学知识设计出符合营养学要求,符合个体、季节、地域等差异的营养菜点。本项目要学习的是如何综合运用大家所掌握的知识,结合营养菜点设计原则和方法,根据个体、季节、地域等的差异进行营养菜点的科学设计,并学会按照科学营养菜点的食谱,选取合适的原料,运用熟练的烹饪加工技巧进行营养菜点的成型与制作。

项目目标

　　1.能熟练掌握营养菜点的设计原则,会按照设计原则运用科学的方法进行理论设计。
　　2.能结合所学知识和烹调技法,结合个体、季节、地域等因素进行加工制作。
　　3.学会常见的几种不同营养菜点的设计和制作。

任务一　营养菜点的设计原则与方法

任务目标

　　1.能说出主要的营养菜点设计的步骤。
　　2.熟记营养菜点的设计原则。
　　3.学会进行营养菜点设计的方法。

任务导入

从《黄帝内经·素问》说起

　　现代营养学认为,只有全面而合理的膳食营养,即平衡饮食,才能维持人体的健康。在世界饮食科学史上,最早提平衡饮食观点的是中国。成书于 2400 多年前的中医典籍《黄帝内经·素问》已有"五谷为养,五果为助,五畜为益,五菜为充,气味合而服之,以补精益气"及"谷肉果菜,食养尽之,无使过之,伤其正也"的记载。

　　那么,面对古代先哲的智慧,作为现代人的我们,要如何进行饮食营养的搭配? 如何做好营养餐的制作,这里面都要遵守什么样的原则? 又有什么样的要求呢?

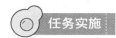 **任务实施**

一、原料合理搭配

一般意义上,我们经常把新鲜蔬菜、豆腐、菌类、藻类等植物性菜肴称为素菜;而把鱼、虾、禽、肉、蛋等动物性食物加工成的菜肴称为荤菜,从营养搭配的角度来说,荤素搭配是平时我们营养配餐的第一考虑点,荤素搭配得当,可以满足蛋白质互补,同时可以提高食物蛋白质的利用率,还可以满足酸碱平衡等营养搭配的要求,而且荤素搭配后的菜品口感不会过于油腻也不至于过于寡淡,可促进人们对菜品的满足感,进而增加食欲。

(一)注意荤素原料搭配

❶ **加强蛋白质互补作用,提高蛋白质的利用率**　通常从原料的蛋白质种类和数量是否满足人体需求上来说,大部分的动物性食品中的蛋白质属于优质蛋白质,其中的必需氨基酸种类比较全、比例比较优,符合人体需要,特别是对于人体所需的 8 种必需氨基酸的含量,更是重要的来源;一般来说植物蛋白的必需氨基酸与人体需要相差很大。对于食物中有些限制性氨基酸,我们通过荤素搭配的方法可以很好地进行补充完善。因此,荤素搭配可以起到蛋白质互补作用。例如,牛肉单独食用时,蛋白质生物价为 69;大豆单独食用时,蛋白质生物价为 64;而牛肉与大豆按 26∶22 的比例混合食用,其生物价可提高到 89。

(1)瘦肉类、海产品、蛋、奶与深绿色和黄色等深色蔬菜一起烹调,可促进维生素 A、锌的吸收,如胡萝卜炖肉、南瓜炒肉片、韭菜虾仁等。

(2)吃肉时搭配番茄、青椒、菜花等,可减少脂肪的吸收。

(3)我国人民普遍喜爱的"带馅食物"如包子、饺子、锅贴、馅饼、煎包、馄饨、元宵、菜盒、烧卖等具有民族特色和优良传统的食物,在制作过程中实现主副食搭配、荤素搭配,既包含肉、鱼、蛋、虾,又有各种时令蔬菜,品种多、营养全面,而且别有风味,同时由于味道鲜美、易于消化,尤其适合老年人和儿童食用。

(4)牛肉、蛋、乳制品、动物肝脏等与青椒、番茄、豆芽等食物搭配,可补充叶酸,如番茄炒鸡蛋、青椒炒牛肉、青椒炒猪肝等。

(5)海带烧肉可降低胆固醇的吸收率。

❷ **达到酸碱平衡**　在膳食中,酸性食品和碱性食品必须搭配适当,否则容易在生理上引起酸碱平衡失调,影响人体健康。蔬菜和水果大多是成碱性食物。荤素搭配后可以避免大多数成酸性的动物性食物所带来的危害(长期单一食用动物性食品,人体可能出现酸碱失调,甚至出现酸中毒,导致动脉粥样硬化、糖尿病、肾炎等疾病)。在传统节假日的时候,人们更应该在膳食中保证蔬菜和水果的摄入量。

通常在畜肉类、鱼类、禽类、蛋类等酸性食品摄入较多时候,就应该多增加一些蔬菜、水果等碱性食品,以防酸中毒的现象发生,且适当吃水果有助于增强记忆力和智力。如豆制品与肉类搭配,再根据上市季节的不同,与绿叶蔬菜、豆荚类、根茎类、瓜果类等蔬菜搭配,可使我们得到丰富的维生素和矿物质。

❸ **维生素和矿物质起到互补作用**　肉类中含有优质蛋白质,脂肪含量较丰富,并富含脂溶性维生素,而蔬菜则富含水溶性维生素、矿物质等。青菜与肉类搭配食用,肉类中的蛋白质有助于蔬菜中矿物质的吸收利用。这两种食物搭配,从营养上可以取长补短、相互补充;在口味上,肉类过于油腻,青菜又过于清淡,这样搭配后浓淡适中、清爽可口。

❹ **提高铁的利用率**　植物性食物,如蔬菜中所含的铁,是以碱性三价铁的形式存在,而人体只

能吸收可溶性的二价铁。动物性食品,如肉类中组成蛋白质的半胱氨酸具有还原性,能把蔬菜中三价铁还原成可溶性的二价铁,便于人体吸收利用。因此,肉类食品可以提高蔬菜中铁的利用率。

（二）注意生食和熟食搭配

蔬菜中含有能抑制机体细胞癌变和抗病毒感染的干扰素诱生剂,可防治癌症和许多现代"文明病",但是它不耐100 ℃以上的高温,只有生吃才能发挥其作用。蔬菜中的B族维生素和维生素C,遇热很容易被破坏,所以能生吃的蔬菜尽量生食。

（三）注意素素原料搭配

素素搭配是将几种植物性原料搭配在一起,可以两到三种蔬菜任意组合、巧妙搭配,也可以把几种颜色的蔬菜和菌类、藻类等做成素什锦。素素搭配不仅色泽美观、口味鲜美,而且营养丰富,可谓色、香、味俱佳。

（1）素什锦:胡萝卜、尖椒、香菇、豆腐干、西芹末、鲜玉米粒、豌豆等。

（2）芹菜炒千张、菠菜拌豆皮、豆豉青椒、苦瓜配青椒、洋葱炒木耳、菜花炒青椒、绿菜花配黑木耳、油菜香菇等。

（四）注意水陆原料搭配

水产品适宜与陆地产品搭配食用,因为鱼类中缺乏铁、锌等元素,长期单独食用可导致缺乏铁、锌,而海洋食物可以弥补陆地产品缺乏碘的特点,两者在营养上互补性强。

（五）注意原料颜色搭配

各种食品都具有其天然色彩,天然食物的营养价值与食物颜色密切相关,各有所长。在日常生活中,各色食物搭配食用,不仅可刺激食欲,而且还能做到营养均衡,保证身体健康。在颜色搭配时,应突出主料,辅料衬托主料,对各种食物的颜色进行科学搭配,以达到膳食营养的基本要求。

❶ **绿色食物的营养**　小白菜、卷心菜、芹菜、西兰花等都是绿色食物,所有的绿色蔬菜都含有丰富的维生素C,大量维生素C有助于增强身体抵抗力和预防疾病;含有丰富的叶酸,可防止胎儿神经管畸形,是心脏的"保护神";富含一种天然化学成分,可补肝,能增强脏腑之气,刺激肝脏产生抗癌的酶,所以青绿色的食物有清肝解毒的作用。营养学家建议每天的绿色蔬菜摄入量应该至少在四种以上。

❷ **黑色食物的营养**　黑色食物主要是指含有黑色素的果、蔬、粮、油、菌类、肉制品等食品。常见的有黑米、黑糯米、黑麦、黑荞麦、黑豆、黑豆豉、黑芝麻、黑木耳、黑枣、乌鸡等。黑色食物有三大优势:来自天然,所含有害成分极少;营养成分齐全,质优量多;可明显减少冠心病、脑中风、动脉硬化等严重疾病的发生概率。

❸ **红色食物的营养**　红色的蔬菜或水果,如红辣椒、胡萝卜、红色卷心菜、洋葱、番茄、红薯、老南瓜、红苹果、红枣、红葡萄、樱桃、山楂、橘子、红酒等,含有番茄红素,具有很强的抗血管硬化作用,通常是保护人体健康的好助手。

❹ **紫色食物的营养**　紫色食物有紫番薯、紫甘蓝、洋葱、紫背天葵、紫苏、紫玉米、马齿苋、紫扁豆、芥菜、桑葚、山竹、火龙果、紫心的柚子、茄子、李子、紫葡萄、紫菜等,紫色食物中含有花青素,可以强力抗血管硬化,可以阻止心脏病发作和血凝块引起的脑中风。心脑血管疾病患者应多摄入紫色食物。例如,紫葡萄中富含的维生素B_1、维生素B_2能加速血液循环,对皮肤养护和心脏健康有极大作用;有甲状腺疾病家族史的人,每周应吃一次紫菜或海带等海产品。

❺ **黄（橙）色食物的营养**　黄（橙）色蔬菜或水果,如胡萝卜、玉米、黄豆、韭黄、柳丁、木瓜、桃子、菠萝、橘子、黄色柚子、柑橘、香蕉、杏子以及芒果等,具有丰富的防止细胞受损的叶黄素、维生素A、胡萝卜素,可更好地保护眼睛,有助于防治白内障与视网膜黄斑恶化,有助于皮肤的健康,能保护胃肠黏膜,防止胃溃疡、胃炎等疾病发生,降低罹患癌症的风险,还可促进钙、磷两种矿物元素的吸收,

能够壮骨强筋,对于青少年近视、儿童佝偻病、中老年骨质疏松症等常见病有一定的预防效果。

❻ **白色食物的营养**　白色食物给人一种质洁鲜嫩的感觉,主要有冬瓜、甜瓜、白米、竹笋、花椰菜、莴笋、豆腐、奶酪、牛奶等。白色果蔬的共同特点是含有丰富的类黄酮,可以发挥护心抗癌等作用;可补肺,能增强肺脏之气;对调节视觉与安定情绪有一定的作用;对于高血压、心脏病患者益处也颇多。

（六）注意原料营养素的搭配

富含铁的食物宜与富含铜的食物或富含钴的食物搭配食用,富含钙的食物宜与富含蛋白质的食物或富含乳糖的食物搭配食用,富含葡萄糖的食物宜与富含钠的食物搭配食用,富含镁、铁、铜的食物宜与富含蛋白质的食物搭配食用,富含胆固醇的食物宜与豆制品或高钙食物搭配食用,富含锌的食物宜与富含蛋白质或富含维生素 A 的食物搭配食用,富含维生素 A 的食物宜与富含维生素 E 的食物搭配食用,富含维生素 B_1、维生素 B_2 和维生素 C 的食物宜搭配食用,富含维生素 B_1 的食物宜与富含尼克酸的食物搭配食用,富含叶酸的食物宜与富含维生素 C 的食物搭配食用,富含钙或磷的食物宜与富含维生素 D 的食物搭配食用,富含铁的食物宜与富含维生素 C 的食物搭配食用,富含硒的食物宜与富含维生素 E 的食物搭配食用。

二、选择合适的烹调方法烹制营养菜点

食物真正的营养价值不仅取决于食物原料固有的营养成分,还与烹调过程、切洗过程中营养素的变化密切相关。只有烹调方法合理,才能使食物发挥最大的营养效能。

（一）肉类菜肴的烹调方法

肉、禽、鱼等动物类食品的烹调方法主要有蒸、煮、炖、炸、烤、炒等。炒肉对肉类营养素的影响较小。烤肉时,由于所挤出的肉汁的水分迅速蒸发,汁液中所含营养素仍留在肉的表面,蛋白质和矿物质的损失极少。烤鸡、鸭时,往往在表面涂油,可增进香味。炸与烤相类似,但因油温较高,水分蒸发较快,肉汁流失更少,而对维生素的破坏要比炒还多些。总之,肉类以炒为最好,蒸煮次之,炸和烤更次之。

（二）蔬菜与肉类同炒的菜肴的烹调方法

蔬菜与肉类同炒的菜肴要采用"双炒法",即分别用旺火、热油炒一下,然后再一起回锅炒一下,迅速出锅。这样炒出的菜肴,肉和菜都鲜嫩,颜色也好看。否则,脆性的蔬菜和韧性的肉,在火候上很难调节,不是菜烂,就是肉生。

（三）蔬菜类菜肴的烹调方法

蔬菜是我国居民膳食中维生素 C、胡萝卜素和矿物质的主要来源。蔬菜中的维生素 C 在切洗过程中,部分与空气接触被氧化而遭破坏,浸泡也可使维生素 C 和 B 族维生素损失。因此,蔬菜最好用流水冲洗,不可在水中浸泡;煮菜时要使汤浓缩后与菜一起进食;做汤时要等水开后再将菜下锅;焯菜要在水沸腾时放入,尽量减少菜在水中的时间,焯完的菜不要过度地挤去菜中的水分;蔬菜应现做现吃,切忌反复加热。

（四）蛋品菜肴的烹调方法

炒鸡蛋等蛋品类菜肴,必须先将蛋浆打散调匀。下锅炒时,火要旺,油要热、要多,这样炒出的鸡蛋,涨发松软、色泽鲜艳、香味四溢。例如,煎荷包蛋,在油烧热下蛋后,要用小火煎,才能使蛋形态完整、外香脆内熟透,而用大火容易将蛋煎得焦煳。

（五）主食的烹调方法

❶ **米类主食的烹调方法**　烹制米饭要合理淘洗,以除去杂质和黄曲霉素。要轻洗轻搓,并尽量

减少淘洗次数,因为每淘一次米,维生素 B_1 就要损失 31%,维生素 B_2 就要损失 25%。淘洗时,用水量不可过多,水温也不宜过高,以防止水溶性维生素的损失。

❷ **面类主食的烹调方法** 面食有蒸、煮、炸、烙、烤等加工方法。因制作方法的不同,营养素的损失程度也不同。

(1)蒸制面食的方法:一般蒸馒头、包子和烙饼时,营养素的损失较少。主要的营养损失来源于对发酵的面团加碱。面粉中的维生素 B_1 在酸性环境中比较稳定,而在碱性环境中则容易被破坏,如果加碱过多或用苏打等碱类发面剂做馒头,就会破坏面团中大部分的维生素 B_1,所以做面食在选择发酵的方法时,建议采用酵母发酵。酵母里有很多活酵母菌,它们不但能使面团发透、变松,而且其自身还含有丰富的蛋白质、糖类、钙、磷、铁和多种维生素等,从而增加面团中的 B 族维生素,同时还能破坏面粉中的植酸盐,减少其对某些营养素消化、吸收的不良影响,因而大大提高了食品的营养价值。尤其以选用酵母厂生产的压榨鲜酵母和活性干酵母为佳,其发酵力强而均匀,使食品不但清香扑鼻、松软可口,而且富有营养,易于消化。

(2)煮制面食的方法:在煮面条、饺子的过程中,某些能溶于水的营养素,如水溶性维生素、糖类、蛋白质等,会因溶于水而流失掉。因此捞面条时大量的营养素会随面汤的丢弃而损失,一般可损失 49% 的维生素 B_1、57% 的维生素 B_2 和 22% 的烟酸。为了减少营养损失,吃完捞面、饺子应适当喝些汤,这样可充分利用面汤中的营养素。

(3)炸制面食的方法:炸制的面食,如油条、油饼,由于温度高,维生素几乎全部被破坏。炸油条、油饼、麻花等食品时,为了减少油炸面食中 B 族维生素和烟酸等营养素的损失,油温不宜过高,炸制时间可适当延长些,或使用烙制的方法,由于受高温时间短,营养素的损失比使用炸制的方法要少些。

(六)冷冻食品的烹调方法

越来越多的冷冻食品在现实生活中被应用,只要掌握合理、科学的解冻和烹调方法,冷冻食品仍然可以保持食品原来的色、香、味、形,营养成分也不会受损失。在烹调冷冻食品时应掌握适宜的方法,烹调的温度、时间要根据食品的种类、鲜嫩程度、分量等情况来决定。一般来说,烹调开始时用大火,烧至沸滚后改用小火。绿叶菜要用热锅旺火急炒,烹调时间长会使维生素 C 的损失增大。经过烫漂的蔬菜,烹调时间要短,否则脆嫩度将会受影响。另外,烹调时用水宜少不宜多。用水越多,水溶性维生素溶解就越多。大多数食品中的营养素会溶于水中,如矿物质达 10%～25%,维生素达 15%～25%。为了减少营养损失,可按需要在某些食品中加入适量的淀粉勾芡,使汤汁包裹在食物中,多余的汤汁最好也能充分利用。

三、营养菜点的配菜方法

(一)配菜时的数量要求

❶ **突出主料** 配制多种主辅原料的菜肴时,要突出主要食物,辅助食物应起到补充、烘托、陪衬、协调的作用,而且主要食物与辅助食物的比例要恰当,一般为 2∶1、4∶3、3∶2 等。例如,"青椒肉丝""茭白肉片"等时令菜肴,主要是吃青椒和茭白的鲜味,因此配制时就应使青椒和茭白占主导地位,如果时令已过,此菜就应以肉丝、肉片为主。

❷ **平分秋色** 配制无主、辅原料之分的菜肴时,各种原料在数量上应基本相当、互相衬托,如"熘三样""爆双脆""烩什锦"等,即属这类。

(二)配菜时的色泽搭配

菜肴主辅料的色彩搭配要求协调、美观、大方,有层次感。色彩搭配的一般原则是配料衬托主料。具体配色的方法如下。

❶ **顺色配**　组成菜肴的主料的颜色与辅料的颜色基本一致。此类多以浅色原料为主,辅以少量近色为助,配料不杂,所用调料,也是盐、味精和浅色的料酒、白酱油等,突出本色。这类保持原料本色的菜肴,色泽清洁、淡雅、鲜而不油、清爽适口。鱼翅、鱼骨、鱼肚等都适宜配顺色菜。例如,"冬笋肉丝"由猪肉片、笋片组成,"焦熘三白"由鱼片、鸡片、笋片组成,材料都是白色的。但从营养学角度讲,最好还是适当配一点深颜色蔬菜的片、丝等加以点缀,以使营养搭配更为合理。

❷ **花色配**　将不同颜色的主料、辅料搭配在一起,互相映衬,数量基本相等,使菜肴色彩丰富、美观、悦目。食物颜色搭配要和谐,不能以色重、花多为标准,如"圆椒鱼片",白的鱼片配上绿的圆椒,使色彩鲜明、美观。同时要注意,主、辅料不管如何配色,都要注意突出主料,最好主料与配料的颜色差异明显些。例如,以绿的青笋、黑的木耳配红的肉片炒;碧色豌豆与玉色虾仁同烹等,色泽效果令人赏心悦目。

❸ **点色配**　以花色为基础的主、辅料巧妙组合的配菜方法,注重几种食物原料的均衡搭配,选择一些颜色突出、补充营养的食物在菜肴中加以点缀,以便达到更好的美观效果,如在给"青椒鱼片"配色时,搭配少量的黑木耳、胡萝卜片进行点缀,既增色又补充了胡萝卜素和铁的供给。又如"冬瓜海带瘦肉汤",海带既增加了菜肴的色泽,避免了纯色的单调,又弥补了碘的缺乏。

（三）配菜时的质地搭配

❶ **同质相配**　菜肴的主辅料应软配软(如"鲜蘑豆腐""鲫鱼豆腐")、脆配脆(如"油爆双脆")、韧配韧(如"海带牛肉丝""韭菜墨鱼丝")、嫩配嫩(如"芙蓉鸡片""银芽里脊丝")等,这样搭配能使菜肴生熟一致、吃口一致,既符合烹调要求,又各具特色。

❷ **荤素搭配**　动物性原料配以植物性原料,如"芹菜肉丝""豆腐烧鱼""滑熘里脊"配以适当的瓜片和玉兰片等。这种荤素搭配是中国菜的传统做法,无论从营养学还是食品学的角度来看,都有其科学道理。

❸ **贵多贱少**　这是就高档菜而言,用贵物宜多,用贱物宜少,如"白扒猴头蘑""三丝鱼翅"等,可保持菜肴的高档性。

（四）配菜时的口味搭配

❶ **浓淡相配**　主要食物要选味浓厚的,配合食物要选味清淡的,以配料味之清淡衬托主料味之浓厚,如"三圆扒鸭"(三圆即胡萝卜、青笋、土豆)、"菜心烧肘子"。

❷ **淡淡相配**　此类菜要选主、辅食物都是味淡的,能相互衬托,以清淡取胜,如"烧二冬"(冬菇、冬笋)、"鲜蘑烧豆腐"等。

❸ **异香相配**　主料、辅料各具不同特殊香味,使鱼、肉的醇香与某些蔬菜的异样清香融和,便觉别有风味,如"芹黄炒鱼丝""芫爆里脊""青蒜炒肉片"等。

❹ **一味独用**　有些烹饪原料不宜多用杂料,味太浓重者,只宜独用,不可搭配,如鳗、鳖、蟹、鲥鱼等。此外,如"北京烤鸭""广州烤乳猪"等,都是一味独用的菜例。

（五）配菜时的料形搭配

这里所说的"形",是指经刀工处理后的菜肴主、辅原料之形状,其搭配方法有两种。

❶ **同形配**　主辅料的形态、大小等规格保持一致,如"炒三丁""土豆烧牛肉""黄瓜炒肉片"等,分别是丁配丁、块配块、片配片。这样可使菜肴产生一种整齐的美感。

❷ **异形配**　主、辅原料的形状不同、大小不一,如"荔枝鱿鱼卷",主料鱿鱼呈筒状蓑衣形,配料荔枝则为圆形或半圆形。这类菜在形态上别具一种参差错落美。

四、营养菜点的搭配宜忌

（一）食物的最佳搭配

❶ **谷薯类的最佳搭配**　谷类通常为中国人的主食。顾名思义,主食是进餐的最主要的食物。

在选择时要注意多样化,如南方产大米,南方人的主食要搭配10％～30％的面粉或燕麦、荞麦等除大米以外的其他粮食;北方是小麦的产地,北方人的主食要搭配不少于10％的大米和玉米、小米、高粱米、燕麦、荞麦、莜麦,以及赤小豆、绿豆等杂粮。主食的种类很多,其所含的营养物质种类和数量各不相同,因此应根据各种食物不同的营养素含量进行合理搭配,取长补短,提高营养价值。在选择主食时要注意多样化,应粗细搭配、干稀搭配、粮豆搭配、谷类与薯类搭配等。这样才能取长补短,使蛋白质营养价值得到提高,使植物蛋白变成优质蛋白质。

小米、燕麦、高粱米、玉米等杂粮中的矿物质营养丰富,人体不能合成,只能从外界摄取,所以应该保证每天至少吃一次全谷类和杂粮。

(1)粗细粮合理搭配:主、杂粮混食可提高其营养价值,精、粗粮合理搭配获益多,全谷类和粗粮保留了大米胚芽和小麦胚芽等碱性营养成分。为了保持碱性体质,应该少吃细粮,每天至少吃一次全谷类和杂粮。

①混合面可使营养价值提高。例如,混合面(小米面:玉米面:黄豆面＝2:2:1)的营养价值极高,仅次于猪肉蛋白质;混合面(玉米面:黄豆面＝7:3)的蛋白质营养价值与牛肉相当。

②大米与小米混合食用,可提高氨基酸的利用率,尤其适合脾胃不佳、身体虚弱、病后体力恢复者食用;与黑米混合食用,具有开胃、补精的作用,适用于少年早生白发、妇女产后体虚、贫血、肾虚。

③用玉米面做玉米粥、窝头时加碱,可提高烟酸的吸收率,防治癞皮病;玉米和核桃搭配,可降低血脂、延缓衰老、增强记忆力,对心脏病、高血脂、冠心病患者有益。

(2)干稀搭配:主食干稀搭配可补充人体所需水分,而且令食物好消化、易吸收,并且可增强就餐者的食欲。例如,馒头、花卷配玉米面粥或绿豆小米粥;二面蜂糕、窝头配大米粥或稀面汤等。

(3)粮豆搭配:蛋白质、脂肪、糖类宜合理搭配以供给人体能量。比如,谷类与大豆搭配食用是蛋白质互补的典范,大豆是食品中的"营养大王",在我国民间有"宁可一日无肉,不可一日无豆"的美誉。大豆含有人体必需的8种氨基酸,但是蛋氨酸含量较低,而大米中含有丰富的蛋氨酸。用各种杂豆和大米一起搭配食用时,豆类可补充大米中赖氨酸的不足。

①大米与赤小豆、绿豆搭配熬粥,可实现蛋白质互补,使营养价值提高,适宜食欲不佳的患者或老年人食用,可增强食欲,如小豆粥、腊八粥、红豆饭等。

②玉米配豆类(或红薯配豆类)可防治癞皮病,如芸豆玉米粥。

(4)谷类与薯类搭配:可采用红薯、马铃薯搭配,以兼补谷类食物与蔬菜在营养成分方面的不足。

❷ 蔬菜和水果的最佳搭配　蔬菜和水果是人体维生素、矿物质、纤维素和水分的主要来源,也是人体碱性食物的大本营。正常情况下人的血液是偏酸性的,易形成酸性体质,这不仅会增加钙、镁等碱性元素的消耗,引起缺钙现象;还会使血液的黏度增高,引起各种酸中毒的症状,如容易导致皮肤病、神经衰弱、疲劳倦怠、胃酸过多、便秘、龋齿、软骨病等亚健康状态。所以在膳食中必须保证蔬菜和水果的供应量。

(1)蔬菜与相宜食物搭配。富含维生素C的蔬菜宜与富含叶酸的食物搭配,因为叶酸进入人体后,需要有大量的维生素C,才能转变为有生物活性的四氢叶酸。否则,人体缺乏维生素C时,也会造成叶酸的缺乏。富含维生素C的蔬菜有青椒、番茄、豆芽等;叶酸含量丰富的食物有牛肉、蛋、乳制品、动物肝脏、绿色蔬菜、菜花等。因此,番茄炒鸡蛋、青椒炒牛肉、青椒炒菜花、青椒炒猪肝等都是补充叶酸的好菜。

富含维生素A的蔬菜宜与富含锌的食物搭配,可以互相促进代谢。富含维生素A的蔬菜有深绿色和深黄色等深色蔬菜,如绿叶蔬菜和胡萝卜、南瓜等;富含锌的食物有海产品、瘦肉、蛋、奶、坚果等。因此,绿色蔬菜与肉丝、肉片烹调,肉类、海鲜与深色蔬菜同烹,是很科学的。

富含维生素C的蔬菜宜与富含脂肪的食物搭配,可以减少脂肪的吸收。因此,吃肉时可搭配番茄、青椒、菜花等。

（2）具体例子。

①黄瓜：与木耳同食，可减肥；与豆腐同食可治高血压、肥胖病、水肿；与蒜或豆浆同食有清热止渴、健胃消食的功效，可治疗糖尿病、肥胖病、高脂血症、高血压病；与鲤鱼同食，可开胃健脾、消水肿、利小便、安胎气，适用于消化不良、高血压病患者和孕妇。

②萝卜：与白菜、牛肉、羊肉、兔肉、鸡肉同食，可健脾补虚、助消化、增强免疫力、延年益寿；萝卜配豆腐，帮助消化，因豆腐含丰富的植物蛋白，虽有营养，但脾胃弱的人多食会引起消化不良，而萝卜有很强的助消化能力，与豆腐同煮，可使豆腐的营养被人体充分吸收。

③胡萝卜：与猪肝同食，可明目养肝；与红枣同食，可健脾、生津、解毒、止咳，适用于小儿百日咳；与黄芪、山药同食，可增加营养、丰满肌肉，适用于脾胃虚弱、消瘦的人；宜用油与肉同炒，可增加维生素 A、锌的转化率。胡萝卜配菠菜，可保持脑血管通畅而防止中风，这主要得益于两者中高含量的胡萝卜素，它可转化成维生素 A，防止胆固醇在血管壁上沉积，保持脑血管通畅而防止中风。

④莴笋：与黑木耳或香菇同食，可促进排尿通便、降脂降压，对高血压、高血脂、心血管疾病患者有益；与青蒜搭配可防高血压；与沙拉酱搭配，可减少营养物质的流失。

⑤竹笋：与猪肉同食可预防肥胖病、糖尿病；与猪腰同食可滋补肾脏、利尿；与鸡肉、鸽肉同食，适合于脾胃功能不佳的人，有暖胃、益气、补精的作用；与枸杞同食可治疗咽喉疼痛、大小便不利等症。

⑥菠菜：与猪肝同食，可补血，尤其是防治老年贫血；与鸡血搭配，可养肝护肝，对慢性肝病患者有益；与粳米搭配，适用于痔疮便血、大便秘结者，有润燥养血的功效。

⑦苦瓜：与粟米或鹌鹑蛋或番茄同食，可促进糖类代谢，具有清暑解热、降血糖的功效；与豆腐同食，可清热解毒、补钙降压；与猪肝同食，可增强机体抗肿瘤的能力，有补肝、养血、明目的功效。

⑧丝瓜：丝瓜宜与鸡蛋或猪蹄、香菇等搭配，有清热解毒、滋润皮肤、养血通乳的功效，常用于产后贫血、乳汁不通、免疫功能下降等症；与猪肉同食，能清热通便、凉血解毒；与虾米搭配，具有滋肺阴、补肾阳的功效，对腰膝酸软、体倦、咳嗽等病症有益；常吃对人体健康极为有利，适合于辅助治疗肺虚。

⑨蘑菇：与豆腐、青豆、腐竹等豆制品同食，可补脾胃、促食欲，对高血压、高血脂等症有疗效。

⑩黑木耳：宜与荸荠搭配，黑木耳能补中益气、降压、抗癌，配以清热生津、化痰、消积的荸荠烹调，具有清热化痰、滋阴生津的功效；对温热病、口干渴、胸中烦热、咽喉肿痛以及湿热黄疸、咳嗽痰多、肝热目赤、心火口疮等病患者均有辅助治疗作用。黑木耳配红糖补血，黑木耳有益气强身的作用，红糖补血，可促进血液循环，如加入生姜更有暖身的功效。

⑪银耳：与莲子、冰糖同食，可帮助肠胃蠕动、减肥，并有滋润皮肤、祛除雀斑的功效；与雪梨、川贝同食，有滋阴润肺、止咳的功效；与燕窝隔水炖熟后服食，可治疗高血压、冠心病、支气管炎等症。

⑫豆腐：与西葫芦同食，可提高机体免疫力、抗病毒、抗肿瘤、防病毒性感冒；与虾仁共同烹调，适合高血压、动脉粥样硬化的肥胖者食用；与生菜搭配，可增白皮肤、减肥健美、滋阴补肾；与草菇同食，可促进食欲，有利于脾胃虚弱者营养吸收；与干辣椒同食，有提高智力、美容的功效。

⑬南瓜：与红枣、莲子、赤小豆、绿豆、牛肉、火腿等同食，有降血糖、降血脂、补脾胃、解毒止痛的功效，适合糖尿病、高血脂、肥胖病、便秘、胃及十二指肠溃疡患者作为食疗菜肴。

⑭番茄：与豆腐同食，可补充人体微量元素、生津止渴、健胃消食；与鸡蛋同食，可促进人体营养物质的吸收，有健美和防衰老的作用。

⑮白菜：与青椒、辣椒同食，可促进消化、增强免疫力；白菜豆腐同食，可治疗咽喉肿痛、支气管炎、大小便不利等症；与猪肉、牛肉、鸭肉、鲫鱼、鲤鱼、猪肝同食，可治疗营养不良、健脾开胃，有利于增强免疫力、促进健康。

⑯香菜：与黄豆同食，能增强免疫力、强身壮体，可治疗感冒风寒、发热头痛等症；与冬瓜、黑木耳同食，有利水消肿、降脂的作用，适用于高血脂、高血压等症；与猪大肠同食，具有补虚的功效，可治疗大小肠出血、便血、痔疮、脱肛等症；与皮蛋同食有清热生津、解毒润肺的功效，可治疗咳嗽。

233

⑰茄子：与牛肉、羊肉、猪肉、兔肉、鹌鹑肉同食，能发挥茄子中富含的维生素 PP、维生素 E 的作用，可预防心血管疾病、强身健体。

⑱冬瓜：与海带、火腿或鸡肉搭配食用，可促进营养吸收、清热利尿、减肥轻身。

⑲菜花：与番茄搭配，可健胃消食，对胃溃疡、便秘、高血压、高血脂患者尤为适宜；与猪肉搭配，具有强身壮体、滋阴润燥的功效，可治疗体虚、乏力、营养不良、阴虚干咳、口渴等病症；与平菇、猴头菇、香菇、金针菇同食，可提高机体免疫力，改善人体新陈代谢，增强体质，有利于人体健康；与玉米搭配，具有健脾益胃、补虚、助消化的功效，还具有润肤、延缓衰老的作用。

⑳洋葱：与苹果、茶叶混合食用，可保护心脏，苹果、洋葱和茶叶中含有黄酮类物质，如坚持每天饮 4 杯茶以上，死于心脏病的危险减少 45%，吃一个或一个以上苹果者减少 50%。

㉑海带：与芝麻搭配，能起到美容、防衰老的作用。芝麻中的亚油酸有调节胆固醇的功能，维生素 E 又可防衰老，故芝麻能改善血液循环，促进新陈代谢，而海带含有丰富的碘和钙，能净化血液，促进甲状腺素的合成，同食则美容、抗衰老效果更佳；适宜与豆腐同食，豆腐因含皂苷类物质不利于碘的吸收，长期吃豆腐容易缺碘，造成甲状腺功能降低，而与富含碘的海带搭配食用，可避免儿童碘缺乏、成人甲状腺肿大等症；与猪蹄同食，具有补血降压、补中益气的功效；怀孕妇女多食海带配虾皮，既可预防胎儿缺碘引起的呆小症，又有助于情绪稳定，有效防止钙缺乏；海带与紫菜搭配，具有降脂减肥功效，适合水肿、肥胖病等患者食用。

㉒苋菜：宜与猪肝搭配食用，苋菜能清热解毒、补血止血、通利小便，为补血蔬菜，而猪肝也常被作为补血佳品，可补肝、养血、明目，适用于肝虚头晕、目昏、夜盲、贫血等症，有助于增强免疫力；与鸡蛋搭配，具有滋阴润燥、清热解毒的功效，对人体的生长发育有益，还能提高人体防病抗病的能力，适合声音嘶哑、目赤咽痛、尿道炎、小便涩痛等患者食用。

❸ 果品与相宜食物搭配

（1）水果与肉类宜同食。水果含有大量的钾，参与人体代谢，可使体液呈弱碱性，肉类在人体代谢后易使体液呈弱酸性，两者同食可使体液保持酸碱平衡。

（2）具体举例。

①苹果：饮用绿茶时食入苹果片，可保护心脏、抗老化。

②梨：与蜂蜜或冰糖搭配，有润肺清热、止咳化痰的功效，适合咳嗽痰多、急性气管炎等患者食用。

③柠檬：与白糖同食有祛暑止渴、降血压、安胎保胎的作用；与盐同食，适合伤寒痰火患者食用，有生津止渴的功效。

④西瓜：西瓜皮搭配大蒜，适合肾炎和高血压患者食用；西瓜皮搭配冰糖，适合吐血和大便下血患者食用。

⑤山楂：与白糖、蜂蜜、干姜、麦芽、猪肉等搭配有改善消化功能、增进食欲、降低血脂的功效，可辅助治疗小儿疳积、伤食，也可作为高血压、高血脂、冠心病患者的食疗佳品。

⑥桑葚：桑葚有刺激血液循环、美白皮肤、乌发、预防便秘的功效，因此适合与糙米、粳米、何首乌或枸杞等同食，具有养颜、乌发、健体、抗衰老和促进营养物质吸收的效果。

⑦莲子：莲子具有养心安神、益肾健脾、补中益气的功效，与山药、百合或红薯同食，对神经衰弱、病后体虚的人有一定疗效；适宜与桂圆、枸杞、木瓜同食，有养血安神、健美抗衰老的作用。

⑧荸荠：与香菇或黑木耳搭配，有降血脂、降血压、清热生津、调理脾胃的效果；与鳜鱼搭配，具有凉血解毒、利尿通便的作用，对发热患者有一定的疗效。

⑨核桃：与百合或山楂同食，对肺脏、肾脏有益，具有补肾养血、润肺通肠的功效；与黄鳝同食有调节血糖、降血糖的作用，特别适宜糖尿病患者食用。

⑩桂圆：桂圆有补血安神、补养心脾的作用，与红枣、鸡、当归搭配，对妇女闭经、产后体虚乏力有一定功效；与大米搭配，适合失眠、心悸、神经衰弱、记忆力衰退等患者食用。

❹ 鱼、禽、肉、蛋类的最佳搭配 鱼、禽、肉、蛋类是高蛋白、高脂肪的食物，虽为优质蛋白质的良

好来源,但是所含饱和脂肪酸易导致心脑血管疾病。畜肉类是机体预防缺铁性贫血的有效资源,但畜肉中含有嘌呤碱,在体内代谢中可产生尿酸,尿酸大量聚集,可破坏肾毛细血管的渗透性,引起痛风、骨关节不良反应和其他疾病,过量吃畜肉还会降低机体的免疫能力,降低对疾病的抵抗力。禽肉的营养价值比畜肉高,脂肪中含有丰富的不饱和脂肪酸。鱼类中含有人体必需的高度不饱和脂肪酸,富含 EPA 和 DHA,提供卵磷脂,因此,吃鱼可健脑,可预防冠心病和中风,每周食用 2～3 次鱼类食品,能抗老防衰。总体来讲,营养价值,畜肉类不如禽类,禽类不如鱼虾类。肉、禽、蛋与相宜食物搭配的具体举例如下。

（1）猪肉:与芋头、南瓜同食,有降血糖、预防糖尿病的作用;与香菇或红薯同食,可促进胆固醇分解和排泄,促进营养物质吸收,提高免疫力;与大蒜搭配,可促进血液循环,消除身体疲劳,增强体质;与萝卜同食,有健脾胃、消食通便的功效。

（2）牛肉:与姜、陈皮、牛蒡、洋葱同食,有促进脂肪代谢、促进机体新陈代谢、延年益寿、强壮身体的功效。

（3）羊肉:羊肉配生姜为冬令补虚佳品,可治腰背冷疼、四肢风湿疼痛等;羊肉性温热,常吃容易上火,搭配萝卜,具有清凉、解毒、消积滞、化痰热的作用;羊肉搭配香菜,具有壮阳补肾,对身体虚弱、性冷淡、阳痿之人有一定疗效;与山楂同食,可除膻味,加速羊肉成熟,帮助消化。

（4）兔肉:兔肉是高蛋白、低脂肪、低胆固醇的健康食品,其肉质细腻,易于消化。与葱、生菜、柿子椒、豆苗同食,可促进人体新陈代谢,促进营养物质吸收,提高免疫力。

（5）鸡肉:与栗子、百合或牛蒡搭配,具有补脾胃、补血的作用,适于贫血之人,尤其是对产妇因出血过多导致的身体虚弱、乳汁不足等症有一定疗效;与绿豆芽同食,可预防心血管疾病;与人参、胡萝卜、枸杞、红豆等搭配,是中老年人尤其是妇女补五脏、益气血的佳品。

（6）鸭肉:鸭肉配山药,可健脾胃、消热止咳养肺,适于体质虚弱者。

（7）鹅肉:鹅肉营养价值高,有防癌、抗癌、益气补虚、暖胃生津的作用;与洋葱同食可预防心血管疾病,有延年益寿的作用。

（8）鸡蛋:搭配百合能滋阴润燥、补虚损、清心安神;与苦瓜同食,可促进铁质吸收,健胃,对预防感冒、伤寒、眼痛和小儿腹泻呕吐等症有疗效;与菠菜同食,可预防贫血;与海鲜同食,可促进矿物质铁、锌的吸收。

❺ **水产品与相宜食物搭配**　具体举例如下。

（1）鲜鱼:鲜鱼配豆腐可补钙,能预防多种骨病,如儿童佝偻病、骨质疏松症等;与苹果同食,可以降低血液黏稠度和降低胆固醇,预防心血管疾病。

（2）甲鱼:适宜与猪肉或猪蹄同食,有补气养血的功效,对闭经、子宫发育不良有一定疗效;与桂圆、山药或冬瓜同食,有补脾胃、滋养肝肾、美容明目的功效;与生姜、香菜同食可以改善人体的造血功能,适合头晕目眩、腰膝酸软、肾阴虚等患者食用。

（3）鱿鱼:鱿鱼能滋阴养胃、调节血压、软化血管,有解毒、排毒功效;与木耳、银耳、黄瓜同食,可促进营养物质的吸收,滋润皮肤,延缓衰老,特别适合妇女、中老年人食用。

（4）黄鱼:黄鱼含有丰富的铁、钙、氨基酸、维生素等物质,能健脾开胃、活血补气、安神明目;可与苹果或豆腐、荠菜等搭配,对久病体虚、食欲不振、头昏目眩、少气乏力的人有提振精神、补充钙质、补血等疗效。

（5）螃蟹:螃蟹性寒味咸,有清热排毒的功效,但多食易造成肠胃不适,食用时宜蘸姜末、醋汁,可起到祛寒杀菌的作用;与荷叶、香芹等有清热解毒功效的食物搭配,可增强解毒功效。

（6）虾:虾具有补肾壮阳的功效,常用于肾虚阳痿、乳汁不下、神疲乏力等症;与韭菜同食,适合夜盲症、便秘等患者食用,并具有补肾壮阳的功效;与猪蹄同炖,用于治疗产后乳汁不下或少乳等。

❻ **奶类和豆类及其制品**　奶类含有全部的人体必需氨基酸、各种维生素,而且含钙丰富,是所有食物中营养素最全面的,常食可起到补钙、降低胆固醇的作用。豆类及其制品是优质蛋白质的来

源,是高蛋白、低热量的食物,在膳食中可以互换食用。

❼ 饮品类的最佳搭配 具体举例如下。

(1)绿茶:

①与生姜搭配,适合急性肠胃炎患者食用。

②与玫瑰花、蜂蜜同饮,有润肺宜肾、促进新陈代谢、养颜美容的功效。

(2)酒:红葡萄酒配花生,有益心脏健康,可预防血栓,促进心血管通畅。红葡萄酒中含有阿司匹林的成分,花生米中含有益的化合物白梨芦醇,同食能预防血栓形成,能大大降低心脏病的发病率。

(二)营养菜点的相克搭配

在日常生活中,有些食物的搭配组合由来已久,其美妙的口味也被人们所接受,习惯上也觉得这些搭配是顺理成章的。从健康的角度讲,并非所有食物都可以混吃,食物也有"相克"的时候。有些食物是不能同时吃的,否则,非但不能获得品尝美味的享受,反而会影响健康,甚至危及生命。若要混吃,最好间隔 2 h 以上。

❶ 谷薯类与相克食物 具体举例如下。

(1)大米(粳米):不可与苍耳同食,会引起心痛;不可与蜂蜜同食,会引起胃痛;不可与红豆同食,容易引起口疮。

(2)小米:不可与杏同食,易使人呕吐、泄泻;不可与白酒同食,易引发心脏疾病。

(3)小麦(面):不可与枇杷同食,易导致生痰;不可与田螺同食,易引起腹泻。

(4)红薯(白薯、地瓜、山芋):不可与柿子、石榴、番茄、螃蟹同食,易生结石,还会引起呕吐、腹痛、腹泻等症;不可与香蕉同食,易使面部长斑。

(5)荞麦:不可与猪肉同食,易导致毛发脱落。

❷ 蔬菜类与相克食物

(1)含维生素 C 丰富的蔬菜不宜与含有维生素 C 分解酶的食物同食。含维生素 C 丰富的蔬菜有番茄、菜花、豆芽、青椒、菠菜、小白菜、白萝卜等;含有维生素 C 分解酶的食物有黄瓜、胡萝卜、南瓜等。同食会造成维生素 C 被分解破坏。

(2)含维生素 C 多的蔬菜不宜与猪肝同食。猪肝中的铜会影响维生素 C 吸收,造成营养流失。

(3)含草酸多的蔬菜不宜与海味食品同食。草酸会使蛋白质分解、破坏,造成蛋白质沉淀,产生不易消化的物质;草酸还会与钙结合成一种不溶性化合物,刺激胃肠道黏膜,对消化功能造成不良影响,甚至形成草酸钙结石。含草酸多的蔬菜有葱头、菠菜、竹笋等。

(4)具体举例。

①萝卜:不宜与含有大量色素的苹果、梨、葡萄、柑橘、柿子等水果同食,否则经胃肠道代谢后会产生大量硫氰酸,可抑制甲状腺素的形成,并阻碍甲状腺对碘的摄取,诱发或导致甲状腺肿大;忌与木耳同食,否则易得皮炎;服人参时忌食,否则会影响人参的滋补作用。

②胡萝卜:炒胡萝卜忌放醋,是因为醋酸会破坏胡萝卜素,同样,富含胡萝卜素的雪里蕻、菠菜、油菜等也不要用醋炒;酒与胡萝卜同食会损害肝脏功能,特别是在饮用胡萝卜汁后不要马上去饮酒。

③黄瓜:与花生同食会伤身,容易导致腹泻。

④茄子:不宜与黑豆、蟹同食,因为都性属寒凉,易伤肠胃,导致腹泻等。

⑤韭菜:韭菜性辛温,能壮阳补血;不宜与性热的白酒同食,会引起胃炎和溃疡复发;不宜与菠菜同食,同食易引起腹泻;韭菜与蜂蜜药性相反,也不宜同食。

⑥小白菜:忌与黑豆、花生、毛豆、苋菜、猪肉等同食。

⑦菠菜:不宜与豆腐、大豆同食,会影响钙的吸收,易使人缺钙;不宜与瘦肉同食,会影响对铁、铜的吸收;忌与韭菜同食。

⑧南瓜：不可与羊肉同食，否则会引起黄疸和脚气病；不宜与鹿肉、黄鳝、虾、蟹、带鱼、黑鱼同食，可能产生不利于人体的化学反应，会损害健康甚至会导致中毒；不宜与醋同食，容易生病。

⑨香菜：不可与补药同食；不可与黄瓜、动物肝脏同食，会破坏香菜中的维生素 C，失去营养价值。

⑩辣椒：忌与羊肝、南瓜同食。

⑪竹笋：不宜与糖浆、红糖同食，会产生影响人体健康的物质，导致中毒。

⑫洋葱：不宜与蜂蜜同食，会伤眼睛并导致腹泻、腹胀。

⑬芹菜：不宜与黄瓜同食，会降低芹菜中维生素 C 的含量，使营养价值降低；与鸡肉同食会伤元气；与兔肉同食会损伤头发；与甲鱼同食会中毒，可以用橄榄汁解毒；不宜与海鲜同食，会破坏维生素 B_1；不宜与醋同食，会损伤牙齿。

⑭土豆：与香蕉、雀肉同食会使面部起斑；与番茄同食会产生难以溶解的物质，导致消化不良。

⑮番茄：不宜与螃蟹、冰棒等食物同食，会导致腹泻；忌与酒同食，会在胃中产生不易消化的物质，造成肠道梗阻；不宜与咸鱼同食，会产生致癌物质。

❸ 豆类与相克食物

（1）豆腐（黄豆）：不要与含草酸丰富的蔬菜同食，含草酸丰富的蔬菜，如菠菜、鲜笋、苦瓜等，和豆腐同烧时应先用沸水烫一下，去掉大部分草酸，可防止生成草酸钙；否则豆腐中的钙与蔬菜中的草酸产生草酸钙等物质，不仅造成人体对钙的吸收困难还容易诱发结石症，尤其对小儿不利；忌用豆浆冲鸡蛋；不宜与猪血、蕨菜同食，会出现消化不良；服四环素时忌用；不能与含纤维素多的芹菜、萝卜、红薯同吃，也不宜与含草酸多的蕹菜、苋菜、菠菜同吃，因大豆、蛋黄、动物肝类中均含有丰富的铁质，纤维素与草酸均会影响人体对上述食物中铁的吸收；不宜与蜂蜜同食，会导致耳聋。

（2）绿豆：不宜与狗肉、榧子同食。

（3）黑豆：忌与厚朴、蓖麻籽、四环素同食。

（三）果品与相克食物

鱼虾和水果最好分开食用，应在吃过鱼虾至少 2 h 后再吃水果。

❶ 苹果　不宜与水产品同食，既降低水产品的营养价值又容易产生导致腹泻、腹痛的物质。

❷ 鸭梨　忌与油腻、冷热之物同食，会导致肠胃失调，出现腹泻；忌多吃鹅肉、蟹，会出现腹泻。

❸ 桃子　不宜与鳖肉、龟肉同食。

❹ 芒果　不宜与大蒜等辛物同食。

❺ 山楂　不宜与海鲜、鱼类同食，会导致便秘，引起腹痛、恶心、呕吐症状；不宜与黄瓜、南瓜、胡萝卜、动物肝脏等含维生素 C 分解酶的食物同食，会破坏山楂中的维生素 C，从而失去原有的营养价值。

❻ 石榴　和土豆同食会引起中毒，可以用韭菜水解毒；服人参时忌用。

❼ 葡萄　忌与四环素同食。

❽ 枣　不可与海鲜同食，否则令人腰腹疼痛；不可与葱同食，否则令人脏腑不和、头胀。

❾ 香蕉　不宜与白薯、芋头同食，会使胃酸胀。

❿ 柿子　禁与蟹、水獭肉同食，会导致腹痛、大泻；忌与红薯、海带、紫菜、土豆、酸性菜、章鱼、甲鱼、酒等同食，会生成不溶性的结合物，导致胃肠道不适甚至胃"柿石"，严重的会造成胃穿孔，危及生命。

⓫ 柑橘　忌与胡萝卜、黄瓜、动物肝脏同食，会破坏维生素 C，从而失去原有的营养价值；忌与牛奶、蟹、蛤类、龙葵菜等含蛋白质丰富的食物同食，蛋白质会与橘子中的果酸和维生素 C 相遇而凝固成块，影响消化吸收，而且还会出现腹胀、腹痛、腹泻等症状（柠檬、枇杷、樱桃、猕猴桃的相克食物与柑橘相同）。

⑫ **李子** 李子助热升火,不可与同为热性的雀肉同食,会相互助长,损害身体;不宜与鸭肉、鸭蛋同食,会导致腹泻、中毒;忌与蜂蜜同食,影响身体健康。

⑬ **杨梅** 忌生葱;不宜与羊肚、鳗鱼、鸭肉同食,会产生毒性物质甚至导致人死亡;与牛奶混食影响蛋白质的消化吸收。

⑭ **菠萝** 不宜与鸡蛋、牛奶等蛋白质含量丰富的食物同食,会影响蛋白质的吸收,不利于健康;忌与萝卜同食,既破坏菠萝中丰富的维生素C,又会产生抑制甲状腺功能的物质,诱发甲状腺肿。

⑮ **杏** 忌与小米同食,否则令人呕吐。

⑯ **银杏** 严禁生吃,婴儿吃 10 颗左右可致命,3～5 岁小儿吃 30～40 颗可致命;不可与鱼同食,会产生不利于人体的生化反应,小儿尤忌。

（四）禽、肉、蛋类与相克食物

吃肉时喝茶,易引发便秘。茶叶中的大量鞣酸与蛋白质结合,会生成具有收敛性的鞣酸蛋白质,使肠蠕动减慢,从而延长粪便在肠道内滞留的时间,既容易导致便秘,又增加了有毒和致癌物质被人体吸收的可能性。

❶ **猪肉** 忌与牛肉、驴肉、马肉、羊肝、鸽肉、鹌鹑、鲫鱼、虾、田螺、菱角、黄豆、蕨菜、香菜、桔梗、乌梅、百合、巴豆、大黄、黄连、茶等同食,会降低营养素的吸收,引起腹胀、腹痛,不利于人体健康。

❷ **猪肝** 忌与山鸡、雀肉、鹌鹑肉、鲫鱼、黄豆、豆腐、菜花、富含维生素C的食物同食,影响消化吸收,不利于人体健康。

❸ **猪血** 忌与黄豆、地黄、何首乌、海带等同食,否则会导致便秘。

❹ **猪脑髓** 不可与酒、盐同食,影响男子性功能。

❺ **牛肉** 不可与鱼肉同烹调,会引发痼疾;不可与栗子、田螺、红糖同食,会引起滞气、腹胀;不可与韭菜、白酒、生姜同食,容易助热生火,引发口腔炎症、肿痛。

❻ **牛肝** 不宜与含维生素C的食物同食,会降低原有营养价值;忌与鳗鱼、鲇鱼同食,有碍身体健康。

❼ **羊肉** 忌与豆酱、荞麦面、乳酪、南瓜、醋、梨、赤豆、梅干菜同食,会导致消化不良,长期共食会影响身体健康,甚至引发痼疾;忌铜、丹砂。

❽ **羊肝** 忌与竹笋同食,会产生有害机体的物质,导致目盲;不宜与含维生素C的食物同食,会降低原有营养价值;不可与红豆、梅子同食,损害健康。

❾ **狗肉** 忌与绿豆、杏仁、菱角、鲤鱼、泥鳅同食,不利于人体健康;不宜与大蒜、葱、姜同食,助火生热,容易损人;吃狗肉后忌用茶,否则会产生有害物质,有碍身体健康。

❿ **兔肉** 不宜与鸡肉、鸭肉、鸡蛋、小白菜、柑橘同食,会引起肠胃功能紊乱,导致腹泻;忌与芹菜同食,导致脱发;忌与芥末、生姜同食,影响身体健康。

⑪ **鸡肉** 不宜与菊花、大蒜、芥末、李子、鲤鱼、甲鱼、虾、兔肉、狗肾同食,不利身体健康,甚至导致中毒;与芹菜同食伤元气;一般老母鸡的鸡头是不能吃的,里面含有毒素。

⑫ **鸭肉** 忌与木耳、胡桃、栗子、杨梅同食,不利于身体健康;不宜与鳖肉同食。

⑬ **鹅肉** 不宜与鸭梨同食;忌与鸡蛋同食,损脾胃、伤元气。

⑭ **鸡蛋** 忌与柿子同食,可引起腹痛、腹泻,易形成"柿石";不宜与甲鱼、鲤鱼、白糖和橘子等酸性水果同食,不仅不利于消化而且损害人体健康;炒鸡蛋忌放味精,会破坏和掩盖鸡蛋的天然鲜味;忌茶叶煮鸡蛋,影响鸡蛋中的铁元素的消化吸收,对胃有刺激作用;忌豆浆冲鸡蛋,会失去彼此应有的营养价值。

（五）水产品与相克食物

（1）海鲜不宜与啤酒同食,易引发痛风症。咸鱼不宜与番茄、香蕉及乳酸饮料同食,易导致癌症。鱼类不宜与咸菜同食,会引起消化道癌肿。海鲜不宜与水果同食,否则会出现呕吐、腹胀、腹痛、腹泻等症状。鱼类不宜与禽类同食,因为会发生复杂的生化反应,不利于身体健康。

（2）具体举例。

①鲤鱼:忌与甘草、鸡肉、狗肉、猪肝、芋头、荆芥、南瓜、绿豆、赤小豆同食,影响健康。

②鲫鱼:与蜂蜜同食,极易导致腹泻。

③鳝鱼:青色鳝鱼有毒,黄色鳝鱼无毒,有毒鳝鱼一次食用 250 g 可致死;忌狗肉、狗血、芥末,不利于健康;不宜与菠菜同食,容易导致腹泻。

④青鱼:忌用牛、羊油煎炸;忌与芥末、白术、苍术同食。

⑤带鱼、黄花鱼:忌用牛、羊油煎炸;凡海味都禁甘草。

⑥虾:不宜与含维生素 C 的食物同食,否则,可生成三价砷(砒霜),有剧毒,能致死;不宜与猪肉、猪肝同食,男性尤其要特别注意,损精;忌与狗肉、鸡肉同食;不可与黄豆同食,会引发消化不良。

⑦甲鱼:孕妇忌甲鱼与黄鳝或蟹同食,会导致流产;忌与苋菜同食,导致肝脾肿大;不宜与薄荷、猪肉、兔肉、鸭肉、鸭蛋等寒凉食物搭配食用,特别是虚寒体质的人要忌用,不利于健康。

⑧螃蟹:不可与香瓜、梨、柿子、冰水等寒性食物同食,因螃蟹也为寒性食物,两者同食会损害脾胃,虚寒体质的人尤其要注意,否则会出现呕吐、腹痛、腹泻等症状;不宜与石榴、红薯同食,会在体内形成结石,刺激肠胃;忌与花生、泥鳅、蜂蜜同食,会发生复杂的生化反应,降低营养价值,影响健康。

⑨田螺:与木耳同食,会导致腹泻;与冰制品同食,会削弱消化功能,导致消化不良或腹泻;与蛤蜊同食,会中毒;不宜与蚕豆、玉米、面食同食,导致肠绞痛。

（六）调料饮品类与相克食物

具体举例如下。

❶ 蒜　一般不与补药同食;忌蜂蜜、地黄、何首乌、牡丹皮,伤害身体。

❷ 葱　不宜与杨梅、蜂蜜同食,易刺激肠胃,导致腹泻;忌枣、常山、地黄,损害身体。

❸ 醋　忌丹参、人参、茯苓,对身体不利;不宜与海参、羊肉、牛奶同食,不易消化吸收、口感差。

❹ 糖　不宜与牛奶、含铜食物(动物肝脏、贝类、豆荚、胡桃、葡萄干等)同食,降低牛奶、含铜食物的营养价值;忌虾;不可与竹笋同煮。

❺ 蜂蜜　不宜与葱、蒜、韭菜、莴苣、豆腐、豆浆同食,不利于蛋白质吸收,易引起腹泻,影响健康;忌地黄、何首乌;不宜用热水冲服,会破坏蜂蜜中的营养成分。

❻ 白酒　忌与汽水、啤酒、咖啡、牛奶、茶、糖同饮,对肝、肾、肠和胃产生刺激和危害,影响消化酶的产生,使胃酸分泌减少,导致胃痉挛、急性胃肠炎,对心脑血管也有损害;不宜与牛肉、柿子、圣女果同食,会导致腹部不适。

❼ 牛奶　忌牛奶中放钙粉;勿用牛奶冲鸡蛋;不宜与酸性饮料或酸性水果同食,导致消化不良,损伤肠胃功能;不宜与糖同食,牛奶中的赖氨酸与糖在高温下会发生反应,使氨基酸遭到破坏,鸡蛋与糖不宜同煮也是这个道理。可以把牛奶烧开、鸡蛋煮熟后,晾一会儿再放入糖就不会出现这个问题了。不宜与巧克力同食,影响钙的吸收;忌与米汤混食,会造成维生素 A 等营养成分的流失;长期用米汤冲奶粉喂孩子,会使孩子生长发育迟缓,抗病能力减弱。

❽ 茶　贫血患者服用铁剂时,忌饮茶;不宜与狗肉同食;服人参等滋补药品时忌用。

任务二　脂类营养菜点的设计与制作

任务目标

1.能设计主要的脂类营养菜点。

2.熟记脂类营养菜点的设计原则和营养供给。

3.学会科学合理地进行脂类营养菜点设计。

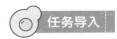 **任务导入**

脂类是危害吗？

一提起脂类,许多人都会联想到脂肪,时常贸然下定结论,脂类是健康"杀手"。从营养学角度来观察一个类型的食物是否合适,要进行科学全面的分析。脂类其实是一大类物质的总称,包含脂肪和类脂。

从脂肪的角度来说,适当的食用是对人体有好处的。脂肪本身是一类营养素,其中的两种必需脂肪酸——亚油酸和 α-亚麻酸,都是生命活动所必需的。人们可能还听说,鱼类里的 DHA 是宝宝发育成长所必需的。在日常的炒菜油中,最多的是亚油酸和油酸。油酸多的是茶籽油、橄榄油、牛油果油和杏仁油。亚油酸多的是葵花子油、玉米油和大豆油。花生油、稻米油、芝麻油等则两者比例接近。因此来说,适当的健康脂肪是有好处的。

从类脂的角度来说,它也包含好多种不同功能的物质,最熟悉的如磷脂、鞘脂类、糖脂、类固醇及固醇、脂蛋白类等等。一般来说,我们在饮食设计时主要考虑如何利用食物的优势功能,去除或者减少劣势功能。为了能够比较好地说明问题,我们就以高血脂人群为例说明我们的脂类营养菜点设计。

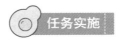 **任务实施**

一、脂肪类营养食谱

(一)脂肪类营养菜点的设计原则

目前我国高脂血症患病率高达 18.6%,约为 1.6 亿人,并呈现年轻化的趋势。血脂的高低与代谢、饮食有一定关系,尤其是与不合理的膳食结构,如高蛋白、高脂肪、高能量的饮食密切相关。当肝脏的脂肪代谢功能正常时,可以保持血脂浓度平衡;当各种原因使脂肪在体内的代谢出现障碍时,就会引发高脂血症或其他疾病。如果进食含脂肪、胆固醇高的食物,还会引起高胆固醇血症。此外,长期紧张、苦闷、吸烟、饮酒过量的人以及患有糖尿病、甲状腺功能减退、肝病、肾病及中风、肥胖的人更易患高脂血症。高血脂是导致冠心病和中风的主要原因之一,高脂血症是全身动脉粥样硬化的危险因素。

根据血脂的来源及高血脂形成的原因,可通过减少或者控制过多能量的摄入,加大有氧运动的消耗并持之以恒来降低血脂。采用低脂、低胆固醇、低能量、高维生素、高纤维素、适量优质蛋白质的营养配餐原则,以促进血脂的代谢,防范高脂血症引发的代谢紊乱综合征。中国居民膳食脂肪参考摄入量如表 10-1 所示。

表 10-1　中国居民膳食脂肪参考摄入量(脂肪能量占总能量的百分比,%)

年龄/岁	脂肪	饱和脂肪酸	单不饱和脂肪酸	多不饱和脂肪酸	胆固醇/mg
0～	45～50	—	—	—	—
0.5～	35～40	—	—	—	—
2～	30～35	—	—	—	—
7～	25～30	—	—	—	—
13～	25～30	<10	8	10	—
18～	20～30	<10	10	10	<300
60～	20～30	6～8	10	8～10	<300

注:所使用营养数据均摘自中国居民膳食指南和中国食物成分表,如有特殊说明除外。

❶ **减少能量摄入,控制体重** 减少能量的摄入也就是要控制饭量。因为过量的碳水化合物也可以转化为脂肪,所以每餐的主食应定量食用。每餐六至八分饱,适当加餐,选择能量低的食物。主食以新鲜五谷杂粮加豆类或以薯类为主,少吃蛋炒饭、油条及牛油制作的汉堡、鸡、鱼和薯条,因为这些食品不仅含脂肪多,且制作过程中形成了自由基,易产生反式脂肪酸,同饱和脂肪一样可以引起血液中的胆固醇升高。少吃加工食品,尽量吃自己加工的食物。多吃蔬菜水果和其他含纤维素多的食物。水溶性可食性纤维素在降低血清胆固醇方面有重要作用,多存在于大麦、豆类、糙米、水果、燕麦中。燕麦和糙米是最好的降胆固醇食物。

❷ **严格限制饱和脂肪酸的摄入及脂肪总量** 脂肪过高是导致高脂血症的主要因素之一,因此应控制脂肪的摄入量。老年人脂肪摄入量应占总热量的 2% 以下,少吃高脂肪食物、高胆固醇食物,尤其是红肉中的猪肉,其饱和脂肪酸及胆固醇含量均较高,尽量少吃。另外,一天的脂肪摄入总量应限制在 50 g 左右,包括食物脂肪及烹调用油。尽量用茶油、橄榄油、芝麻油拌菜吃,烹调应清淡、少油。适宜的烹调方法有炖、蒸、煮、熬、凉拌;不宜采用的烹调方法有炸、烧。常见食物中脂肪含量表如表 10-2 所示。

表 10-2　常见食物中脂肪含量表

食物名称	每 100 g 脂肪含量/g	食物名称	每 100 g 脂肪含量/g	食物名称	每 100 g 脂肪含量/g
辣椒油	100	色拉油	99.8	奶油	97
棕榈油	100	牛油(炼)	99.7	黄油	98
茶油	99.9	鸭油(炼)	99.7	猪油(板油)	88.7
豆油	99.9	芝麻油	99.7	核桃(干)	58.8
花生油	99.9	玉米油	99.2	松子(炒)	58.5
葵花子油	99.9	羊油(炼)	99	杏仁(熟,带壳)	58.4
橄榄油	99.9	酥油	94.4	榛子(熟)	57.3
火腿(云南)	56.1	葵花子仁	52.8	花生酱	53
开心果(熟)	53	腰果(熟)	50.9	芝麻酱	52.7

❸ **限制高胆固醇食物** 血浆胆固醇的 70% 靠体内合成,30% 靠外源性含胆固醇高的食物,当进食过多的动物性脂肪时,可造成高脂血症。在使用降脂药和采用低脂、低胆固醇降脂膳食的前提下,每天可吃一个鸡蛋,最好在早餐吃,再搭配一些含纤维素多的杂粮、蔬菜、豆制品及菌藻类,可促进胆固醇的代谢。其他动物内脏、脑要少吃。一个鸡蛋的胆固醇含量在 230 mg 左右。我们采用低胆固醇的量在 200～300 mg 之间。鸡蛋黄中的卵磷脂、铁、维生素 B_2 也是人体必需的营养素,严重者可一周吃 3 个全蛋。常见食物中胆固醇含量如表 10-3 所示。

表 10-3　常见食物中胆固醇含量

食物名称	含量/(mg/100 g)	食物名称	含量/(mg/100 g)	食物名称	含量/(mg/100 g)	食物名称	含量/(mg/100 g)	食物名称	含量/(mg/100 g)
火腿	98	猪肝	288	鸡肝	356	鸡蛋黄	2850	鲜贝	116
腊肉	46	猪脑	2571	鸡翅	113	咸鸭蛋	1576	基围虾	181
牛肉(瘦)	58	猪舌	158	鸡腿	162	鲳鱼籽	1070	河蟹	267
羊肉(瘦)	60	猪耳	92	鸭肫	153	鳝鱼	126	蟹黄	466
猪肉(瘦)	81	猪小排	146	牛奶	9	泥鳅	136	甲鱼	101

续表

食物名称	含量/(mg/100 g)	食物名称	含量/(mg/100 g)	食物名称	含量/(mg/100 g)	食物名称	含量/(mg/100 g)	食物名称	含量/(mg/100 g)
猪肥肉	109	鸡胸肉	82	鸡蛋	585	带鱼	76	草鱼	86

④ 蛋白质择优限量

（1）对高血脂患者要限制含饱和脂肪酸多和胆固醇多的蛋白质食物,如畜肉类中的牛肉、羊肉、猪肉及内脏,多选用一些含亚麻酸的多不饱和脂肪酸丰富的鱼类,如三文鱼、大马哈鱼、沙丁鱼、金枪鱼、牡蛎、生蚝或污染少的江河鱼虾类,这些食物具有明显的降脂作用。

（2）大豆及其制品:如豆腐、干豆腐、腐竹、豆腐渣、豆豉、纳豆等,可以使低密度脂蛋白含量明显降低,减少动脉硬化形成的概率,大豆制品是高蛋白、低脂、低胆固醇、高纤维,并富含多种植物化学成分的食物,有很好的治疗、保健作用。

（3）各种坚果:它们是优质蛋白质食物来源,尤其是美国大杏仁、核桃仁、松子、榛子、花生等,每天一把即可。

（4）益生菌:发酵的乳品如低聚糖酸奶、益生菌酸奶可减少脂类物质在肠道的重吸收过程,促进排便。

（5）适量的禽肉:因肉鸡脂肪含量为33%,应避免摄入,且注意不要采用油炸之类的烹调方法,禽肉中最好的是鸭、鹅,鸭、鹅的脂肪酸相比猪肉的脂肪酸,对健康更有利。

⑤ 充足的蔬菜、水果及菌藻类食物　每餐要保证应季的不同种类、不同颜色的蔬菜3种以上,约250 g。多吃如大蒜、芹菜、粗燕麦、苹果、葱、紫茄子、紫甘蓝、紫洋葱、海带、香菇、山楂、姜、芥菜、茼蒿、菜花类、各种芽菜、萝卜等含纤维素、维生素多,有明显降血脂作用的食品。木耳、海带、香菇、猴头菇等每餐最好有一种,可以促进胆固醇的排泄,降低血脂,有预防动脉硬化的作用。水果除了加餐吃以外,可用香蕉代替早餐主食,再配一杯益生菌酸奶或奶酪、鸡蛋,就可以达到低能量饮食。

⑥ 限酒、禁酒、禁烟　高血脂人群必须禁酒、忌烟。因为长期大量饮酒,会使血液中低密度脂蛋白的浓度增高,而引起高脂血症。吸烟会使血液中氧含量降低,可增加甘油三酯和坏胆固醇的指标,加重心脑肝肾的合并症和死亡风险。

⑦ 多饮水及健康饮品　绿茶、菊花茶、普洱茶、苦丁茶、决明子茶、山楂荷叶茶、醋饮料(不加蔗糖)、自榨的果蔬汁(带渣一起饮)均有增加好胆固醇、减少坏胆固醇的作用。每天饮用适量的水可促进脂肪代谢。高血脂患者不宜饮咖啡,大量的咖啡可使血中的胆固醇含量增高,使心脏病发作的危险性增加。

⑧ 营养补充剂的应用　营养补充剂中的维生素C、维生素E、锌、硒等多种维生素、微量元素都参与脂代谢,并有降血脂的作用,必要时可以在临床医师、营养师的指导下服用。

（二）高血脂人群的饮食宜忌

对于血脂比较高的人群,鱼类、大豆含有大量高级不饱和脂肪酸,对降低低密度脂蛋白、血胆固醇,减少冠心病的发病率有一定疗效。

二、脂肪类营养菜点的设计与制作

实训菜点1:胡萝卜西芹炒鱼片

① 原料组配

主料:草鱼片300 g,西芹150 g,胡萝卜50 g。

辅料:姜10 g,蒜10 g,葱10 g。

调料:盐3 g,酱油10 g,胡椒粉2 g,色拉油15 g。

②操作步骤

①将草鱼片择洗干净,均切成薄片,胡萝卜去皮切片,西芹洗净切斜刀段,姜去皮切丝,蒜去皮切片,葱留葱白并切成葱花。

②锅放底油,下葱、姜炝锅,下胡萝卜片炒至七成熟,放入西芹炒1～2 min,铲出备用。

③将草鱼片放入锅中用小火煎制变色后翻另一面煎一下,鱼片很薄,易熟。

④再将西芹、胡萝卜回锅炒2 min,加入胡椒粉、酱油、盐调味后,装盘即可。

③营养分析　如表10-4所示。

表10-4　胡萝卜西芹炒鱼片营养成分表

营 养 成 分	含量(每100 g菜品)	营 养 成 分	含量(每100 g菜品)
能量/kJ	612	膳食纤维/g	1.7
蛋白质/g	6.5	维生素 A/μgRE	2412
脂肪/g	9	维生素 B_1/mg	2
胆固醇/g	11.7	钙/mg	132
碳水化合物/g	30	钠/mg	215

实训菜点 2:蒜苗炒牛肉

①原料组配

主料:牛肉350 g。

辅料:蒜苗200 g。

调料:酱油10 g,料酒8 g,淀粉10 g,姜5 g,耗油5 g,盐4 g,鸡蛋清10 g。

②操作步骤

①牛肉,切片,用生抽、料酒、生粉等抓匀,腌制10 min;蒜苗,洗净,切段。

②锅内烧热油,下姜丝煸香,倒入腌好的牛肉炒变色;加入盐、蚝油,快速炒匀,倒入蒜苗,翻炒半分钟,关火出锅。

③营养分析　如表10-5所示。

表10-5　蒜苗炒牛肉营养成分表

营 养 成 分	含量(每100 g菜品)	营 养 成 分	含量(每100 g菜品)
能量/kJ	327.15	钙/mg	19.9
蛋白质/g	10.58	维生素 A/μgRE	28.9
脂肪/g	12.1	维生素 B_1/mg	0.01
胆固醇/mg	27.8	维生素 B_2/mg	0.10
碳水化合物/g	4.57	维生素 C/mg	5.51
膳食纤维/g	0.91	铁/mg	2.07
钠/mg	1158.9	锌/mg	4.53

④注意事项

①加工牛肉时先用刀背轻轻敲打,逆着肌肉纹理切片,这样烹调出的牛肉,肉质更为松软、美味。

②蒜苗含有丰富的胡萝卜素、维生素 A、维生素 B_2和维生素 C 等成分,还富含粗纤维,能预防便秘,另外,蒜苗还有降血脂、预防流感及肠炎和保护肝脏的作用。

③蒜苗的加工时间要短,否则蒜苗会失去爽脆的口感,而且会使辣素消失,达不到杀菌的食疗

作用。

④在食用此菜肴时不宜同时进食栗子、红糖、腌菜、鲶鱼、田螺,会发生食物相克现象。

任务三　矿物质类营养菜点的设计与制作

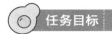

任务目标

1.能设计常量矿物质类营养菜点。

2.熟记矿物质类营养菜点的设计原则和营养供给。

3.学会科学合理地进行矿物质类营养菜点设计。

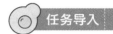

任务导入

容易被忽视的矿物质

矿物质也称无机盐,在生物细胞内一般只占鲜重的 $1\%\sim1.5\%$,目前人体已经发现 20 余种,其中大量元素有钙(Ca)、磷(P)、钾(K)、硫(S)、钠(Na)、氯(Cl)、镁(Mg),微量元素有铁(Fe)、锌(Zn)、硒(Se)、钼(Mo)、氟(F)、铬(Cr)、钴(Co)、碘(I)等。虽然矿物质在人体中的含量很低,但是作用非常大。注意饮食多样化,少吃动物性脂肪,多吃糙米、玉米等粗粮,不过多食用精制面粉,就能使体内的矿物质维持正常的水平。

矿物质虽然在人体内的总量不及体重的 5%,也不能提供能量,但在人体组织的生理作用中发挥重要的功能。它们在体内不能自行合成,必须由外界环境供给。矿物质是构成机体组织的重要原料,如钙、磷、镁是构成骨骼、牙齿的主要原料。矿物质也是维持机体酸碱平衡和正常渗透压的必要条件。人体内有些特殊的生理物质如血液中的血红蛋白、甲状腺素等需要铁、碘的参与才能合成。

在人体的新陈代谢过程中,每天都有一定数量的矿物质通过粪便、尿液、汗液、头发等途径排出体外,因此必须通过饮食予以补充。但是,由于某些微量元素在体内的生理作用剂量与中毒剂量非常接近,因此过量摄入不但无益反而有害。

因矿物质在食物中的分布以及吸收情况,在我国人群中比较容易缺乏的矿物质有钙、铁、锌。

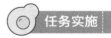

任务实施

一、含钙量较多的营养食谱

（一）含钙量较多的营养菜点的设计原则

钙是建造骨骼和牙齿的重要成分,青春期骨骼发育迅速,需要补充大量的钙。缺钙会使生长速度变慢,还会影响到成年期的骨质密度和骨骼健康。钙还维持肌肉、神经的正常兴奋性,参与血凝过程,对多种酶有着重要的激活作用。一旦缺钙,不仅骨骼、牙齿的生长会受到影响,而且容易导致儿童患佝偻病,成年人患软骨病,且有害于肌肉、神经、心脏及脑组织的正常功能。因此,保证每日钙的充足吸收是非常必要的。

❶ **常用的含钙丰富的食物**　钙主要分布于奶和奶制品,虾皮、海带等水产品,蛋类,以及禽、畜骨中,其含量和吸收率均很高。植物性食物,如绿叶蔬菜和豆类等也是钙的重要来源,但人体对其的吸收率较低(表 10-6)。

表 10-6　常见食物中可食部钙的含量(mg/100 g)

食物名称	含量	食物名称	含量	食物名称	含量	食物名称	含量
牛奶	104	全脂牛奶粉	676	奶酪	799	炼乳(甜)	242
燕麦片	186	河虾	325	虾皮	991	泥鳅	299
鸡蛋黄	112	咸鸭蛋	118	鲮鱼(罐头)	598	石螺	2458
豆腐(北)	138	豆腐干	308	黄豆	191	毛豆	135
油菜	108	荠菜	294	红苋菜	178	金针菜	301
苜蓿	713	花生仁(炒)	284	黑芝麻	780	芝麻酱	1170
榛子(炒)	815	木耳(干)	247	口蘑	169	紫菜	264

❷ **促进钙吸收、利用的方法**　由于人体有再吸收钙的功能,骨骼又可储存钙,故一般人不易缺乏钙。正常成年人体内约含有1200 g,其中99%集中于骨骼和牙齿中,1%以游离或结合的状态存在于软组织、细胞外液及血液中。因此在烹饪过程中可以从以下几个方面促进钙质吸收和应用。

(1) 做菜时适当加醋。

(2) 与富含维生素 D 的食物进行搭配。

(3) 动物性食物与植物性食物相互搭配。

(4) 适当地焯水可以促进钙质保护。

(5) 使用粮豆类可以先进行浸泡、发酵,促进钙质吸收。

(二)富含钙类营养菜点的设计与制作

本组菜肴是含钙量较多的食谱,最适合因钙缺乏所引起的佝偻病、软骨病等患者。

实训菜点 1:扁豆炒豆干

❶ **原料组配**

主料:豆腐干150 g,扁豆250 g。

辅料:红尖椒50 g,青尖椒50 g,香葱50 g,木耳(水发)20 g。

调料:盐1 g,酱油6 g,色拉油20 g。

❷ **操作步骤**

①扁豆,择掉两头的尖,撕去筋,用清水洗净;豆腐干,洗净,切成大小均匀的片焯水备用;葱切成青段和白丝,青红椒均切丝,木耳去根,切片。

②炒锅上火,放入色拉油烧热,爆葱白和青红椒丝,下扁豆煸炒透,加盐翻炒,下入豆腐干片,加入酱油、精盐、水调好味,用旺火快炒,熟后出锅,撒入葱花即可食用。

❸ **原料使用记录表**　如表10-7所示。

表 10-7　扁豆炒豆干原料

原料名称	用量/g	原料名称	用量/g	原料名称	用量/g
豆腐干	150	青尖椒	50	色拉油	20
扁豆	250	香葱	50	盐	2
红尖椒	50	木耳(水发)	20	酱油	8
成品后的熟重为 516 g					

❹ **营养分析**　如表10-8所示。

表 10-8 扁豆炒豆干营养成分表

营 养 成 分	含量(每 100 g 菜品)	营 养 成 分	含量(每 100 g 菜品)
能量/kJ	451	膳食纤维/g	1.8
蛋白质/g	6.9	钠/mg	183
脂肪/g	5.5	钙/mg	124
碳水化合物/g	9.5	磷/mg	123

实训菜点 2:炸鲜奶

❶ 原料组配

主料:牛奶 400 g。

辅料:鸡蛋 50 g,玉米淀粉 200 g。

调料:白糖 10 g,面包糠 150 g,盐 5 g。

❷ 操作步骤

①把牛奶放入小奶锅,在牛奶中加入白糖搅匀,加入玉米淀粉,用筷子搅拌均匀,将奶锅置于火上加热,用小火熬制,同时用筷子不停搅拌,以免煳锅底,直至奶糊冒大泡,并且越来越黏稠,达到足够黏稠的状态时就可以关火了。

②将已熬好的牛奶倒入保鲜盒内,放入冰箱凝固成奶糕后,取出切成小块备用,鸡蛋打散成蛋液,面包糠倒入盘中备用。

③将奶糕块涂上干淀粉,裹蛋液后粘上面包糠,下热油锅中炸 2～3 min,炸至金黄色时,即可捞出控油,排在盘中,即可上桌。

❸ 营养分析 如表 10-9 所示。

表 10-9 炸鲜奶营养成分表

营 养 成 分	含量(每 100 g 菜品)	营 养 成 分	含量(每 100 g 菜品)
能量/kJ	798	钙/mg	100
蛋白质/g	7.6	钠/mg	64
脂肪/g	11.2	磷/mg	84
碳水化合物/g	14.7	锌/mg	0.52

二、含铁量较多的营养食谱

(一)含铁量较多的营养菜点的设计原则

正常成年人的机体内含有铁 4～5 g,其中 72% 以血红蛋白、3% 以肌红蛋白、0.2% 以其他化合物的形式存在,其余则为储备铁,储存于肝脏、脾脏和骨髓中。一般来说,成年人吃普通膳食,不易出现铁的摄取不足。人体每日要消耗 1 mg,且人体对食物中铁的吸收率较低,仅在 10% 左右,所以一定要保证铁的充足供应。成年男性和绝经期妇女,每天应供应铁 10 mg 以上;育龄女性,每天应供应 15 mg;孕妇和乳母,每天应供应 18 mg;四个月以上的婴儿更应当注意铁的供应。

❶ 常用的含铁丰富的食物 饮食中铁的良好来源为动物肝脏(猪肝、牛肝、羊肝、鸡肝)、全血、蛋黄、肉类、河蟹、鱼类、田螺等动物性食物,不仅铁含量高,而且生物利用率高。植物性食物中含铁量不高,仅油菜、菠菜、黑玉米、黑米等含铁量较高,但其生物利用率低。其他如豆类(黄豆、豆制品、黑豆)和某些蔬菜(苋菜、芹菜、白菜、海带、香菇、雪里蕻、香菜、菠菜、荠菜、黑木耳)以及一些水果(香蕉、桃、柑橘、柚子、红枣、桂圆、樱桃)也含有铁。但要记住,动物肝脏小儿不宜多吃(表 10-10)。

表 10-10　含铁丰富的食物(mg/100 g)

食 物 名 称	含　量	食 物 名 称	含　量	食 物 名 称	含　量
猪腰	3.9	猪肝	7.9	西瓜子(炒)	5.9
牛肉	2.6	小白菜	2.3	小米	5.6
海蜇皮	17.6	鸡蛋	1.2	小红枣	2.7
芝麻酱	10.6	鸡肝	8.5	木耳	6.3
大豆	8.3	小麦粉	1.5	虾皮	16.5

❷ 促进铁吸收、利用的方法　缺铁人群应注意多吃些含铁丰富,且吸收、利用率高的食物,同时补充维生素 C,以促进铁的吸收。

(二)富含铁类营养菜点的设计与制作

本组菜肴是含铁较多的食谱,最适合因缺铁所引起的贫血和出血症等患者食用。

实训菜点 3:香干芹菜

❶ 原料组配

主料:香干 400 g。

辅料:猪肉 150 g,芹菜 200 g。

调料:酱油 8 g,姜 4 g,葱 4 g,色拉油 20 g。

❷ 操作步骤

①芹菜,去根洗净,用开水焯后切成细丝;葱切小段,姜切丝;香干、猪肉,分别切成片。

②油锅热后放入葱姜,先煸肉片,至八成熟时,放入芹菜、香干片、酱油,炒熟,即可装盘上桌。

❸ 营养分析　如表 10-11 所示。

表 10-11　香干芹菜营养成分表

营 养 成 分	含量(每 100 g 菜品)	营 养 成 分	含量(每 100 g 菜品)
能量/kJ	412	维生素 B_1/mg	0.08
蛋白质/g	17.8	维生素 B_2/mg	1.50
脂肪/g	31.2	钙/mg	262
碳水化合物/g	6.7	铁/mg	6.5
维生素 A/μgRE	1.3	磷/mg	321

实训菜点 4:油豆皮虾子卷

❶ 原料组配

主料:油豆皮 250 g。

辅料:虾子 70 g,豆苗 80 g。

调料:盐 5 g,糖 3 g,酱油 5 g,鸡精 2 g,芝麻油 3 g,肉汤 100 g。

❷ 操作步骤

①把油豆皮用冷水浸一下取出,先铺平一张油豆皮,把用盐、酱油、糖、鸡精、虾子、芝麻油和鲜浓汤汁调好的汁涂上后,再铺上一层油豆皮,至所有油豆皮全涂完为止,然后将层叠的油豆皮卷成角形,外面用湿白布卷紧,再用麻线捆紧,放在蒸锅中蒸 35～55 min,以使虾子味透到油豆皮内。

②取出晾凉后,将布、线打开,摆放盘中,用焯水豆苗围边,将肉汤浓缩后淋在油豆皮上即可。

❸ 营养分析　如表 10-12 所示。

表 10-12　豆油皮虾子卷营养成分表

营　养　成　分	含量(每 100 g 菜品)	营　养　成　分	含量(每 100 g 菜品)
能量/kJ	215	维生素 A/μgRE	8
蛋白质/g	26.6	维生素 B$_1$/mg	0.08
脂肪/g	31.2	维生素 B$_2$/mg	0.06
胆固醇/mg	10.7	钙/mg	223
碳水化合物/g	7.9	铁/mg	8.5
膳食纤维/mg	1.1	磷/mg	324

三、含锌量较多的营养食谱

（一）含锌量较多的营养菜点的设计原则

锌虽为微量元素,但参与机体很重要的生理功能,与蛋白质、核酸及 50 多种酶的合成有关,锌对生长发育期的儿童和青少年极为重要。缺锌可导致青少年食欲不振与味觉减退,生长和性发育迟缓,性成熟延迟,性器官幼稚型,性功能下降,精子减少,第二性征发育不全,月经不正常或停经。此外,缺锌的孩子还会出现贫血、伤口愈合缓慢、皮肤粗糙、抗感染能力下降等症状。

❶ **常用的含锌丰富的食物**　含锌丰富的食物有肉、肝、蛋和海产品,其次是乳类、豆类及蔬菜。海洋中的牡蛎的锌含量最高(表 10-13)。

表 10-13　含锌丰富的食物(mg/100 g)

食 物 名 称	含　　量	食 物 名 称	含　　量	食 物 名 称	含　　量
牡蛎	13.25	猪肝	3.89	黑芝麻	5.2
蚌肉	8.9	牛奶	3.36	芝麻酱	6.24
海蜇头	4.75	鸡胗	2.55	鹌鹑蛋	2.96
海米	4.62	鸡肝	2.64	黑米	3.79
螃蟹	2.98	牛肉	2.36	虾皮	2.28

❷ **促进锌吸收、利用的方法**　谷物中所含的植酸盐能与锌结合从而使锌的利用率下降,因此以未经发酵的精白谷物作为主食地区的人们容易出现缺锌症状,也就是说,以植物性食物为主的膳食,最容易导致缺锌,对此应当引起足够的注意。蔬菜和水果中一般含锌也很少。故多吃蔬菜、水果及谷类食物,而不爱吃动物性食物者,最容易患缺锌综合征。

（二）富含锌类营养菜点的设计与制作

本组菜肴为含有较多锌的营养菜点。

实训菜点 5:卤制猪肝

❶ **原料组配**

主料:猪肝 400 g。

辅料:胡萝卜 15 g,白菜 25 g,黄瓜 50 g。

调料:葱 15 g,生姜 10 g,八角 3 g,花椒 5 g,酱油 10 g,桂皮 3 g,芝麻油 2 g,花生油 25 g。

❷ **操作步骤**

①猪肝,洗净,放入沸水中煮熟,捞出控水。

②将花生油放在炒锅中,烧至六七成热时,加入酱油、姜、葱、香料及适量的清水(能淹没猪肝即可),放入猪肝卤至水汁浓时取出,晾凉后切成细片放盘中。

③把白菜丝、胡萝卜丝、黄瓜丝撒上,淋上芝麻油,即可上桌。

❸ 营养分析　如表 10-14 所示。

表 10-14　卤制猪肝营养成分表

营 养 成 分	含量(每 100 g 菜品)	营 养 成 分	含量(每 100 g 菜品)
能量/kJ	934	维生素 B_2/mg	2.12
蛋白质/g	20.6	维生素 C/mg	23
脂肪/g	14.2	钙/mg	22
胆固醇/mg	288	铁/mg	25.6
碳水化合物/g	7.8	锌/mg	6.82
维生素 A/μgRE	4923	磷/mg	40
维生素 B_1/mg	0.24	烟酸/μg	15.2

实训菜点 6:芝麻酱拌菠菜

❶ 原料组配

主料:菠菜 400 g。

辅料:油炸花生米 50 g。

调料:芝麻酱 30 g,香油 5 g,大蒜 10 g,酱油 5 g,盐 2 g,糖 3 g,醋 3 g,生姜 4 g。

❷ 操作步骤

①生姜、大蒜瓣剁成末,油炸花生米稍微碾碎。

②锅里放入适量水,加入适量盐和少许香油,烧开,加入菠菜焯水。菠菜捞出装盘,放入油炸花生米和姜蒜末。

③取适量芝麻酱加入适量盐、醋、糖、少许香油,加入少许凉白开搅拌(逐步分次加入少许凉白开朝一个方向搅拌),将芝麻酱充分打匀后淋在菠菜上即可。

❸ 营养分析　如表 10-15 所示。

表 10-15　芝麻酱拌菠菜营养成分表

营 养 成 分	含量(每 100 g 菜品)	营 养 成 分	含量(每 100 g 菜品)
能量/kJ	453	维生素 B_2/mg	2.1
蛋白质/g	11.3	维生素 C/mg	124
脂肪/g	23.2	钙/mg	74
胆固醇/mg	118	铁/mg	61.2
碳水化合物/g	12.2	锌/mg	7.82
维生素 A/μgRE	2354	磷/mg	51
维生素 B_1/mg	0.21	烟酸/μg	14.2

任务四　维生素类营养菜点的设计与制作

任务目标

1.能设计常见维生素类营养菜点。

2.熟记维生素类强化补充的营养供给原则和菜肴设计原则。

3.学会进行维生素类营养菜点的设计。

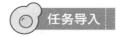 任务导入

维生素——虽小作用大

维生素是维持身体健康所必需的一类有机化合物。这类物质在体内既不是构成身体组织的原料，也不是能量的来源，而是一类调节物质，在物质代谢中起重要作用。这类物质由于体内不能合成或合成量不足，虽然需要量很少，但必须经常由食物供给。维生素是个庞大的家族，现阶段所知的维生素就有几十种，大致可分为脂溶性和水溶性两大类。有些物质在化学结构上类似于某种维生素，经过简单的代谢反应即可转变成维生素，此类物质称为维生素原，例如β-胡萝卜素能转变为维生素A；7-脱氢胆固醇可转变为维生素 D_3 。

维生素的发现是19世纪的伟大发现之一。1897年，艾克曼在爪哇发现只吃精磨的白米即可患脚气病，未经碾磨的糙米能治疗这种病，并发现可治脚气病的物质能用水或酒精提取，当时称这种物质为"水溶性B"。1906年证明食物中含有除蛋白质、脂类、碳水化合物、无机盐和水以外的"辅助因素"，其量很小，但为动物生长所必需。1911年卡西米尔·冯克鉴定出在糙米中能对抗脚气病的物质是胺类，性质和在食品中的分布类似，且多数为辅酶。有的供给量须彼此平衡，如维生素 B_1 、维生素 B_2 和维生素PP，否则可影响生理作用。维生素B复合体包括：泛酸、烟酸、生物素、叶酸、维生素 B_1 （硫胺素）、维生素 B_2 （核黄素）、吡哆醇（维生素 B_6 ）和氰钴胺（维生素 B_{12} ）。有人也将胆碱、肌醇、对氨基苯酸（对氨基苯甲酸）、肉毒碱、硫辛酸包括在维生素B复合体内。

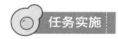 任务实施

一、含维生素 A 或维生素 A 原较多的营养食谱

（一）含维生素 A 或 A 原较多的营养菜点的设计原则

维生素 A 或 A 原（胡萝卜素）是维持人体细胞的完整性，参与合成眼视网膜内视紫质，以及维护夜视、上皮细胞组织健康不可缺少的物质，更是幼儿生长发育、乳母排乳的必需物质。缺乏它时，会引起胎儿死亡、幼儿发育迟缓；视力也会受到影响，轻者表现为眼睛干涩，重则视物不清，尤其是夜晚看不清东西，严重者甚至失明；还会引起乳母排乳障碍，皮肤瘙痒、脱皮、粗糙发干，眼睛多泪、视物模糊，夜盲症，干眼炎，脱发，记忆力衰退等病症。因此，保证维生素 A 的充足摄取是非常必要的。维生素 A 或 A 原主要来源有两个。

❶ **动物性食物** 如动物肝脏、肾脏、鳗鱼、比目鱼、鲨鱼、鱼肝油、奶及奶制品、禽蛋等。

❷ **植物性食物** 植物性食物中的胡萝卜素在体内可转化为维生素 A。绿色蔬菜、黄色蔬菜及黄红色水果中富含胡萝卜素，如香菜、韭菜、荠菜、菠菜、豌豆苗、红心甜薯、胡萝卜、西兰花、芒果、杏、柿子、苜蓿、南瓜等（表 10-16、表 10-17）。

表 10-16　含维生素 A 丰富的食物（μg/100 g）

食物名称	含量	食物名称	含量	食物名称	含量
鸡肝	10414	河蟹	389	鸭心	1040
羊肝	8970	奶油	297	猪肉（瘦）	49
猪肝	1040	鸡蛋	351	腊肉	96
鸭肝	2670	青豆	22	猪腰	46

续表

食 物 名 称	含 量	食 物 名 称	含 量	食 物 名 称	含 量
牛肝	5490	肉鸡(肥)	226	紫菜(干)	228

表 10-17　含胡萝卜素丰富的食物(mg/100 g)

食 物 名 称	含 量	食 物 名 称	含 量	食 物 名 称	含 量
菠菜	2920	紫菜	1370	胡萝卜	4130
莴苣叶	880	韭菜	1410	哈密瓜	920
小白菜	1680	金针菜	1840	柑橘	890
杏	450	甘薯	210	西兰花	7210
芒果	897	青豆	130	西瓜	450

(二)富含维生素 A 或 A 原类营养菜点的设计与制作

实训菜点 7:腰果虾仁

❶ **原料组配**

主料:虾仁 200 g,腰果 150 g。

辅料:毛豆 30 g,胡萝卜 20 g。

调料:盐 4 g,糖 2 g,酱油 3 g,花椒粉 2 g,色拉油 30 g。

❷ **操作步骤**

①虾仁,洗净,放入碗中;胡萝卜,洗净,去皮切丁,放入沸水中烫一烫备用。

②毛豆煮熟后过凉水沥干水分,将腰果倒入炸锅内,烧至五六成热时捞出备用。

③锅放色拉油,将胡萝卜、毛豆放入翻炒,加入虾仁及其他配料、调料,炒制虾仁变色后成熟即可装盘上桌。

❸ **营养分析**　如表 10-18 所示。

表 10-18　腰果虾仁营养成分表

营 养 成 分	含量(每 100 g 菜品)	营 养 成 分	含量(每 100 g 菜品)
能量/kJ	4012	维生素 B_2/mg	0.63
蛋白质/g	71.8	维生素 C/mg	14
脂肪/g	95.2	钙/mg	2912
碳水化合物/g	20.2	铁/mg	47.6
维生素 A/μgRE	5907	锌/mg	15.87
维生素 B_1/mg	0.21	磷/mg	96

实训菜点 8:荷包鲫鱼

❶ **原料组配**

主料:鲫鱼 400 g。

辅料:瘦猪肉 250 g,冬笋 50 g,雪里蕻 20 g,葱 20 g,姜 10 g。

调料:酱油 15 g,糖 15 g,料酒 10 g,色拉油 100 g,猪油 10 g,淀粉 15 g。

❷ **操作步骤**

①瘦猪肉,切成小丁;取 1/2 冬笋也切成小丁,另 1/2 冬笋切成薄片;雪里蕻,切成小段;加工后的鲫鱼,控干;淀粉,加水 1 倍调成水粉。

②将瘦肉丁、笋丁和少许糖、酱油及一半料酒调成肉馅,塞进鲫鱼肚子内,用刀在鲫鱼身上切出十字花纹,将少许酱油抹在鱼皮上,略等片刻。

③在锅内加好油,在旺火上煎鱼,煎成深黄色时取出控油。

④在油锅内略加少许植物油,烧热,下葱、姜煸炒,随即把炸好的鱼放入,加入剩下的料酒、糖、雪里蕻、笋片、瘦猪肉丁、盐及少许清水,在旺火上烧开,洒上猪油,转至微火煨熟,待鱼熟汤少时,把鱼捞出装在鱼盘上,再将调熟的淀粉汁浇在鱼身上,即可食用。

❸ **营养分析** 如表 10-19 所示。

表 10-19　荷包鲫鱼营养成分表

营 养 成 分	含量(每 100 g 菜品)	营 养 成 分	含量(每 100 g 菜品)
能量/kJ	2345	维生素 B_1/mg	0.52
蛋白质/g	27	维生素 B_2/mg	0.21
脂肪/g	52.7	钙/mg	132
碳水化合物/g	12	铁/mg	6.3
维生素 A/μgRE	56	磷/mg	360

二、含维生素 B_1 较多的营养食谱

（一）富含维生素 B_1 的营养菜点的设计原则

如果缺乏维生素 B_1,会患脚气病,还会出现消化不良、气色不佳、对声音过敏、小腿偶有痛楚、大便秘结、厌食,严重时呕吐、四肢水肿等症状。

❶ **常用的含维生素 B_1 丰富的食物**　维生素 B_1 广泛存在于天然食物中,含量较丰富的有动物的心、肝、肾、脑,瘦猪肉,蛋类、豆类、酵母、干果,以及未加工的粮谷类,食品加工越细,其维生素 B_1 含量越低。含维生素 B_1 丰富的食物如表 10-20 所示。

表 10-20　含维生素 B_1 丰富的食物(mg/100 g)

食 物 名 称	含 量	食 物 名 称	含 量	食 物 名 称	含 量
大豆	0.83	小米	0.68	猪里脊肉	0.54
绿豆	0.72	羊肉	0.14	鸡心	0.46
赤小豆	0.65	鸡蛋	0.51	菜花	0.31
玉米面	0.31	牛奶	0.02	黑芝麻	0.74
鲜蘑	0.11	猪腰	0.32	蒜苗	0.17

❷ **促进维生素 B_1 吸收、利用的方法**　一般来说,维生素 B_1 的摄入量应由每人所需要的总热能的摄入量来决定。世界卫生组织报告指出,正常成年人每日维生素 B_1 的供给量为 1.1～2.0 mg;如每日低于 0.3 mg,则可引起脚气病。

（二）富含维生素 B_1 类营养菜点的设计与制作

实训菜点 9:咖喱牛肉土豆

❶ **原料组配**

主料:牛肉 400 g。

辅料:土豆 200 g。

调料:葱 50 g,姜 50 g,酱油 6 g,咖喱粉 15 g,盐 8 g。

❷ **操作步骤**

①牛肉,洗净,切成 4 cm 宽的方块;土豆,洗净,去皮,切成方块;咖喱粉,调好待用。

②炒锅上火,放油烧热,把葱段、姜片放入煸炒,再把牛肉块放入,炒至牛肉变色,加入盐、酱油和少量水煮开。

③用温火炖至牛肉块熟烂时,加入土豆块,等快熟烂时,放入调好的咖喱粉,即可食用。

❸ **营养分析**　如表 10-21 所示。

表 10-21　咖喱牛肉土豆营养成分表

营 养 成 分	含量(每 100 g 菜品)	营 养 成 分	含量(每 100 g 菜品)
能量/kJ	298.6	维生素 B_2/mg	0.33
蛋白质/g	7.8	维生素 C/mg	14
脂肪/g	25.2	钙/mg	29
碳水化合物/g	26.1	铁/mg	3.5
维生素 A/μgRE	4	锌/mg	9.61
维生素 B_1/mg	0.45	磷/mg	12

实训菜点 10:炒木樨肉

❶ **原料组配**

主料:猪肉 300 g。

辅料:鸡蛋 100 g,木耳 20 g,黄花菜 20 g,黄瓜 50 g,葱 10 g。

调料:淀粉 15 g,盐 6 g,糖 4 g,色拉油 30 g,酱油 5 g。

❷ **操作步骤**

①猪肉,切成薄片,用淀粉、酱油拌匀,黄瓜斜切片备用。

②炒锅上火,放油少许,烧热,放入肉片炒熟,出锅备用。

③热油锅内,下鸡蛋和盐炒熟,出锅备用。

④将发好的木耳和黄花菜,切小块,用热油锅炒片刻后,加入酱油、糖、黄瓜和炒好的肉、蛋,加水少许,煮沸 5 min,最后加葱花,用湿淀粉勾薄芡,搅匀即可出锅。

❸ **营养分析**　如表 10-22 所示。

表 10-22　炒木樨肉营养成分表

营 养 成 分	含量(每 100 g 菜品)	营 养 成 分	含量(每 100 g 菜品)
能量/kJ	307.4	维生素 B_2/mg	1.23
蛋白质/g	6.8	维生素 C/mg	59
脂肪/g	30.2	钙/mg	378
碳水化合物/g	36.5	铁/mg	35
维生素 A/μgRE	621.5	锌/mg	9.61
维生素 B_1/mg	2.51	磷/mg	11

三、含维生素 B_2 较多的营养食谱

(一)富含维生素 B_2 的营养菜点的设计原则

维生素 B_2 在体内的储藏量不多。人体维生素 B_2 的需要量也与能量代谢有关,平时每消耗 1000 kcal 能量,需要维生素 B_2 0.5 mg,正常成年人每日需要供给 1.2～1.5 mg。然而,由于我国居民的膳食构成以植物性食物为主,所以一般比较容易出现维生素 B_2 缺乏或不足的症状。

❶ **常用的含维生素 B_2 丰富的食物**　维生素 B_2 主要来源于动物性食物,尤以肝、肾、心含量最多;奶类和蛋类中的含量也不少。植物性食物中以绿叶蔬菜和豆类含量较高;谷类和一般蔬菜含量

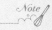

较低,但是有些野菜含量较高。某些调味品和菌藻类食物虽然含量很高,但由于用量少或不常吃,故不是维生素 B$_2$ 的主要来源(表 10-23)。

表 10-23　含维生素 B$_2$ 丰富的食物(mg/100 g)

食 物 名 称	含　　量	食 物 名 称	含　　量	食 物 名 称	含　　量
猪肝	2.41	猪腰	1.39	猪肉	0.16
牛肉	0.14	羊肉	0.14	鸡肝	1.1
鸡蛋	0.26	鸡肉	0.09	黄鳝	0.21
玉米(鲜)	0.12	花生仁(炒)	0.10	黑芝麻	0.30
芝麻酱	0.16	紫菜(干)	1.10	冬菇(干)	0.92

② **促进维生素 B$_2$ 吸收、利用的方法**　由于属于水溶性维生素,对热稳定,在中性或酸性溶液中,短期高压加热,维生素 B$_2$ 不会被破坏。120 ℃高温加热 6 h 仅有少量破坏,在碱性环境中维生素 B$_2$ 较易被破坏。

(二)富含维生素 B$_2$ 的营养菜点的设计与制作

本组菜肴含维生素 B$_2$ 量较多,最适合因维生素 B$_2$ 缺乏所致的口角炎、皮炎、舌炎、阴囊炎和角膜炎等患者食用。

实训菜点 11:番茄牛肉

① **原料组配**

主料:牛肉 600 g。

辅料:番茄 400 g。

调料:葱 80 g,酱油 15 g,花椒 5 g,八角 10 g,姜 15 g,桂皮 8 g,柠檬叶 2 片,色拉油 50 g。

② **操作步骤**

①番茄,洗净,去皮,切成丁;牛肉,切成丁,焯水后用清水冲洗干净备用。

②汤锅放火上,放入色拉油、葱、姜、花椒、八角、桂皮、柠檬叶爆香,然后倒入切好的番茄丁,炒至番茄慢慢溶化。倒入焯好的牛肉丁,加酱油和水没过牛肉;盖上锅盖,大火烧开,然后改小火慢炖 40 min,肉烂汤浓即可。

③放入番茄及适量的清水,用文火把牛肉烧烂,即可装盘上桌。

③ **营养分析**　如表 10-24 所示。

表 10-24　番茄牛肉营养成分表

营 养 成 分	含量(每 100 g 菜品)	营 养 成 分	含量(每 100 g 菜品)
能量/kJ	316	维生素 B$_1$/mg	0.13
蛋白质/g	31.8	维生素 B$_2$/mg	0.34
脂肪/g	13.2	维生素 C/mg	9
碳水化合物/g	15.8	钙/mg	35
膳食纤维/g	0.3	铁/mg	6.2
维生素 A/μgRE	54	锌/mg	5.93

实训菜点 12:小米山药绿豆粥

① **原料组配**

主料:小米 100 g。

辅料:山药 20 g,绿豆 20 g,水 900 g,枸杞 10 粒。

②操作步骤

①小米、绿豆,分别去杂,用冷水淘洗干净。

②山药洗净去皮,切小滚刀块备用。

③锅置火上,加水适量,先放入绿豆,烧沸煮熟,再放入小米和山药,用中火煮至豆酥米烂山药断生成黏粥,出锅即成,分次频饮。

③营养分析　如表10-25所示。

表10-25　小米山药绿豆粥营养成分表

营 养 成 分	含量(每100 g菜品)	营 养 成 分	含量(每100 g菜品)
能量/kJ	593	维生素 A/μgRE	7
蛋白质/g	4.5	维生素 B₁/mg	0.13
脂肪/g	1.1	维生素 B₂/mg	0.04
碳水化合物/g	29.5	钙/mg	20
膳食纤维/g	1.0	铁/mg	2.1
胡萝卜素/μg	43	锌/mg	0.77

四、含维生素 C 较多的营养食谱

（一）富含维生素 C 的营养菜点的设计原则

维生素 C 是能够保证细胞的完整性和代谢正常进行不可缺少的重要物质。缺乏维生素 C 会导致骨质疏松、坏血病、贫血、动脉粥样硬化,不能适应环境变化,易感冒,微血管脆性增加且易破裂,严重的会出现败血症。缺乏维生素 C 易出现血管疾病、肿瘤、机体抵抗力低下等。

①常用的含维生素 C 丰富的食物　维生素 C 的主要来源为新鲜蔬菜与水果,如鲜枣、山楂、柑橘、猕猴桃、柿子、芒果、黄瓜、白萝卜、丝瓜、番茄、菠菜、香菜、韭菜、黄豆芽等,其中鲜枣在果类中含维生素 C 最高。在动物性食物中,仅有肝脏和肾脏中含有少量的维生素 C。含维生素 C 丰富的食物见表10-26。

表10-26　含维生素 C 丰富的食物（mg/100 g）

食物名称	含　　量	食物名称	含　　量	食物名称	含　　量	食物名称	含　　量
枣（鲜）	243	番石榴	68	红果	53	中华猕猴桃	62
草莓	47	苜蓿	118	鱼腥草	70	萝卜缨（白）	77
芥蓝	76	豌豆苗	67	菜花	61	苦瓜	56
西兰花	51	香菜	48	苋菜	47	芦笋	45
荠菜	43	马铃薯	27	橙	33	甘蓝	40

②促进维生素 C 吸收、利用的方法　维生素 C 的主要来源是新鲜蔬菜,只要经常吃到足够的蔬菜和水果,并注意合理烹调,一般是不会缺乏的。促进吸收和利用的方法主要如下。

（1）烹调时适当加醋,建议采用上浆挂糊、勾芡等手段。

（2）避免使用铜制器具,临时现购,物尽其用。

（3）生物发酵时,禁止使用碱,不宜挤汁。

（4）合理储存,先洗后切,适度浸泡,现用即炒。

（5）旺火沸水焯制,建议采用食用油保色。

（二）富含维生素 C 类营养菜点的设计与制作

本组菜肴是含维生素 C 较多的食谱,最适合维生素 C 缺乏症、血管疾病、肿瘤患者及经常接触

铅、苯、汞等有毒作业的人群食用。

实训菜点 13:西兰花炒牛肉

①原料组配

主料:西兰花 300 g。

辅料:牛肉 150 g。

调料:姜 10 g,蒜 10 g,料酒 5 g,老抽 2 g,淀粉 6 g,盐 2 g,鸡精 1 g,糖 3 g,酱油 5 g,色拉油 35 g,水 150 g。

②操作步骤

①西兰花洗净,掰成小朵,牛肉洗净,切片,姜切丝,蒜切丝。注意牛肉要顺横纹切。

②向牛肉片中放入姜丝、盐、糖、料酒、酱油、少量色拉油,拌在一起,腌制 20 min。

③腌制后的牛肉加入一匙的淀粉拌匀,其中可以加一点点的清水;西兰花余水沥干备用。

④调制芡粉水:取适量的酱油、一点盐、一点糖、一匙生粉、半碗水,搅拌均匀。

⑤热锅下油,爆香蒜丝,放入西兰花炒香,加适量的盐和糖调味;西兰花炒好,装盘摆好造型。

⑥炒锅热锅下油,油热后放入牛肉大火爆炒,牛肉炒至变色,下芡汁烧制成熟,放在西兰花的上面即可。

③原料使用记录表　如表 10-27 所示。

表 10-27　西兰花炒牛肉原料使用记录表

原 料 名 称	用量/g	原 料 名 称	用量/g	原 料 名 称	用量/g
西兰花	300	料酒	5	盐	2
牛肉	150	淀粉	6	酱油	5
姜	10	糖	3	色拉油	35
蒜	10				
成品后的熟重为 412 g					

④营养成分　如表 10-28 所示。

表 10-28　西兰花炒牛肉营养成分表

营 养 成 分	含量(每 100 g 菜品)	营 养 成 分	含量(每 100 g 菜品)
能量/kJ	603	碳水化合物/g	6.2
蛋白质/g	10.1	膳食纤维/g	1.1
脂肪/g	9.2	维生素 C/mg	31

实训菜点 14:苜蓿鸡蛋卷

①原料组配

主料:苜蓿 400 g。

辅料:虾肉 50 g,鸡蛋 100 g,豆腐皮 50 g,火腿 50 g。

调料:盐 5 g,葱 5 g,姜 3 g,五香粉 5 g,香油 5 g,花椒油 5 g。

②操作步骤

①苜蓿洗净焯水,将焯好的苜蓿剁碎备用,火腿切碎备用;姜切末,鸡蛋加盐打散。

②将焯好水的豆腐皮剁碎备用,虾肉焯熟后切碎备用。

③将各种碎一起放入锅中加花椒油、香油、五香粉、盐、葱末、姜末搅拌成馅。

④平底锅放火上,刷一层油,倒入蛋液,转动平底锅摊平。在上面蛋液还没有完全熟的时候放上拌好的馅,卷起来煎制两面金黄,吃时切段即可。

❸ 原料使用记录表　如表 10-29 所示。

表 10-29　苜蓿鸡蛋卷原料使用记录表

原 料 名 称	用量/g	原 料 名 称	用量/g	原 料 名 称	用量/g
苜蓿	400	火腿	50	五香粉	5
虾肉	50	姜	5	盐	5
鸡蛋	100	葱	5	香油	5
豆腐皮	50			花椒油	5

成品后的熟重为 412 g

❹ 营养分析　如表 10-30 所示。

表 10-30　苜蓿鸡蛋卷营养成分表

营 养 成 分	含量（每 100 g 菜品）	营 养 成 分	含量（每 100 g 菜品）
能量/kJ	629	碳水化合物/g	10.5
蛋白质/g	11.4	膳食纤维/g	1.5
脂肪/g	7.6	维生素 C/mg	80
钙/mg	502		

Note

主要参考文献

［1］ 许荣华.烹饪基础营养［M］.北京:清华大学出版社,2009.

［2］ 顾景范.《中国居民营养与慢性病状况报告(2015)》解读［J］.营养学报,2016(6):525-529.

［3］ 中国营养学会.中国居民膳食营养素参考摄入量(2013 版)［M］.北京:科学出版社,2014.

［4］ 许荣华.膳食营养设计［M］.北京:北京师范大学出版社,2014.

［5］ 邓红.营养配膳与制作［M］.北京:科学出版社,2009.

［6］ 罗冰.营养学基础与应用［M］.北京:经济管理出版社,2016.

［7］ 高言诚.营养学［M］.北京:北京体育大学出版社,2006.

［8］ 孙秀发,周才琼,肖安红.食品营养学［M］.郑州:郑州大学出版社,2011.

［9］ 孙远明.食品营养学［M］.2 版.北京:中国农业大学出版社,2010.

［10］ 蔡智军.食品营养与配餐［M］.北京:化学工业出版社,2011.

［11］ 中国营养学会.中国居民膳食指南(2016)［M］.北京:人民卫生出版社,2016.

［12］ 中国就业培训技术指导中心.公众营养师(国家职业资格三级)［M］.北京:中国劳动社会保障出版社,2007.

［13］ 赵福振.烹饪营养与卫生［M］.重庆:重庆大学出版社,2015.

［14］ 孙耀军,邹建.营养与配餐［M］.上海:上海交通大学出版社,2011.

［15］ 张首玉.营养配膳基础［M］.北京:机械工业出版社,2011.